U0272664

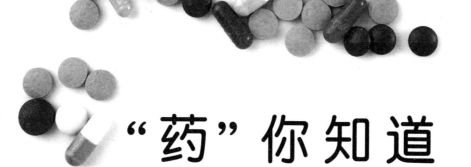

"药"你知道

大众合理用药知识读本

王东兴　主编

清华大学出版社
北京

图书在版编目（CIP）数据

"药"你知道：大众合理用药知识读本 / 王东兴主编 . — 北京：清华大学出版社，2020.8

ISBN 978-7-302-54955-0

Ⅰ.①药… Ⅱ.①王… Ⅲ.①用药法—普及读物 Ⅳ.① R452-49

中国版本图书馆 CIP 数据核字（2020）第 026421 号

责任编辑：孙　宇
封面设计：吴　晋
责任校对：王淑云
责任印制：丛怀宇

出版发行：清华大学出版社
网　　址：http://www.tup.com.cn，http://www.wqbook.com
地　　址：北京清华大学学研大厦 A 座　邮　　编：100084
社 总 机：010-62770175　　　　　　邮　　购：010-62786544
投稿与读者服务：010-62776969，c-service@tup.tsinghua.edu.cn
质量反馈：010-62772015，zhiliang@tup.tsinghua.edu.cn

印 装 者：三河市吉祥印务有限公司
经　　销：全国新华书店
开　　本：165mm×235mm　　　印　　张：18.75　　字　　数：338 千字
版　　次：2020 年 10 月第 1 版　　印　　次：2020 年 10 月第 1 次印刷
定　　价：69.00 元

产品编号：084476-01

编 者 名 单

主　编　王东兴

副主编（按姓氏笔画排序）

　　　　王树平　刘　芳　闫美兴　辛学俊

　　　　张建兵　武　勇

编　者（按姓氏笔画排序）

　　　　于宝东　王东兴　王青青　王树平　石　蕾

　　　　刘　芳　刘　畅　闫美兴　辛学俊　李　蓉

　　　　张　泰　张建兵　武　勇　钱秋玉　莫晓媚

　　　　盛雪萍　雷晓庆

前　言

经过一年多的编写、修订，《"药"你知道——大众合理用药知识读本》这本小册子终于要和读者们见面了。本书即将付梓，回首过往，不得不说这本书的问世与网络平台是密不可分的。

首先，我与清华大学出版社医学分社孙宇副总编辑相识于网络社交平台。初识孙总编时，她还在一家军队医学出版社工作，同时她还是我的校友，她热心、热情、无私地为大家服务，从线上到线下，从学术到公益，利用各种各样的活动把大家凝聚在一起，慢慢形成"我为人人，人人为我"的浓浓校友情，也逐渐让我对孙宇有了深入了解和认识。后来，孙宇来到清华大学出版社工作，"广阔天地，大有作为"，在新的工作岗位上她如鱼得水，充分展现了自己的智慧和才华。2019年年初，一次很偶然的聊天，我们谈到了药学方面书籍的写作出版，可以说是一拍即合，促成了《"药"你知道——大众合理用药知识读本》这本书出版。

其次，我本人也长期活跃于网络空间。我自2000年起开始"触网"，主要"混迹"于各种医药专业网络论坛，学习药学专业相关知识。从2004年开始在丁香园生物医药论坛药学区担任制剂技术版版主，后来因工作关系又兼任合理用药版版主。工作中的耳濡目染，加上专业论坛的熏陶，让我愈发认识到合理用药的重要性不仅仅是对专业人员而言，更重要的是要让普通老百姓理解并主动地去合理用药。

再次，在有了编写一部合理用药科普读物的想法之后，我首先想到的是邀请一批在网络上结识的药学界朋友共同参加编写，他们中绝大多数都是丁香园的版主或管理员。从网络上相识，到现实中相知，在论坛中携手共进，在工作中互帮互助，蓦然回首，这些人已是将近20年的挚友。当我把一起著书立说的想法告诉他们时，立刻得到了大家的一致赞同，大家认为合理用药科普是一件非常有意义的事情。

接下来的日子里，大家分工合作、团结一心，保证了这本书的按时完成。这本书从策划、编写、修订到即将出版，出版社的孙宇副总编辑付出了辛勤的汗水，在此表示衷心感谢。

由于是第一次组织编写这类书籍，本人才疏学浅、经验有限，书中谬误在所难免。各位编者也是来自天南海北，虽一再强调语言文字和编写体例上的统一，但仍难免有不协调之处，也请读者见谅。

王东兴

2020 年 7 月于北京

目　录

第一章　带你认识合理用药 ……………………………………………… 1

   第一节　我国的合理用药情况 ………………………………… 2

   第二节　国外的合理用药情况 ………………………………… 6

   第三节　提高民众合理用药理念 ……………………………… 7

   第四节　合理用药热点问题解答 ……………………………… 7

第二章　给药途径及药物剂型面面谈 ………………………………… 10

   第一节　口服给药及常见口服剂型 ………………………… 10

   第二节　常见注射剂型 ……………………………………… 19

   第三节　常见外用剂型 ……………………………………… 21

   第四节　其他剂型 …………………………………………… 25

   第五节　热点问题问答 ……………………………………… 32

第三章　正确理解药品说明书 ………………………………………… 36

   第一节　概述 ………………………………………………… 36

   第二节　读懂药品说明书 …………………………………… 40

   第三节　药品说明书相关问题解答 ………………………… 43

第四章　合理使用抗菌药 ……………………………………………… 57

   第一节　概述 ………………………………………………… 57

   第二节　抗菌药分类 ………………………………………… 58

   第三节　抗菌药耐药与使用现状 …………………………… 64

   第四节　抗菌药的应用原则 ………………………………… 65

   第五节　合理使用抗菌药相关问题解答 …………………… 75

第五章　正确购买和使用非处方药 …………………………………… 87

   第一节　非处方药 …………………………………………… 87

第二节 非处方药管理 ·· 88

第三节 非处方药管理现状 ·· 93

第四节 非处方药购买和使用 ·· 95

第五节 非处方药品相关知识解答 ··································· 97

第六章 合理使用中药 ·· 104

第一节 中药概述 ·· 104

第二节 中药合理使用的现状 ·· 110

第三节 中药合理使用相关问题解答 ······························ 123

第七章 正确认识保健品 ·· 132

第一节 保健品概述 ·· 132

第二节 国外保健食品 ··· 133

第三节 中国保健食品 ··· 141

第四节 保健品相关问题解答 ··· 146

第八章 孕期及哺乳期妇女合理用药 ······························· 152

第一节 孕期及哺乳期妇女安全用药原则 ······················ 152

第二节 正确理解药品说明书中的"孕妇禁用" ··············· 155

第三节 加强孕期及哺乳期妇女合理用药教育 ················ 157

第四节 热点问题问答 ··· 158

第九章 儿童合理用药 ·· 163

第一节 儿童合理用药概述 ·· 163

第二节 儿童生理特点 ··· 164

第三节 儿童合理用药基本原则 ····································· 172

第四节 儿童常用药物的合理使用 ·································· 176

第十章 老年人合理用药 ·· 249

第一节 概述 ··· 249

第二节 影响老年人合理安全用药的基本要素 ················ 250

第三节 老年人常用心血管药物 ····································· 251

第四节 老年人常用抗高血压药物 ·································· 267

第五节 老年人合理应用降脂药 ····································· 278

第六节 老年人合理应用降糖药 ····································· 284

参考文献 ··· 290

第一章　带你认识合理用药

人吃五谷杂粮，孰能无病？有些病有自愈性，无须吃药，假以时日就会自愈，但有些病却必须吃药。药物的历史几乎与人类同样悠久，远古时代人们从生活经验中得知某些天然物质可以治疗疾病与伤痛，这就是药物的起源。人类的合理用药起源于人类医学活动的开始，神话传说中的神农尝百草，就是医药学先驱在医疗活动中为了选择用药而进行的合理用药的实践。

药物具有两面性，既能治病，也能致病，其疗效和毒性（不良反应）共存，用对了就是药，用错了即成毒。因此在用药治病的过程中，合理地运用药物对于治愈疾病和保证用药安全至关重要。此外，世界上诸事皆有两面性，有获益就会有风险，由于药品不良反应/事件所致的损伤频发，药源性疾病已成为主要死因之一，药物性损害已对人类健康构成威胁。因此，用药安全是全球永远说不完的话题，也是全社会关注的"热点"。

合理用药是指根据疾病种类、患者状况和药理学理论选择最佳的药物及其制剂，制订或调整给药方案，以期有效、安全、经济地预防和治愈疾病。世界卫生组织对合理用药的定义是指药物适合患者临床需求，剂量满足其个体需求，持续适当时间，且对患者本人及其社区的成本最低。

合理用药一般公认的原则是：有效、安全、方便和节约。

有效指药物的作用是确切的、所选药物的适应证应与病情相符合、给药方案（包括剂量、时间间隔、给药方式等）与患者状况相符合。必要时应在监测下用药，并在用药过程中对药物的实际疗效进行观察，以决定是否继续使用或更换其他药物。

安全包括 3 个方面的内容：① 切实掌握药品的禁用证、慎用证、老幼剂量调整等，按照规定的注意事项使用药品。② 为避免和减轻不良反应的发生，在用药前应了解患者的体质和既往用药史，并在用药过程中加强观察，遇有不良反应立即进行分析，决定是否停药或采取何种纠治措施。对于某些规定用前必须做试验的药物，应认真执行，先试验再用药。某些药物应先少量试用，以观察有无不良反应发生，确认安全后再按常规应用。③ 在多种药物联合应用时，应注意是否会发生不良的相互作用，引起意外反应或因配伍不当而造成药物损坏或失效。

方便的原则是指用药方便，如口服给药有效时不必采用注射给药，对慢性病长期用药的患者宜选用每日只需用药 1 次的剂型。一些较新的剂型具有优良特性，如舌下含片起效迅速，喷雾吸入给药对呼吸道疾病可迅速起效并且可减少药物剂量等。

节约的原则包括 3 个方面：① 在保证治疗质量的前提下选用廉价易得的品种；② 在考虑应用昂贵药物时，应对其性能与价格进行综合分析，决定是否值得使用；③ 可用可不用的药物不用，不仅节约，还可减少不良反应的发生。

合理用药在全世界都是一个重大问题，据世界卫生组织统计，在所有开出的药物中，有一半以上配药或销售不当，而且有半数患者没有正确用药。过度用药、用药不足和错误用药导致稀缺资源的浪费和广泛的卫生危害。不合理用药的例子包括单个患者使用太多药物（过多给药）；不恰当使用抗菌药；在本应使用口服药的情况下过度使用注射制剂；未根据临床指南处方、不适当地自我药疗，甚至自行使用处方药、不依从剂量方案。世界卫生组织有一句忠告："很多人不是死于疾病，而是死于无知。"因此，掌握合理用药的知识与基本原则，能够更好地抗击疾病，对于提高生活质量是至关重要的！

第一节　我国的合理用药情况

一、我国传统医学的合理用药

中国的医药学可谓源远流长，已有数千年的历史，是我国人民长期同疾病作斗争的极为丰富的经验总结，对于中华民族的繁荣昌盛有着巨大的贡献。自古以来，中医药一直是医药不分家的，很多中医巨匠本身也是药学专家，这就为我国中医药合理用药提供了极大便利。中医的辨证施治体现了疾病治疗的个体化，而中药的四气五味、性味归经、十八反十九畏、君臣佐使、配伍加减则体现了中医用药的个体化，无不与合理用药有着密切关系。

在中医药学里，同一味中药常常因为应用剂量不同而发挥不同功效，只有合理使用相应剂量才能充分发挥疗效，否则可能适得其反。比如：浙贝母，9～15g 有清肺热、润肺燥、清热化痰的功效，用于外感及内热咳嗽；18～30g 有解毒散结的功效，用于治疗肺痈、乳痈、瘰疬、发背等痈疡肿毒。半夏，小剂量（6～15g）降逆和胃，中剂量（10～15g）化痰开结，大剂量（30～60g）可镇静止痛。现代医学研究表明，黄芪的利尿作用在 20g 以内明显，30g 以上就趋向于抑制。

中医药学里把单味药的应用以及药与药之间的配伍称为药物的"七情"。"七情"的提法首见于《神农本草经》，其中写道："药……有单行者，有相须者，有相使者，有相畏者，有相恶者，有相反者，有相杀者。凡此七情，合和视之。"其中首先谈到"单行"，单行就是指用单味药治病。病情比较单纯，选用一味针对性较强的药物即能获得疗效，如单用一味黄芩治疗轻度肺热咯血的清金散，现代驱除绦虫单用鹤草芽，以及许多行之有效的"单方"等。单行符合"简便廉验"的要求，便于使用和推广。但若病情较重或比较复杂，往往需要同时使用两种以上的药物。药物配合使用，药与药之间会发生某些相互作用，如有的能增强或降低原有药效，有的能抑制或消除毒副作用，有的则能产生或增强毒副作用。因此，在使用两味及以上药物时，必须有所选择，这就是药物配伍和相互作用。前人总结的"七情"之中，除单行者外，其余六个方面都是讲配伍和相互作用。由此可见，用药时考虑配伍关系及相互作用以达到合理用药的目的是我国中医药学自古以来就遵循的用药治疗典范。

经常看中医的人应该都知道，对于同一疾病、不同患者，医生所开处方往往是不完全一样的，同一个患者在疾病的不同阶段处方也会有所调整，不仅体现在所开中药的种类上，还体现在某一种中药的用量上。中医的这种因人施治、因病施治、辨证施治，真正体现了我国传统医学当中合理用药的理念。

二、中成药、中药注射剂的合理应用

中成药是以中药材为原料，在中医药理论指导下，为了预防及治疗疾病的需要，按规定的处方和制剂工艺将其加工制成一定剂型的中药制品，中成药的应用在我国具有悠久历史。公元前3世纪的《五十二病方》，是我国现存最古老的一部方书，其中就收载了丸、散等古老的成药剂型。成书于战国时期的《黄帝内经》，是现存最早的中医经典著作，书中不仅提出了"君、臣、佐、使"的概念，而且还记载了13首方剂，其中有9种是成药，包括丸、散、膏、丹、药酒等剂型，这些说明中成药的应用在当时已经比较普遍。东汉末年，著名医家张仲景编撰《伤寒杂病论》，收载成药60余种，所用剂型有丸剂、散剂、酒剂、洗剂、浴剂、熏剂、滴耳剂、灌鼻剂、软膏剂、肛门栓剂、阴道栓剂等10余种，表明中成药的发展已初具规模。目前，中成药除了丸、散、膏、丹等传统剂型，又出现了片剂、胶囊剂、颗粒剂、口服液、注射剂等现代剂型，极大地丰富了中成药的品种，也方便了人们的使用。

但是随着中成药市场的不断增长，在合理用药方面也出现一些问题。有关数据显示，综合医院中有七成中成药是西医所开，而许多西医并没有系统学过中医，不懂辨证施治等理论，很有可能给患者开不适宜的中成药。这样的不合理用药会损害患者健康，浪费医保资金，并造成中医资源浪费和破坏。因此国家有关部门对"西医开中药"问题作了新的规定：中医类别医师应当按照《中成药临床应用指导原则》《医院中药饮片管理规范》等，遵照中医临床基本的辨证施治原则开具中药处方；其他类别的医师，经过不少于1年系统学习中医药专业知识并考核合格后，遵照中医临床基本的辨证施治原则，可以开具中成药处方；取得省级以上教育行政部门认可的中医、中西医结合、民族医学专业学历或学位的，或者参加省级中医药主管部门认可的2年以上西医学习中医培训班（总学时数不少于850学时）并取得相应证书的，或者按照《传统医学师承和确有专长人员医师资格考核考试办法》有关规定跟师学习中医满3年并取得《传统医学师承出师证书》的，既可以开具中成药处方，也可以开具中药饮片处方。因此，西医是无法开具中药饮片处方的，而中成药处方也并不是所有医生都能随便开具的。为保证用药安全、合理，建议人们最好找中医或具有相应资质的西医来开具中成药处方。

中药注射剂是指从药材中提取的有效物质制成的可供注入人体内，包括肌肉、穴位、静脉注射和静脉滴注使用的灭菌溶液或乳状液、混悬液，以及供临用前配成溶液的无菌粉末或浓溶液等注入人体的制剂。

中药注射剂虽然是中成药的一种，但它是我国中成药传统剂型中所没有的，是在特殊的历史时期，我国医药工作者根据西药注射剂的原理和制备方法发明的中成药的一个新剂型和新给药途径。1941年年初，太行山区八路军一二九师卫生部制成柴胡注射液，这是中药第一次被制成注射剂并被用于临床。1954年，武汉制药厂生产的柴胡注射剂上市，中药注射剂第一次被工业化生产。20世纪60年代至80年代，全国掀起了轰轰烈烈的大搞中草药群众运动，出现了1400多种中药注射剂。截至2013年年底，上千种中药注射剂被淘汰，但仍有近140种具备正式批准文号的注册上市品种。

众所周知，盲目输液、过度输液会给患者带来感染、热原、血管内皮损伤等危害，同时也浪费了许多医药资源。与西药注射剂不同，中药注射剂往往成分复杂、有效成分不确定，安全性一直广为诟病。根据2017年的《国家药品不良反应监测年度报告》，中药注射剂是引发不良反应和严重不良反应的罪魁祸首。虽然不可否认的是中药注射剂的确在治疗肿瘤、心血管疾病方面发挥了一定作用，但和口服中药相比，中药注射剂见效也许是真的快，风险也是真的大。为了规避风险，人们应遵守的给药原则是：能口服者不肌内注射，能肌内注射者不静脉注射，慎用静脉滴注，特别是中药注射剂。

三、我国现代医学的合理用药

现代医学是在西方工业革命后与科学进步同步发展和完善的，大约在 18 世纪初，现代医学理念和技术开始被引入中国。经过两个多世纪的曲折发展，今天的中国现代医学体系发挥了重要的社会保障职能。

我国现代医学与中国传统医学的明显区别在于医药分家，随着医学专业的不断细化和医药工业的迅速发展，药品种类越来越多，用法用量也千差万别，单纯靠医生已经不能很好地了解和正确使用药物了，于是出现了专门从事药学工作的药师。合理用药的主体是临床医生，对象是患者，而药师特别是临床药师的存在是合理用药的有力保障。随着国家有关政策的出台和人们对用药合理性的需求不断增加，合理用药越来越受到医疗机构、医生和患者的重视。

我国自 2002 年《医疗机构药事管理暂行规定》首次提出"建立临床药师制"，教育部于 2006 年 6 月决定在高等学校药学院系设置"临床药学专业"。随后卫生行政部门采取了一系列措施，如制订关于开展临床药师培养工作的指导意见、建立临床药师培训基地、启动临床药师培训试点工作等，这些规定和举措有力地促进了医院临床药学工作的开展，为推动医院合理用药奠定了基础。医疗机构应当建立由医师、临床药师和护士组成临床治疗团队，开展临床合理用药，对药物治疗负责，对医师处方、用药医嘱的适宜性进行审核。医疗机构应当根据本机构性质、任务、规模配备适当数量临床药师，临床药师应当全职参与临床药物治疗工作，对患者进行用药教育，指导患者安全用药。医院药学部门应开展以患者为中心，以合理用药为核心的临床药学工作，组织药师参与临床药物治疗，提供药学专业技术服务。药师参与临床用药，干预、纠正不适宜用药已逐步成为医疗常规，药师审核处方或用药医嘱，干预、纠正不适宜用药既是药师的基本职责，也是药师的权利和必须承担的义务。

近年来，国内一些医院零星尝试过开设药学门诊，从 2018 年开始，药学门诊呈现出加速发展趋势。比如 2018 年 8 月，上海 52 家医院开设药学门诊，使药学门诊具有了较大的规模；2018 年 9 月，广州市发改委出台文件，明确药学门诊收费标准，让药学门诊收费有了法定依据；2019 年 8 月，北京 22 家市属医院统一开设药学门诊。北京市属医院共开设药学门诊 68 个，其中，药师独立出诊门诊 48 个，药师医师联合门诊 20 个，共涉及专业近 30 个，基本覆盖综合诊疗范围，成为国内首个集团化的专业齐全的药学门诊。照此趋势发展，药学门诊将变得越来越普遍。美国、日本等发达国家的实践证明，药师通过开设药学门诊，直接面向患者开展药学服务，对提高药物治疗水平与患者依从性、降低药物不良事件与治疗费用具有显著作用。以下患者均可到相应药学门诊诊治：患有一种或多种慢性病，接受多系统、多专科同时治疗的患者，如慢性肾脏病、高血压、冠心病、高脂血症、糖尿病、痛风、哮喘、慢性阻塞性肺疾病、骨质疏松、消化性溃疡等疾病的患者；正在服用高风险药物，包括治疗窗狭窄的药物，如服用抗凝药物、苯妥英、甲氨蝶呤的患者；同时服用5种或更多药物（包括处方药和非处方药、中草药以及其他保健品）的患者；老年人、儿童、妊娠期和哺乳期妇女等特殊人群；实验室检查异常，这些异常疑与药物相关的患者；最近在接受治疗时经历了不良医疗事件（药物或非药物相关）的患者；对用药方面有疑问的患者。在药学门诊中，药师通过采集患者病史、用药史，提供合理用药建议、诊后随访等形式服务，具体分为信息收集、分析评估、计划制订、计划执行以及跟踪随访5个步骤。药学门诊还是个新生事物，为了促进其健康发展，目前很多医院的药学门诊免收挂号费。

第二节　国外的合理用药情况

合理用药是临床药学的核心内容，临床药学是在20世纪50年代中后期首先由美国提出并创建的，当时美国制药工业已较发达，新药大量开发生产，伴随临床使用药品的增加，不合理用药情况日趋严重，药物毒副作用和过敏反应事件不断发生。当时医药学界对药品不良反应（adverse drug reactions，ADR）认识还很肤浅，也未建立ADR监测，患者常受到ADR损害。这引起卫生行政部门和医药卫生界的重视，纷纷提出要求让药学专业技术人员加强处方审核、参与临床用药，促进合理用药，预防ADR，提高药物治疗质量。20世纪60年代初在高等学校设置了"临床药学专业"，在医院建立了"临床药师制"，药师直接参与临床用药，提高临床药物治疗水平，保护患者用药安全。

国际上临床药学的核心是临床药师制建设，药师参与临床用药，促进合理用药。西方发达国家在20世纪50年代中后期提出"临床药学概念"。美国于20世纪60年代初期在医院实施临床药师制建设，参与临床药物治疗，协同医师鉴别、遴选适宜的药品和用法用量，防范ADR和用药错误（medication error，ME），促进药物合理使用，保护患者用药安全。美国经过约50年的临床药师制建设与实践，现在临床药师队伍已发展壮大，与医师共同制订疑难疾病药物治疗方案，依据患者病情与医师协商调整治疗药物或用法用量、设计个体化给药方案、对患者进行用药监护等医疗工作，主要由临床药师负责实施，并规定临床药师与医师共同对患者药物治疗负责。临床药师已成为临床治疗团队不可缺少的重要成员之一，是临床合理用药的主要组织者和实施者，是有关药物和药物治疗信息的主要提供者，也是对患者进行用药教育和对公众宣传合理用药的主力军。

第三节　提高民众合理用药理念

2019 年 7 月 9 日，健康中国行动推进委员会印发《健康中国行动（2019—2030 年）》，其中提到的"健康知识普及行动"旨在帮助每个人学习、了解、掌握有关预防疾病、早期发现、紧急救援、及时就医、合理用药等维护健康的知识与技能，增强自我主动健康意识，不断提高健康管理能力。可见，提高民众的合理用药理念，让每个人学习、了解、掌握合理用药的知识与技能已经上升到国家战略层面。合理用药是党和政府十分关心的一项重要工作，关系到千家万户用药安全。据全国居民健康素养监测数据显示，我国不合理用药造成疾病的问题十分严重。因此，针对民众的医疗素养、医疗理念和用药习惯问题，加大合理用药的培训和指导，是医疗机构的一项重要任务，也是每一名医药工作者的义务。

合理用药知识的传播可以通过多种途径。首先可以通过电视健康教育栏目传播。近些年，健康教育的电视栏目发展得如火如荼，深受广大人民群众尤其是中老年朋友的喜爱。但是其中专门讲解合理用药的内容不多，今后有必要加强这方面的内容推广，以提高人们的合理用药理念，造福人民。其次是合理用药科普读物的出版、发行和推广。科普读物可以全面系统地介绍合理用药的有关知识，可以收藏，方便查阅，是普及合理用药知识的一种重要手段。另外，还可以通过自媒体（微博、微信及其他自媒体）推广合理用药知识，自媒体手段方便灵活，尤其深受年轻人喜爱，是近年来热门的传播手段之一。

第四节　合理用药热点问题解答

1.合理用药的基本注意事项有哪些？

（1）合理用药是指安全、有效、经济地使用药物。优先使用基本药物是合理用药的重要措施。不合理用药会影响健康，甚至危及生命。

（2）用药要遵循能不用就不用、能少用就不多用，能口服不肌注、能肌注不输液的原则。

（3）购买药品要到合法的医疗机构和药店，注意区分处方药和非处方药，处方药必须凭执业医师处方购买。

（4）阅读药品说明书是正确用药的前提，特别要注意药物的禁忌、慎用、注意事项、不良反应和药物间的相互作用等事项。如有疑问要及时咨询药师或医生。

（5）处方药要严格遵医嘱，切勿擅自使用。特别是抗菌药物和激素类药物，不能自行调整用量或停用。

（6）任何药物都有不良反应，非处方药长期、大量使用也会导致不良后果。用药过程中如有不适要及时咨询医生或药师。

（7）孕期及哺乳期妇女用药要注意禁忌；儿童、老人和有肝脏、肾脏等方面疾病的患者，用药应谨慎，用药后要注意观察；从事驾驶、高空作业等特殊职业者要注意药物对工作的影响。

（8）药品存放要科学、妥善，防止因存放不当导致药物变质或失效；谨防儿童及精神异常者接触，一旦误服、误用，要及时携带药品及包装就医。

（9）接种疫苗是预防一些传染病最有效、最经济的措施，国家免费提供一类疫苗。

（10）保健食品不能替代药品。

2. 普通老百姓应该如何做到合理用药？

提高科学素养，加强合理用药知识学习，谨遵医嘱、咨询药师、读懂药品说明书。

3. 所有中药都安全无不良反应吗？

并不是如此，古语云："是药三分毒"，很多中药缺乏系统的安全性试验，并不见得比西药安全。中药也要谨遵医嘱、对症下药才行。

4. 药品越贵越好吗？

不是。不同药品因上市时间早晚及市场供应等原因，价格差异较大。不同药品因适应证不同，不具有可比性。同一类药品，新上市的价格较高，主要是市场因素决定的，并不一定比上市早的药品疗效好。同一种药品，国产与进口、不同生产厂家的价格也有差异，与药品作为一种特殊商品可以自主定价有关，价格高的并不一定疗效好。

5. 服用药品的种类越多越好吗？

不是。众所周知，不同药物之间会有各种各样的相互作用，有的会增强药效，有的会降低药效，还有的会产生新的毒副作用。一旦服药种类超过5种，发生不良反应的风险将大大增加，而且容易发生漏服。

6. 老年人用药应掌握的 6 大原则是什么？

（1）受益原则，即选择疗效确切且毒副作用小的药物。

（2）5 种药物原则，药物控制在 5 种以下，选择具有兼顾治疗作用的药物，重视非药物治疗。

（3）择时原则，选择最佳时间服药，按照疾病变化规律确定最佳服药时间，比如他汀类药物晚上睡前服用效果好。

（4）小剂量原则，一切药物从小剂量开始服用，根据患者的病情及其他情况选择最适合的剂量。

（5）及时停药原则，一旦出现新的症状，应考虑是否是药物不良反应，如果是，立刻停药。

（6）老年科多学科联合门诊就诊原则，老年人如果有多种疾病，服用 5 种以上药物，奔波于多个科室、多家医院的，最好到老年科多学科联合门诊就诊。

（王东兴，钱秋玉）

第二章 给药途径及药物剂型面面谈

给药途径就是药物进入人体的路径和方式，如口服、注射、外用等。药物剂型简单说就是规定剂量的原料药添加适量适宜的辅料，经过特定的制备工艺制成便于人们服用的药物的不同类型。就如同面粉可以加工成炒面、面条、面包、馒头等，以满足人们的不同需求一样，同一种原料药也可以制成不同的形式，以满足不同疾病和患者的需求。在给药途径方面，战国时期除用药外敷和内服外，就已存在有药浴、熏、熨等法；到东汉时期，给药途径就多达几十种，如洗身法、药摩法、含咽法、烟熏法、灌肠法等。这些给药途径在后世都得到了保留并有进一步的发展。

对于药物剂型而言，古代就有药性决定剂型、从临床用药需求选择适宜剂型的论述。随着现代药学科学研究的不断深入和医药工业的不断发展，药物剂型也越来越多，仅中国药典收载的药物剂型已多达 38 种。药物剂型的分类方法大概有以下 3 种：按给药途径分类、按形态分类和按分散系统分类。其中，按给药途径分类与临床使用密切结合，也容易被普通民众理解和接受，本章主要按这种分类方法来对药物剂型进行介绍。

第一节 口服给药及常见口服剂型

口服给药是最常见和最简便的给药方式，多数药物的口服吸收程度低于注射，血药浓度较低，但持续时间稍长，适合于慢性疾病或疾病恢复期。

一、片剂

片剂是指药物与适宜的辅料均匀混合后压制而成的圆片状或异形片状（如三角形、菱形、长胶囊形等）的固体制剂。片剂是现代药物制剂中应用最为广泛的剂型之一，世界各国药典收载的制剂中以片剂为最多。片剂的主要给药途径是口服，但是要注意的是也有一些片剂是非口服的，如外用消毒片、阴道片等，这类药品在外包装上有明显标志。

片剂作为第一大类剂型有许多优点：生产的机械化、自动化程度较高，生产的卫生条件容易控制，产量大，成本及售价较低；剂量准确，便于储存、运输、携带和应用；药物稳定性较好，因为片剂密度较高、体积较小，与外界空气、光线、水分等接触面积较小，必要时还可通过包衣加以保护；可以制成不同类型的片剂，如口含片、肠溶包衣片、分散（速释）片、缓释（长效）片等，以满足不同的医疗或预防的需要。但片剂也存在不少缺点：婴幼儿和昏迷患者不易吞服；压片时需加入若干种辅料并且经过压制成型，有时会影响药物的溶出和生物利用度；含挥发性成分的片剂，长时间储存含量会有所下降等。

片剂给药途径符合生理规律，根据制备方法、用法、用途的不同，可制备成各种类型，分述如下。

1. 普通片　指药物与辅料均匀混合后压制而成的、未包衣的片剂，又称素片或片心，片重一般为 0.1 ~ 0.5g，经胃肠道吸收而发挥治疗作用。

2. 含片　是指含于口腔中缓慢溶化产生局部或全身作用的片剂。含片中的原料药物一般是易溶性的，主要起局部消炎、杀菌、收敛、止痛或局部麻醉等作用。

3. 舌下片　是指置于舌下能迅速溶化，药物经舌下黏膜吸收发挥全身作用的片剂。舌下片中的原料药物应易于直接吸收，主要适用于急症的治疗。

4. 口腔贴片　是指粘贴于口腔内，经黏膜吸收后起局部或全身作用的片剂。口腔贴片应进行溶出度或释放度检查。

5. 咀嚼片　是指于口腔中咀嚼后吞服的片剂。咀嚼片一般应选择甘露醇、山梨醇、蔗糖等水溶性辅料作填充剂和黏合剂。咀嚼片的硬度应适宜。

6. 分散片　是指在水中能迅速崩解并均匀分散的片剂。分散片中的原料药物应是难溶性的。分散片可加水分散后口服，也可将分散片含于口中吮服或吞服。分散片应进行溶出度和分散均匀性检查。

7. 可溶片　是指临用前能溶解于水的非包衣片或薄膜包衣片剂。可溶片应溶解于水中，溶液可呈轻微乳光。可供口服、外用、含漱等用。

8. 泡腾片　是指含有碳酸氢钠和有机酸，遇水可产生气体而呈现泡腾状态的片剂。泡腾片中的原料药物应是易溶性的，加水产生气泡后应能溶解。有机酸一般为枸橼酸、酒石酸、富马酸等。

9. 阴道片与阴道泡腾片　是指置于阴道内使用的片剂。阴道片和阴道泡腾片的形状应易置于阴道内，可借助器具将阴道片送入阴道。阴道片在阴道内应易溶（融）化、溶散、崩解并释放药物，主要起局部消炎杀菌作用，也可给予性激素类药物。具有局部刺激性的药物，不得制成阴道片。

10. 缓、控释片　缓释片是指在规定的释放介质中缓慢地非恒速释放药物的片剂。控释片是指在规定的释放介质中缓慢地恒速释放药物的片剂。这两种片剂的最大特点就是可以减少给药次数，一种药物由普通片制成缓、控释片，可以减少服药次数，比如由一天服药 3 ~ 4 次减少为 1 ~ 2 次，极大地改善了用药的依从性。

11. 肠溶片　是指用肠溶性包衣材料进行包衣的片剂。为防止原料药物在胃内分解失效、减轻药物对胃的刺激或控制原料药物在肠道内定位释放，可对片剂包肠溶衣；为治疗结肠部位疾病等，可对片剂包结肠定位肠溶衣。

12. 口崩片　是指在口腔内不需要用水即能迅速崩解或溶解的片剂。一般适合于小剂量原料药物，常用于吞咽困难或不配合服药的患者。可采用直接压片或冷冻干燥法制备。口崩片应在口腔内迅速崩解或溶解、口感良好、容易吞咽，对口腔黏膜无刺激性。

二、胶囊剂

胶囊剂是指将药物填装于空心硬质胶囊中或密封于弹性软质胶囊中而制成的固体制剂。硬质胶囊壳或软质胶囊壳的材料，称为囊材，一般由明胶、甘油、水以及其他的药用材料组成。胶囊剂内填装的药物可为粉末、颗粒、液体或半固体。胶囊剂可分为硬胶囊、软胶囊（胶丸）、缓释胶囊、控释胶囊和肠溶胶囊，主要供口服用。

1. 硬胶囊剂（通称为胶囊）　是指采用适宜的制剂技术，将原料药物或加适宜辅料制成的均匀粉末、颗粒、小片、小丸、半固体或液体等，充填于空心胶囊中的胶囊剂。

2. 软胶囊剂　是指将一定量的液体原料药物直接包封，或将固体原料药物溶解或分散在适宜的辅料中制备成溶液、混悬液、乳状液或半固体，密封于软质囊材中的胶囊剂。可用滴制法或压制法制备。软质囊材一般是由胶囊用明胶、甘油或其他适宜的药用辅料单独或混合制成。

3. 肠溶胶囊剂　是指用肠溶材料包衣的颗粒或小丸充填于胶囊而制成的硬胶囊，或用适宜的肠溶材料制备而得的硬胶囊或软胶囊。肠溶胶囊不溶于胃液，但能在肠液中崩解而释放活性成分。此种剂型可防止原料药物在胃内分解失效、减轻药物对胃的刺激或控制原料药物在肠道内定位释放。

4. 缓、控释胶囊　是指在规定的释放介质中缓慢地非恒速释放药物的胶囊剂。控释胶囊是指在规定的释放介质中缓慢地恒速释放药物的胶囊剂。这两种胶囊的最大特点也是可以减少给药次数，一种药物由普通胶囊制成缓、控释胶囊，可以减少服药次数，比如由一天服药 3 ~ 4 次减少为 1 ~ 2 次，极大地改善了患者用药的依从性。

三、颗粒剂

颗粒剂是将原料药物与适宜的辅料混合制成具有一定粒度的干燥的颗粒状制剂。可分为可溶颗粒（通称为颗粒）、混悬颗粒、泡腾颗粒、肠溶颗粒、缓释颗粒和控释颗粒等。颗粒剂作为传统中药汤剂的改良剂型，亦是散剂的延伸剂型。其体积小，相对表面积大，使用时无须煎煮，易吸收见效快，兼具"散者，散也"与"汤者，荡也"之功效。传统散剂多仅进行粗加工成末，其物理性状改变，化学性质不变。而中药颗粒剂在制备上则经过提取、纯化、制粒成型、包装等过程，最大限度地提取有效成分并减少无效成分。由于中医界普遍运用复方用药，而多味药物在合煎的过程中会互相发生反应，可能引起成分的变化或生成新的物质，其效果并不能简单等同于颗粒剂中有效成分的累加。因此，颗粒剂是否等效于内服散剂现仍无定论。

1. 混悬颗粒　是指难溶性原料药物与适宜辅料混合制成的颗粒剂。临用前加水或其他适宜的液体振摇即可分散成混悬液。

2. 泡腾颗粒　是指含有碳酸氢钠和有机酸，遇水可放出大量气体而呈泡腾状的颗粒剂。泡腾颗粒中的原料药物应是易溶性的，加水产生气泡后应能溶解。有机酸一般用枸橼酸、酒石酸等。

3. 肠溶颗粒　是指采用肠溶材料包裹颗粒或其他适宜方法制成的颗粒剂。肠溶颗粒耐胃酸而在肠液中释放活性成分或控制药物在肠道内定位释放，可防止药物在胃内分解失效，避免对胃的刺激。

4. 缓、控释颗粒　是指在规定的释放介质中缓慢地非恒速释放药物的颗粒剂。控释颗粒是指在规定的释放介质中缓慢地恒速释放药物的颗粒剂。这两种颗粒也可以减少给药次数，一种药物由普通颗粒制成缓、控释颗粒，可以减少服药次数，比如由一天服药 3～4 次减少为 1～2 次，极大地改善了患者用药的依从性。

四、口服溶液剂、混悬剂、乳剂

口服溶液剂是指原料药物溶解于适宜溶剂中制成的供口服的澄清液体制剂。口服混悬剂是指难溶性固体原料药物分散在液体介质中制成的供口服的混悬液体制剂，也包括干混悬剂或浓混悬液。口服乳剂是指两种互不相溶的液体制成的供口服的水包油型液体制剂。用适宜的量具以小体积或以滴计量的口服溶液剂、口服混悬剂或口服乳剂称为滴剂。

口服溶液剂的溶剂、口服混悬剂的分散介质常用纯化水，根据需要可加入适宜的附加剂，如抑菌剂、分散剂、助悬剂、增稠剂、助溶剂、润湿剂、缓冲剂、乳化剂、稳定剂、矫味剂以及色素等，其品种与用量应符合国家标准的有关规定。制剂应稳定、无刺激性，不得有发霉、酸败、变色、异物、产生气体或其他变质现象。口服滴剂包装内一般应附有滴管、吸球或其他量具。除另有规定外，应避光、密封储存。口服乳剂的外观应呈均匀的乳白色，乳剂可能会出现相分离的现象，但振摇后应容易再分散。口服混悬剂应分散均匀，放置后若有沉淀物，经振摇应易再分散。口服混悬剂在标签上应注明"用前摇匀"；以滴计量的滴剂在标签上要标明每毫升或每克液体制剂相当的滴数。

五、散剂

散剂是指原料药物或与适宜的辅料经粉碎、均匀混合制成的干燥粉末状制剂。散剂可分为口服散剂和局部用散剂。口服散剂一般溶于或分散于水、稀释液或者其他液体中服用，也可直接用水送服。局部用散剂可供皮肤、口腔、咽喉、腔道等处应用；专供治疗、预防和润滑皮肤的散剂也可称为撒布剂或撒粉。散剂表面积较大，因而具有易分散、起效快的特点。散剂制法简便，剂量容易控制，运输和携带较方便，成本较低。但由于药物粉碎后，表面积加大，故其嗅味、刺激性、吸湿性及化学活性也相应增加，使部分药物易起变化，挥发性成分易散失，所以一些腐蚀性强及易吸潮变质的药物，不宜制成散剂。

散剂的运用早在《五十二病方》中便有记载。内经《素问·病能论》中也有以散剂治酒风病等记录。明代李时珍更是在《本草纲目》中收录散剂达3200余种，书中针对中药散剂的处方和用法以大量篇章详述。

散剂的分类方法较多，根据用途、组成、剂量以及成分性质，主要有以下四种分类方法。

1. 按用途分类有内服、外用散剂和煮散剂三大类。其中内服散剂又可分为口服散剂、吸入散剂（肺或鼻）等；外用散剂包括撒布散剂、吹入散剂（口腔、耳等部位）、牙用散剂、杀虫散剂等；煮散剂为经过煎煮以后可供内服或外敷用。无毒散剂以内服者居多，含毒散剂以外用者居多。

2. 按组成药味多少分类有单方散剂和复方散剂两类。单方散剂系由一种药物组成；复方散剂系由两种或两种以上的药物组成。

3. 按组成成分性质分类有中药散剂、浸膏散剂、低共熔组分散剂、泡腾散剂以及剧毒药散剂等。

4. 按剂量分类有分剂量散剂和不分剂量散剂两类。分剂量指每包作为一个剂量；不分剂量是指药物多剂量包装在一个药包内，患者内服或外用时按医嘱自行分出单份的用量。一般情况下，外用散剂多为不分剂量散剂，内服散剂则两者均采用，但剧毒药散剂必须分剂量。

六、丸剂

丸剂是指原料药物与适宜的辅料制成的球形或类球形固体制剂，为中药传统剂型之一。中药丸剂包括蜜丸、水蜜丸、水丸、糊丸、蜡丸、浓缩丸和滴丸等，化学药丸剂包括滴丸、糖丸等。"丸者，缓也，舒缓而治之"，丸剂便于储存，吸收较缓慢，药效持久，服用方便，但剂型固定，不能随病情变化灵活加减，所以多用成方制成。凡药物不耐高热、难溶于水、容易挥发或毒性较剧烈的，多适合做丸。

丸剂是一古老的剂型，在祖国医药学上，丸剂有着相当重要的地位，有着比其他国家更悠久、更广泛的使用历史。我国最古老的医药书籍《黄帝内经》《神农本草经》（秦、汉时代，公元 200 年以前）中就已收载有丸剂的处方以及丸剂的制备、使用方法。随着历史的进展，并随着祖国医药学的发展，丸剂在制备方法、适用范围和品种数量上也得到了很大的发展，至今丸剂仍为中医药物治疗时最常应用的一种剂型。

丸剂具体分类如下：

1. 蜜丸　是指饮片细粉以炼蜜为黏合剂制成的丸剂，其中每丸重量在 0.5g 以上（含 0.5g）的称大蜜丸，每丸重量在 0.5g 以下的称小蜜丸。

2. 水蜜丸　是指饮片细粉以炼蜜和水为黏合剂制成的丸剂。

3. 水丸　是指饮片细粉以水（或根据制法用黄酒、醋、稀药汁、糖液、含 5% 以下炼蜜的水溶液等）为黏合剂制成的丸剂。

4. 糊丸　是指饮片细粉以米粉、米糊或面糊等为黏合剂制成的丸剂。

5. 蜡丸　是指饮片细粉以蜂蜡为黏合剂制成的丸剂。

6. 浓缩丸　是指饮片或部分饮片提取浓缩后，与适宜的辅料或其余饮片细粉，以水、炼蜜或炼蜜和水为黏合剂制成的丸剂。根据所用黏合剂的不同，分为浓缩水丸、浓缩蜜丸和浓缩水蜜丸等。

7. 糖丸　是指以适宜大小的糖粒或基丸为核心，用糖粉和其他辅料的混合物作为撒布材料，选用适宜的黏合剂或润湿剂制丸，并将原料药物以适宜的方法分次包裹在糖丸中制成的制剂。

8. 滴丸　是指原料药物与适宜的基质加热熔融混匀，滴入不相混溶、互不作用的冷凝介质中制成的球形或类球形制剂。

滴丸主要有五个方面的特点：① 药物高度分散于基质，所以起效迅速、生物利用度高、不良反应小，如联苯双醋滴丸剂，其剂量只需片剂的1/3。② 可将液体药物制成滴丸剂这种固体剂型，便于服用和运输，如牡荆油滴丸、芸香油滴丸等。③ 能增加药物的稳定性，因药物与基质融合后，与空气的接触面积减小，故不易氧化和挥发，基质又是非水溶性物质，所以也不易引起水解。④ 生产设备简单、操作容易，重量差异较小，成本低，无粉尘，有利于劳动保护。⑤ 可根据需要制成内服、外用、缓释、控释或局部治疗等多种类型的滴丸剂。目前可供使用的基质品种较少，且难以滴制成大丸（一般丸重都不超过100mg），故只用于剂量较小的药物。

供制丸剂用的药粉应为细粉或最细粉。炼蜜依照炼制程度可分为嫩蜜、中蜜和老蜜，制备时可根据品种、气候等具体情况选用。蜜丸应细腻滋润，软硬适中。浓缩丸所用饮片提取物应按制法规定，采用一定的方法提取浓缩制成。

七、煎膏剂

煎膏剂（膏滋）是指饮片用水煎煮，取煎煮液浓缩，加炼蜜、糖（或转化糖）制成的半流体制剂，又称为膏方。作为一种浸出药剂，煎膏剂由汤剂浓缩演变发展而来，用以内服治疗慢性病，还具有滋补强壮、抗衰延年的作用。除药店出售的成品膏方外，大多是医生根据患者的病情处方配制而成，因此更具有针对性。

饮片经煎煮、过滤，滤液浓缩至规定的相对密度，即得清膏。如需加入药粉，一般应加入细粉。清膏按规定量加入炼蜜、糖（或转化糖）收膏；若需加饮片细粉，待冷却后加入，搅拌混匀。除另有规定外，加炼蜜、糖（或转化糖）的量一般不超过清膏量的3倍。煎膏剂应无焦臭、异味，无糖的结晶析出。煎膏剂应密封，置阴凉处储存。

膏方的优势是受众人群广，克服了中成药、保健品千人一方的缺点，实现了个性化制药，还避免了汤药煎煮麻烦的弊端。膏方是医生根据患者病情、体质，经中医"辨证论补"开出处方，采用地道药材精心熬制，加蜂蜜或阿胶类药材提炼，方便服用的膏状制剂。其效用以滋补为主，兼有缓和的治疗作用，药效滋润。膏滋剂或调和阴阳，或益气养血，或活血化瘀，或疏肝理气，或镇静安神，或健脾益肾等，以达到补虚扶弱、抗衰延年、纠正亚健康状态、防病治病的功效，是很好的进补佳品。在膏滋疗法中多选用补益、理气、活血等类药物。膏滋药当中所含的有效成分比较齐全，且经过浓缩，故有药效持久、剂量适中、口感良好、服用方便等特点，很适合中老年保健养生的需要，尤其适合慢性病患者及年老体弱者调养之用。即使是健康人服用后，也能增强体质，减少疾病。

不同的煎膏剂适应证也不尽相同，如面色少华，身倦乏力，自汗、食欲不振，肠鸣便溏等症者，可选用补气的参芪膏、人参滋补膏等；如有畏寒肢冷、面色苍白、腰膝酸软、耳鸣耳聋、阳痿早泄等症者，可选用补阳的参鹿补膏、鹿鞭膏等；如有手足心热、消瘦、盗汗、口燥咽干，心烦失眠等症，可选用补阴的琼玉膏、八仙长寿膏等；如有面色萎黄、唇色淡白、头昏眼花、心悸失眠、手足麻木、妇女月经量少等症者，可选用补血的养血膏、当归补血膏等。此外，还有调补气血阴阳的十全大补膏等。

服用膏滋药，最好在清晨空腹时服用。此时肠胃空虚，药物不受食物干扰，吸收力强，易于发挥作用。一般每次服 2 ~ 3 汤匙，用开水冲服。药后稍停片刻，再进早餐。

八、胶剂

胶剂是指将动物皮、骨、甲或角用水煎取胶质，浓缩成稠胶状，经干燥后制成的固体块状内服制剂。其主要成分是动物水解蛋白类物质，并加入一定量的糖、油脂及酒（黄酒）等辅料。一般都切成小方块或长方块。胶剂的制备，一般可分为原料和辅料的选择、原料的处理、煎取胶汁、过滤去渣、澄清、浓缩收胶、凝胶切块、干燥与包装等步骤。

常用的胶剂，按其原料来源不同，大致可分为以下几种。

1. 皮胶类　系用动物的皮为原料经熬炼制成。常用的有驴皮及牛皮，古代文献记载，唐代以前的阿胶，系以牛皮做之，之后开始选用驴皮。现在以驴皮为原料者称为阿胶，以猪皮为原料者称为新阿胶，而用牛皮为原料的则称为黄明胶。《中国药典》明确规定，阿胶只能采用驴皮熬制。其他动物毛皮熬胶功效各不相同，其中牛皮熬制的黄明胶，效果较阿胶次之；而用马皮熬制的胶剂效果恰恰相反，孕妇一旦食用后，极有可能导致流产。

2. 角胶类　主要指鹿角胶，其原料为雄鹿骨化的角。鹿角胶应呈白色半透明状，但目前制备鹿角胶时往往掺入一定量的阿胶，因而呈黑褐色。熬胶所剩的角渣，也供药用，称为鹿角霜。

3. 骨胶类　骨胶系以动物的骨骼熬炼而成，有虎骨胶、豹骨胶、狗骨胶等，后二者皆为虎骨胶的代用品。

4. 甲胶类　以乌龟或其近缘动物之背甲或腹板熬炼而成，如龟板胶、鳖甲胶等。

5. 其他胶类　凡含有蛋白质的动物药材，经水煎熬炼，一般均可制成胶剂，如霞天胶是以牛肉经熬炼而成的胶剂。龟鹿二仙胶，是以龟板和鹿角为原料，共同熬炼而成的混合胶剂；也有以龟板胶和鹿角胶混合而成的。

九、酒剂

酒剂系饮片用蒸馏酒提取制成的澄清液体制剂，俗称药酒。将作为饮品的酒与治病强身的药"溶"为一体的药酒，不仅具有配制、服用简便，药性稳定，安全有效的优点，更因为药借酒力、酒助药势而充分发挥效力，提高疗效。药酒不但能治疗疾病，还可以预防疾病，利用药酒延年益寿也是我国劳动人民的一项创造。这在医疗实践中已经得到了证实。

药酒有冷浸法、热浸法、煎膏兑酒法、淬酒法、酿酒法等多种制作方法，家庭配制则以冷浸法最为简便。可将按处方配齐的洁净饮片或药材粗末置于陶瓷罐或带塞盖的玻璃器皿中，加入适量的酒，根据药材吸水量的大小，按15～1∶10的比例配制，密封浸泡，每天或隔天振荡1次，14～20天后用纱布过滤。为了矫正口味，可加入适量的冰糖或白糖。药渣可再加酒浸泡1～2次。

中医一般把药酒分为以下4类。

1. 滋补类药酒　用于气血双亏、脾气虚弱、肝肾阴虚、神经衰弱者，主要由黄芪、人参、鹿茸等制成。著名的药方有五味子酒、八珍酒、十全大补酒、人参酒、枸杞酒等。

2. 活血化瘀类药酒　用于风寒、脑卒中后遗症者，药方有国公酒、冯了性酒等；用于骨骼肌损伤者，方剂有跌打损伤酒等；月经不调的患者，可以用调经酒、当归酒等。

3. 抗风湿类药酒　用于风湿病患者，著名的方剂有风湿药酒、追风药酒、风湿性骨病酒、五加皮酒等。其中症状较轻者可选用药性温和的木瓜酒、养血愈风酒；如果已经患风湿多年，可选用药性较猛的蟒蛇酒、三蛇酒、五蛇酒等。

4. 壮阳类药酒　用于肾阳虚、勃起功能障碍者，主要由枸杞、三鞭等制成。著名的方剂有多鞭壮阳酒、淫羊藿酒、青松龄酒、羊羔补酒、龟龄集酒、参茸酒、海狗肾酒等。

不善饮酒的人配制补益类药酒，不妨选用低度的发酵酒，如黄酒、米酒等。善饮酒的人配制祛病疗疾的药酒，可根据具体情况，选用度数较高的蒸馏酒，如烧酒、大曲酒等，度数以50度左右为宜。补益类药酒宜在饭前服用，这样才能迅速被人体吸收，较快地发挥药效，不宜佐餐服用，以免影响药效。最佳服用量以每天20mL左右为宜，且不可长期饮用，避免酒精对人体心肝肾及神经系统的损害。使用治疗性药酒者，应依据医生的处方或经验方来配制和服用。

十、茶剂

茶剂是指饮片或提取物（液）与茶叶或其他辅料混合制成的内服制剂，可分为块状茶剂、袋装茶剂和煎煮茶剂。块状茶剂可分为不含糖块状茶剂和含糖块状茶剂。不含糖块状茶剂是指饮片粗粉、碎片与茶叶或适宜的黏合剂压制成块状的茶剂；含糖块状茶剂是指提取物、饮片细粉与蔗糖等辅料压制成块状的茶剂。袋装茶剂是指茶叶、饮片粗粉或部分饮片粗粉吸收提取液经干燥后装入袋的茶剂，其中装入饮用茶袋的又称袋泡茶剂。煎煮茶剂是指将饮片适当碎断后，装入袋中，供煎服的茶剂。

相传茶的发现与使用源于神农氏，我国最早的药物学专著《神农本草经》中有"神农尝百草，一日遇七十二毒，得茶而解之"的记载。药茶是祖国传统医学宝库中一个重要组成部分，应用历史非常悠久，历代医书中均有记载，最早记载药茶方剂的是三国时期的张揖所著的《广雅》："荆巴间采茶作饼成米膏出之。若饮，先炙令赤，……其饮醒酒。"此方具有配伍、服法与功效，当属于药茶方剂无疑。药茶经过历代医药学家和养生家的应用、发挥和完善，已经成为我国人民防病治病与养生保健的一大特色。

目前常见的茶剂可用于减肥、降压、降脂、利咽、明目、祛暑、清热等，现行版《中国药典》收载的有川芎茶调袋泡茶、小儿感冒茶、玉屏风袋泡茶、西青果茶、板蓝根茶、罗布麻茶、复方消食茶。

第二节 常见注射剂型

注射剂是指药物与适宜辅料制成的药物溶液、乳状液或混悬液，注射入体内的无菌制剂，是目前临床上应用最广泛的剂型之一。

注射剂具有作用迅速可靠、剂量准确的特点，不宜口服的药物制成注射剂可保证疗效，产生局部定位作用。注射剂适用于不能吞咽的患者，给药临床上处于昏迷、抽搐、惊厥状态或者因消化系统疾患吞咽功能丧失或者障碍的患者。但是注射剂也存在一些不足，主要表现在：注射疼痛、使用不便、制备技术条件要求较高等方面。一旦注入人体，其生理作用则难以逆转，若使用不当易发生危险。特别需要警惕的是注射剂中存在的不溶性微粒，这些微粒可能是生产、储存或使用过程中污染的微小的颗粒杂质，这些微粒不能被代谢出体外，可以在人体内长期存在，可导致静脉炎、血管栓塞、肺栓塞和肉芽肿、热源样反应等。

注射剂按制备方法可分为注射液、注射用无菌粉末与注射用浓溶液，按分散系统可分为溶液型、混悬型、乳状液型及粉末四种类型。

一、注射液

注射液包括溶液型注射液、乳状液型注射液或混悬型注射液，可用于静脉注射、静脉滴注、肌内注射、皮下注射等。其中，混悬型注射液一般仅供肌内注射用，供静脉滴注用的大体积（一般不小于100mL）注射液也称静脉输液，俗称大输液或大液体，老百姓也往往把静脉输液叫作"挂水"。

溶液型注射液分为水溶性和油溶性两种，溶液型注射液应澄清透明。对易溶于水且在水溶液中稳定的药物，可制成水溶液型注射剂，适于各种注射给药，如氯化钠注射液、葡萄糖注射液等。

有些脂溶性药物或注射后需要延长药效的药物可制成油溶液型注射剂，如黄体酮注射剂。难溶于水或注射后要求延长作用的药物，也可制成水混悬液或油混悬液，油溶型和混悬型注射剂一般仅用于肌内注射。

有些脂溶性药物根据医疗需要可以制成乳状液型注射液，例如将植物油制成静脉营养乳剂，或者将脂溶性药物溶解在植物油中再制成静脉乳剂。

二、注射用无菌粉末

注射用无菌粉末，亦称粉针剂，是将供注射用的灭菌粉末装入安瓿或其他适宜容器中；或将供注射用的无菌溶液装入适宜的容器中，冷冻干燥成粉末。注射用无菌药剂在使用前须用适当的溶剂溶解或混悬，可用于肌内注射、静脉注射、静脉滴注等。无菌粉末可用溶剂结晶法、喷雾干燥法或冷冻干燥法等制得，例如，将遇水不稳定的药物青霉素、天花粉等制成粉针剂。

三、注射用浓溶液

注射用浓溶液是指临用前用适宜的无菌溶剂稀释后供静脉滴注用的无菌浓溶液，如浓氯化钠注射液、浓葡萄糖注射液等。

四、预充式注射器、自动注射针及无针注射技术

1.预充式注射器　预充式注射器就是预先将治疗剂量的药物灌充在专用的一次性注射器中，在需要时直接使用的一种注射剂给药装置。这种注射器省去了普通注射剂在使用前需要确定剂量并进行配制的步骤，方便应用，经训练患者可自行给药，尤其适合需长期注射给药的患者以及紧急情况下的自救、互救。

在第二次世界大战期间，为了满足战地医院对现场无菌医疗的需要，预充式注射器首次出现。目前，仅能通过注射途径给药的候选药物数量增多，一些药物需要患者本人频繁注射给药，预充式注射器为其提供了很大便利。

2.自动注射针　预充式注射器虽然为患者提供了很大便利，但仍然需要患者手动进行注射操作，为了进一步实现自动化，科学家们又发明了自动注射针，通过电子或机械装置提供动力，实现预充药液的自动注射，更好地方便了患者。

3.无针注射技术　无针注射技术就是在进行药物注射时不借助针头，液体药物以超细、高速、直线喷出高压射流的方式直接进入机体组织，从而解决了传统注射由于针头刺入机体而带来的一系列问题。该技术由于针头不可见，可有效缓解部分患者注射时的恐惧心理，将患者对治疗的抵触降到最低，提高患者，尤其是儿童对治疗的依从性。

第三节　常见外用剂型

一、膏药

膏药是中药五大剂型（丸、散、膏、丹、汤）之一。古代医学家有言曰："膏药能治病，无殊汤药，用之得法，其响立应。"与打针吃药相比，外用膏药方便、无痛，更容易为人们接受。特别是常有腰酸背痛的老年人，更是对膏药情有独钟，家中常备。膏药是指饮片、食用植物油与红丹（铅丹）或官粉（铅粉）炼制成膏料，摊涂于材料上制成的供皮肤贴敷的外用制剂。含红丹（铅丹）者称为黑膏药，含官粉（铅粉）者称为白膏药。

膏药经皮肤发挥作用，贴膏药疗法是中医临床常用的外治方法之一，它遵循中医辨证论治及中药的功效、主治与归经的原则，充分调动药物互相协调为用的效能，组成多味药物的复方，以发挥药物的良好效果。由于膏药直接敷贴于体表，而制作膏剂的药物大多气味较浓，再加入辛香走窜极强的引经药物，通过渗透入皮肤，内传经络、脏腑，起到调气血、通经络、散寒湿和消肿痛等作用。

每种膏药都有其独特的药理作用，故一定要掌握好适应证，不可随意通用。例如，因受风寒引起慢性腰痛、跌打损伤等，可用狗皮膏或追风膏药散寒祛风、舒筋活血、止痛；因热毒郁结引起的痈疽，初起时硬结不消、红肿疼痛、脓成不溃或久溃不愈，可用拔毒膏消肿、祛腐生肌；橡皮类膏药具有消炎止痛的作用，对风湿痛、腰痛、肌肉痛、扭伤、挫伤等均有一定的疗效。

应用贴膏药疗法时应注意如下事项。

1. 平时运动或劳动时不慎造成肌肉挫伤或关节、韧带拉伤时，不要立即用伤湿止痛膏、麝香追风膏贴于受伤部位。因这类膏药具有活血散瘀的作用，伤后即贴不能达到消肿、止痛的目的。

2. 局部有破损者，不可将膏药直接贴在破损处，以免发生化脓性感染。

3. 凡是含有麝香、乳香、红花、没药、桃仁等活血化瘀成分的膏药，孕妇均应禁用。

4. 如果贴上膏药后，10min左右感到被贴部位的皮肤出现发痒、灼热、刺痛时，局部皮肤出现丘疹、水疱，说明对此膏药过敏，应立即停止贴敷，进行抗过敏治疗。

5. 由于膏药用于肌表，因此膏药一般取气味厚重的药物，贴于体表刺激神经末梢，通过反射、扩张血管，促进局部血液循环，改善周围组织营养，达到消肿、消炎和镇痛的目的。一般一剂膏药敷贴最长不要超过24h，时间长了，不仅药物已经失去效用，而且还会有损皮肤。

二、软（乳）膏剂

软膏剂是指原料药物与油脂性或水溶性基质混合制成的均匀半固体外用制剂。皮肤应用软膏剂后能在较长的时间内紧贴、黏附或铺展在用药部位，主要发挥局部治疗作用，也可以产生全身性治疗作用。软膏剂主要用于局部疾病的治疗，如抗感染、保护、消毒、止痒、止痛和麻醉等。这些作用要求药物作用于表皮或经过表皮渗入表皮下组织，一般并不期望产生全身性作用。近年来，以脂质体和传递体为载体的局部外用制剂的研制引起了广泛的关注，它具有加强药物进入角质层和增加药物在皮肤局部累积的作用，还可形成有效成分的持续释放。新基质和新型高效皮肤渗透促进剂的出现加快了新制剂的发展，提高了软膏剂的疗效，皮肤给药可以根据情况随时终止给药。近年通过皮肤给药来达到全身治疗作用，在临床上越来越受到重视。

乳膏剂是指原料药物溶解或分散于乳状液型基质中形成的均匀半固体制剂。乳膏剂由于基质不同，可分为水包油型乳膏剂和油包水型乳膏剂。

按软（乳）膏中药物作用的深度和广度，软（乳）膏分为：① 仅作用于皮肤表面的软膏剂，如硅油乳膏、氧化锌软膏等。② 透过表皮，在皮肤内部发挥作用的软（乳）膏剂，如醋酸地塞米松乳膏、复方苯甲酸软膏等。③ 透过皮肤吸收后，在体内循环发挥全身治疗作用的软膏剂，如治疗心绞痛的硝酸甘油软膏、抗过敏类软膏等。

三、搽剂

搽剂是指原料药物用乙醇、油或适宜的溶剂制成的液体制剂，供无破损皮肤揉擦用，有镇痛、收敛、保护、消炎、杀菌、引赤、抗刺激等作用。起镇痛、引赤、抗刺激作用的搽剂，多用乙醇为溶剂，使用时用力揉搽，可增加药物的穿透性。起保护作用的搽剂多用油，液状石蜡为溶剂，搽用时有润滑作用，无刺激性。一般不用于破损或擦伤的皮肤表面，因其可引起高浓度刺激。搽剂有溶液型、混悬型、乳剂型制品。乳剂型搽剂多用肥皂为乳化剂，搽用时润滑且乳化皮脂，有利于药物的穿透。

搽剂常用的溶剂有水、乙醇、液状石蜡、甘油和植物油等。搽剂在储存时，乳状液若出现油相与水相分离，经振摇后应能重新形成乳状液；混悬液若出现沉淀物，经振摇应易分散，并具足够稳定性，以确保给药剂量的准确。易变质的搽剂应在临用前配制。搽剂用时可加在绒布或其他柔软物料上，轻轻涂裹患处，所用的绒布或其他柔软物料须洁净。搽剂应稳定，根据需要可加入抑菌剂或抗氧剂。应避光、密封储存。

四、气雾剂和喷雾剂

气雾剂是指原料药物或原料药物和附加剂与适宜的抛射剂共同装封于具有特制阀门系统的耐压容器中，使用时借助抛射剂的压力将内容物呈雾状物喷出，用于肺部吸入或直接喷至腔道黏膜、皮肤及空间消毒的制剂。其给药系统应对皮肤、呼吸道及腔道黏膜和纤毛无刺激性、无毒性。

按分散系统分类，气雾剂可分为溶液型气雾剂、混悬型气雾剂和乳剂型气雾剂；按相的组成分类，可分为二相气雾剂和三相气雾剂。二相气雾剂一般指溶液型气雾剂，由气－液两相组成，气相是抛射剂产生的蒸气，液相是药物与抛射剂形成的均相溶液。三相气雾剂一般指混悬型气雾剂和乳剂型气雾剂。混悬型气雾剂由气－液－固三相组成，气相是抛射剂产生的蒸气，液相是抛射剂，固相是不溶性药物。乳剂型气雾剂由气－液－液三相组成，气相是抛射剂产生的蒸气，而药液与抛射剂两种不溶性液体形成两相，即水包油型（O/W）或油包水型（W/O）。

气雾剂具有以下特点：① 药物可直接到达作用部位或吸收部位，分布均匀、起效快，并且可减少剂量，降低不良反应。② 药物密闭于不透明的容器内，避光且不易与空气接触，不易被微生物污染，增加了药物的稳定性与安全性。③ 药物不经胃肠道吸收，可避免对胃肠道的破坏和肝脏的首过作用。④ 创面给药时机械刺激性小。⑤使用方便，可通过定量阀门准确控制剂量。⑥因需要耐压容器、阀门系统和特殊的生产设备，生产成本高。

气雾剂由抛射剂、药物与附加剂、耐压容器和阀门系统组成。抛射剂是喷射药物的动力，有时兼作药物的溶剂。抛射剂多为液化气体，需装入耐压密闭容器中，由阀门系统控制。当阀门开启时，借助抛射剂的压力将容器内的药液以雾状形式喷出到达用药部位。抛射剂主要有氟氯烷烃类，常用的有三氯一氟甲烷、二氯二氟甲烷、二氯四氟乙烷；碳氢化合物的主要品种有丙烷、正丁烷、异丁烷；压缩气体主要有二氧化碳、氮气和一氧化氮等。制备气雾剂所用的药物有液体、半固体或固体粉末。目前应用较多的药物有呼吸道系统用药、心血管系统用药、解痉药及烧伤用药等，近年来，针对多肽类药物的气雾剂给药系统的研究越来越多。为制备质量稳定的气雾剂，往往需要加入附加剂，如潜溶剂、润湿剂、乳化剂、稳定剂，必要时还添加抗氧剂、矫味剂、防腐剂等。气雾剂的容器必须不与药物和抛射剂发生作用、耐压（有一定的安全系数和冲击耐力）、价廉、轻便等。耐压容器有玻璃容器、金属容器和塑料容器，以玻璃容器较常用。阀门系统是用来控制气雾剂喷射药物的部件，目前使用的有定量阀门和非定量阀门。阀门系统应坚固、耐用、结构稳定，所用材料必须对内容物为惰性，其加工也应精密。

喷雾剂是指原料药物或与适宜辅料填充于特制的装置中，使用时借助手动泵的压力、高压气体、超声振动或其他方法将内容物呈雾状物释出，用于肺部吸入或直接喷至腔道黏膜及皮肤等的制剂。

喷雾剂按内容物组成分为溶液型、乳状液型和混悬型。按用药途径可分为吸入喷雾剂、鼻用喷雾剂，以及用于皮肤、黏膜的非吸入喷雾剂。按给药定量与否，喷雾剂还可分为定量喷雾剂和非定量喷雾剂。定量吸入喷雾剂是指通过定量雾化器产生供吸入用气溶胶的溶液、混悬液或乳液的喷雾剂。

喷雾剂无须抛射剂作动力，无大气污染；处方和生产工艺简单，生产成本较低；使用方便，仅需很小的触动力即可达到全喷量；适用范围广。但随着使用次数的增加，内容物的减少，喷雾剂容器内的压力也随之降低，致使喷出雾滴（粒）大小及喷射量不能维持恒定。因此，药效强、安全指数小的药物不宜制成喷雾剂。

五、栓剂

栓剂是指药物与适宜基质制成的具有一定形状供腔道给药的固体制剂。栓剂在常温下为固体，纳入人体腔道后，在体温下能迅速软化熔融或溶解并逐渐释放药物而产生局部或全身作用。

栓剂因施用腔道的不同，分为直肠栓、阴道栓和尿道栓。直肠栓为鱼雷形、圆锥形和圆柱形等，其中以鱼雷形较好，塞入肛门后，因括约肌收缩容易压入直肠内；阴道栓为鸭嘴形、球形和卵形等；尿道栓一般为棒状。

栓剂的作用特点表现在 6 个方面：① 药物不受或少受胃肠道 pH 环境或酶的破坏。② 避免药物对胃黏膜的刺激性。③ 中下直肠静脉吸收可避免肝脏首过作用。④ 适宜于不能或不愿口服给药的患者。⑤ 可在腔道起润滑、抗菌、杀虫、收敛、止痛、止痒等局部作用。⑥ 适宜于不宜口服的药物。

直肠栓剂中药物主要有 3 种吸收途径：① 药物通过直肠上静脉经门静脉进入肝脏，代谢后再由肝脏进入体循环。② 药物通过直肠下静脉和肛门静脉经髂内静脉绕过肝脏，从下腔大静脉直接进入体循环起全身作用。③ 药物通过直肠淋巴系统吸收。

需要注意的是，栓剂应在 30℃以下密闭保存，防止因受热、受潮而变形、发霉、变质。

六、洗剂

洗剂是指含原料药物的溶液、乳状液或混悬液，供清洗无破损皮肤或腔道用的液体制剂，其分散剂多为水和乙醇。应用时涂于皮肤患处或涂于敷料上再施于患处，亦有用于冲洗皮肤伤患处或腔道等。一般有清洁、消毒、消炎、止痒、收敛及保护等局部作用。根据分散系统不同，洗剂包括有溶液型、乳剂型、混悬型及它们的混合液，其中以混悬液型的洗剂居多。

洗剂应无毒、无局部刺激性。洗剂在贮藏时，乳状液若出现油相与水相分离，经振摇后应重新形成乳状液；混悬液若出现沉淀物，经振摇应易分散，并具有足够稳定性，以确保给药剂量的准确。易变质的洗剂应于临用前配制。

洗剂分中药洗剂和西药洗剂，前者大都由中医开具处方自行煎煮而得，后者大都有市售成品，如酮康唑洗剂、二硫化硒洗剂、炉甘石洗剂等。

第四节 其他剂型

一、眼用制剂

眼用制剂是指治疗或诊断眼病，并直接用于眼部的各类制剂。眼部给药主要用于发挥局部治疗作用，如缩瞳、散瞳、降低眼压、抗感染。眼部给药后药物能够到达眼内病灶部位，发挥疾病的治疗作用。

1. 眼用制剂的分类

眼用制剂可分为眼用液体制剂（滴眼剂、洗眼剂、眼内注射溶液等）、眼用半固体制剂（眼膏剂、眼用乳膏剂、眼用凝胶剂等）、眼用固体制剂（眼膜剂、眼丸剂、眼内插入剂等）。眼用液体制剂也可以固态形式包装，另备溶剂，在临用前配成溶液或混悬液。

（1）滴眼剂：指由原料药物与适宜辅料制成的供滴入眼内的无菌液体制剂。滴眼剂按剂型可分为溶液、混悬液或乳状液。滴眼剂中可加入调节渗透压、pH值、黏度，以及增加药物溶解度和制剂稳定性的辅料，并可加适宜浓度的抑菌剂和抗氧化剂。所用辅料不应降低药效或产生局部刺激。

（2）洗眼剂：指由原料药物制成的无菌澄清透明水溶液，供冲洗眼部异物或分泌液，中和外来化学物质的眼用液体制剂。

（3）眼内注射溶液：指由原料药物与适宜辅料制成的无菌液体，供眼周围组织（包括球结膜下、筋膜下及球后）或眼内注射（包括前房注射、前房冲洗、玻璃体内注射、玻璃体内灌注等）的无菌眼用液体制剂。

（4）眼膏剂：指由原料药物与适宜基质均匀混合，制成溶液型或混悬型膏状的无菌眼用半固体制剂。

（5）眼用乳膏剂：指由原料药物与适宜基质均匀混合，制成乳膏状的无菌眼用半固体制剂。

（6）眼用凝胶剂：指原料药物与适宜辅料制成的凝胶状无菌眼用半固体制剂。

（7）眼膜剂：指原料药物与高分子聚合物制成的无菌药膜，可置于结膜囊内缓慢释放药物的眼用固体制剂。

（8）眼丸剂：指原料药物与适宜辅料制成的球形、类球形的无菌眼用固体制剂。

（9）眼内插入剂：指原料药物与适宜辅料制成的适当大小和形状、供插入结膜囊内缓慢释放药物的无菌眼用固体制剂。

2. 滴眼液使用方法

（1）滴眼前洗净双手。

（2）不要接触滴眼剂的瓶口。

（3）仰卧位或坐位头稍向后仰，眼向上看，轻轻向下拉起下眼睑，使之形成"沟状"。

（4）使眼药瓶口与眼睑和睫毛保持 2～3cm 的距离，以防污染。将 1～2

滴药液滴在下部结膜囊内，之后稍提一下上眼睑，让药液尽可能保留在结膜囊内。

（5）滴入药液后，轻轻闭眼 2 ~ 3min，同时用一个手指轻轻按住靠近鼻侧的眼角，防止药液顺着鼻泪管流向鼻腔而降低药效。

（6）点散瞳药（阿托品类眼药、托吡卡胺滴眼液等）、缩瞳药（硝酸毛果芸香碱滴眼液等）后要用清洁棉签或干净的纸巾压迫泪囊区（内眼角）3min，防止药液进入泪囊通过鼻黏膜全身吸收，以减少药物的不良反应。儿童在使用阿托品类眼药时尤其要注意压住泪囊区。

（7）注意：不能将药液直接滴到眼正中瞳孔上，以免药液刺激角膜导致频繁眨眼流泪使药液流到眼角外，另外角膜局部药物浓度过高，会使角膜上皮受损。

（8）用干净纸巾或毛巾擦掉多余的药液。如果认为药液没有进入眼睛，可将以上过程再重复一遍。

3. 眼膏剂使用方法

（1）点眼前洗净双手。

（2）不要直接接触管尖。

（3）仰卧位或坐位头稍向后仰，眼向上看，轻轻向下拉起下眼睑，使之形成“沟状”。

（4）将适量眼药膏直接挤入下部结膜囊。

（5）轻轻闭眼 3 ~ 5min，不要揉眼。

（6）药膏管口不能接触到睫毛、眼睑，以免污染。

（7）涂散瞳眼药膏（阿托品类）和缩瞳眼药膏后，要压迫泪囊 3min。

4. 使用眼用制剂时注意事项

（1）眼内注射溶液、眼内插入剂、供外科手术用和急救用的眼用制剂，均不得加抑菌剂、抗氧化剂或不适当的缓冲剂，且应包装于无菌容器内供一次性使用。需要注意的是，眼用制剂在启用后最多可使用 4 周，用不完的应妥善丢弃处理。

（2）如果需要使用不止一种的滴眼剂，各药之间至少需要间隔 5min。双眼点药时，要先滴健眼后滴患眼。若需合并使用滴眼剂和眼药膏，应先用滴眼剂后用眼药膏，两者间隔时间为 10 ~ 20min。

（3）水溶性、混悬性和油溶性眼药合用时，先用水溶性的（如左氧氟沙星滴眼液等），再用混悬性的（如氟米龙滴眼液等），最后用油性的（如金霉素眼膏等）。混悬性的滴眼液使用前应先摇匀。

（4）滴眼液瓶口不能接触任何物体，以免污染瓶内药物，第一滴药液可弃去不用。

（5）戴隐形眼镜的患者使用滴眼剂或眼药膏前须取下隐形眼镜。

（6）按贮藏要求保存，变色后不能继续使用。

（7）普通眼用制剂，在启用后最多可使用四周。小牛血清蛋白提取物眼用凝胶，开封后只能使用7天。单剂量包装的滴眼液，一般情况下每支开启一天后不可再用。

（8）糖皮质激素类滴眼液（如氟米龙滴眼液）无抗菌作用，如眼部存在感染时应合并使用抗微生物药。此类药物禁用于眼部真菌性感染，单纯疱疹病毒性角膜炎患者慎用，并定期复诊。

二、鼻用制剂

1.鼻用制剂的分类

鼻用制剂是指直接用于鼻腔，发挥局部或全身治疗作用的制剂。鼻用制剂可分为鼻用液体制剂（滴鼻剂、洗鼻剂、鼻用气雾剂、鼻用喷雾剂等）、鼻用半固体制剂（鼻用软膏剂、鼻用乳膏剂、鼻用凝胶剂等）、鼻用固体制剂（鼻用散剂、鼻用粉雾剂、鼻用棒剂等）。鼻用液体制剂也可以固态形式包装，配套专用溶剂，在临用前配成溶液或混悬液。

（1）滴鼻剂：指由原料药物与适宜辅料制成的澄清透明溶液、混悬液或乳状液，供滴入鼻腔用的鼻用液体制剂。

（2）洗鼻剂：指由原料药物制成符合生理pH范围的等渗水溶液。用于清洗鼻腔的鼻用液体制剂，用于伤口或手术前使用的洗鼻剂应无菌。

（3）鼻用气雾剂：指由原料药物和附加剂与适宜的抛射剂共同装封于耐压容器中，内容物经雾状喷出后经鼻吸入，沉积于鼻腔。

（4）鼻用喷雾剂：指由原料药物与适宜辅料制成的澄清透明溶液、混悬液或乳状液，供喷雾器雾化的鼻用液体制剂。

（5）鼻用软膏剂：指由原料药物与适宜基质均匀混合，制成溶液型或混悬型膏状的鼻用半固体制剂。

（6）鼻用乳膏剂：指由原料药物与适宜基质均匀混合，制成乳膏状的鼻用半固体制剂。

（7）鼻用凝胶剂：指由原料药物与适宜辅料制成凝胶状的鼻用半固体制剂。

（8）鼻用散剂：指由原料药物与适宜辅料制成的粉末，用合适的工具吹入鼻腔的鼻用固体制剂。

（9）鼻用粉雾剂：指由原料药物与适宜辅料制成的粉末，经适当的给药装置喷入鼻腔的鼻用固体制剂。

（10）鼻用棒剂：指由原料药物与适宜基质制成棒状或类棒，供插入鼻腔用的鼻用固体制剂。

2.使用鼻用制剂的注意事项

（1）《中国药典》（2015版）中规定，多剂量包装的鼻用制剂在启用后一般不得超过4周。建议标注鼻用制剂开启时间，以便了解药品有效期，并按说明书上贮藏条件保存药物。

（2）不要多人使用同一滴鼻剂和鼻喷雾剂，以免交叉感染。几种药物同时给药时，间隔不少于3min，以免疗效降低或出现不良反应。

（3）应在医师或药师指导下使用，规律用药，鼻内给药3日以上仍不起作用或效果渐差时应及时找专科医生治疗，以免耽误病情；不可擅自长期使用，否则易损伤黏膜和（或）导致药物性鼻炎。

（4）保证每日使用鼻腔喷雾次数及剂量正确，儿童必须在医师指导和成人的监督下使用，以确保其依处方量正确给药。

三、耳用制剂

耳用制剂是指原料药物与适宜辅料制成的直接用于耳部发挥局部治疗作用的制剂。

1.耳用制剂的分类

耳用制剂可分为耳用液体制剂（滴耳剂、洗耳剂、耳用喷雾剂等）、耳用半固体制剂（耳用软膏剂、耳用乳膏剂、耳用凝胶剂、耳塞等）、耳用固体制剂（耳用散剂、耳用丸剂等）。耳用液体制剂也可以固态形式包装，另备溶剂，在临用前配成溶液或混悬液。

（1）滴耳剂：指由原料药物与适宜辅料制成的水溶液，或使用甘油或其他适宜溶剂制成的澄清透明溶液、混悬液或乳状液，供滴入外耳道用的液体制剂。

（2）洗耳剂：指由原料药物与适宜辅料制成的澄清透明水溶液，用于清洁外耳道的液体制剂。通常洗耳剂是符合生理pH范围的水溶液，在用于清理伤口或手术前使用时应无菌。

（3）耳用喷雾剂：指由原料药物与适宜辅料制成的澄清透明溶液、混悬液或乳状液，借喷雾器雾化的耳用液体制剂。

（4）耳用软膏剂：指由原料药物与适宜基质均匀混合制成的溶液型或混悬型膏状耳用半固体制剂。

（5）耳用乳膏剂：指由原料药物与适宜基质均匀混合制成的乳膏状耳用半固体制剂。

（6）耳用凝胶剂：指由原料药物与适宜辅料制成凝胶状耳用半固体制剂。

（7）耳塞：指由原料药物与适宜基质制成，用于塞入外耳道的耳用半固体制剂。

（8）耳用散剂：指由原料药物与适宜辅料制成粉末状，供放入或吹入外耳道的耳用固体制剂。

（9）耳用丸剂：指原料药物与适宜辅料制成的球形或类球形，用于外耳道或中耳道的耳用固体制剂。

2. 患者在家正确使用耳用制剂的程序

（1）使用前的准备

1）仔细阅读药瓶上的说明书或者医生的医嘱单，确定每次滴耳液的使用量（每次滴几滴）和使用次数（每天滴几次）。

2）仔细检查药瓶的外包装和有效期，确定药瓶无破损且未过期的情况下，方可使用该药品。若药瓶破损、被污染了，或者过期了，均不可再使用。

（2）使用操作步骤

1）用肥皂和清水洗净双手，并用棉签轻轻清洁外耳。

2）将滴耳液握在手心里温暖几分钟，可使滴耳液滴入耳道时更舒适。

3）若为混悬液，应按说明书上要求，在使用前轻轻摇晃约10s，使药物混匀。

4）仔细检查药瓶滴管的尖部，避免有破损或有裂缝。

5）头部倾斜约45°或者侧卧，使患耳朝上。

6）对于成年人或三岁以上儿童，抓住耳朵上方轻轻拉向后上方（使弯曲的耳道变直）；对于小于三岁的婴幼儿，则抓住耳垂轻轻拉向后下方（婴幼儿的耳道短而直），然后按要求将药液滴入耳内。注意不要将滴管或药瓶口触及耳道内壁及边缘，以免污染瓶内药液。

7）给药后保持原姿势5min左右。若医师、药师交代或说明书上注明，则可在滴耳后使用药棉塞住耳道。

8）给药5～10min后换另一只耳朵，用法同上。

9）最后将药瓶（管）盖好，按说明书要求存放药瓶，洗手除去手上残留药液。

3. 不同耳用制剂的使用注意事项

（1）滴耳剂：常见为真溶液剂型。倘若混悬液型滴耳剂，须摇匀后使用。滴耳液从阴凉处或冰箱冷藏室内取出后，须将药水瓶握于手中或置温水中，使其温热至与体温接近，以减少刺激作用。若病情需要同时使用几种滴耳液，须间隔一定时间（5min）交叉滴耳。滴药液时不要让滴耳液瓶口（或滴管）接触到耳朵，尤其不要接触到病灶部位或渗出液体（脓液等），以免污染滴耳液。

滴耳液一经打开，就要在一定时间（4周）内用完。放置过久的滴耳剂会药效降低或变质，从而影响治疗效果或引发感染。抗生素滴耳液通常使用不宜超过7天，以免产生抗药性。不要随意使用他人的滴耳液，也不要将自己的滴耳液随意给他人使用，以免发生交叉感染，耽误病情或引起耳部新的感染。

（2）耳栓剂：先将耳内的分泌物擦拭干净，将栓剂一粒放入患耳的外耳道内。如患耳内无分泌物，可先将栓剂塞入耳道内，再将一个医用酒精棉球塞于栓剂尾部。

（3）洗耳剂：常用如过氧化氢洗耳液，使用时应先去除外耳道内的脓性分泌物，然后滴入洗耳剂使之充满外耳道，待药物停留10～15min后使用棉签轻轻旋转吸尽外耳道内的药液，并保持外耳道洁净。

（4）耳用滴丸：先用过氧化氢洗耳剂洗净耳内分泌物，再根据鼓膜穿孔大小，选用适宜规格的耳丸，置入中耳腔。每日或隔日换药一次。

（5）耳用散剂：用消毒棉签将耳道洗拭干净，以医用纸卷成细管或用细塑料管填入适量药粉，吹入耳道深部，每日4～6次。若药末在耳内长期（8～10天）不脱出，可用过氧化氢洗耳剂反复浸泡冲出。

四、灌肠剂

灌肠剂：指灌注于直肠以治疗、诊断或营养为目的的液体制剂，分为水性、油性溶液、乳状液和混悬液。其主要作用为清除粪便、降低肠压，使肠恢复正常功能，这类药剂使用后必须排出。

1.灌肠剂的分类

灌肠剂根据其应用目的可分为下列三类。

（1）泻下灌肠剂：常用的有生理盐水、5%软肥皂溶液、1%碳酸氢钠溶液等。一次用量为250～1000mL，施用时必须温热并缓缓灌入。甘油对肠黏膜有刺激性，故可用50%～60%甘油水溶液灌肠，用量为40～150mL。

（2）含药灌肠剂：含药灌肠剂是指在直肠起局部作用或吸收发挥全身作用的液体药剂。很多药物是为了避免在胃中被破坏或因对胃黏膜有刺激；或是为了避免药物的肝首过作用；也有的是因为患者处于不能口服给药状态时采用灌肠给药。此类灌肠剂需较长时间保留在肠中，故又称保留灌肠剂。可加入适量附加剂以增加其黏度。微型灌肠剂是一种直肠给药的新剂型，用量通常在5mL以下。一般制成溶液，或使用凝胶辅料制成凝胶状制剂。药物以分子或微小粒子状态分散，没有栓剂的熔融、释放于体液的过程，有利于药物的吸收。

（3）营养灌肠剂：营养灌肠剂是指患者不能经口摄取营养而应用的含有营

养成分的液体药剂。也属于保留灌肠剂。常用的有葡萄糖、鱼肝油及蛋白质等液体药剂。

2.灌肠剂使用注意事项

灌肠剂多用于昏迷患者、婴幼儿及其他不能服药和服药困难者。易产生首过效应的药物以及易受酶系破坏的药物通过直肠给药是一种很好的选择。另外，由于灌肠剂避免了对胃部的刺激，为提高治疗依从性，许多具有不良气味和味道的药物可以通过灌肠用药。

灌肠疗法在临床应用普遍，但其使用时存在一些不规范的做法，例如随意用片剂或胶囊粉碎后灌肠，容易产生药物溶解不完全或者溶解不了的问题，使得灌肠的疗效受到影响；药物溶解后还会有浓度合适性、刺激性等问题。此外，临床常将很多药物混合后灌肠，也容易导致配伍问题的出现。这些可能导致疗效受影响或者毒性问题，甚至对直肠黏膜产生损伤或引起出血。

五、冲洗剂

1.冲洗剂的分类

冲洗剂是指用于冲洗开放性伤口或腔体的无菌溶液，具有润滑、隔离、清创、抗菌、促进创面组织修复的作用。按照用药部位的不同，分为开放性伤口冲洗剂和腔道冲洗剂（如鼻腔冲洗剂、阴道冲洗剂等）。

2.冲洗剂使用注意事项

冲洗剂应无菌、无毒、无局部刺激性。冲洗剂可由原料药物、电解质或等渗调节剂溶解在注射用水中制成，也可以是注射用水，但在标签中应注明供冲洗用。通常冲洗剂应调节至等渗；在适宜条件下目测应澄清并严封储存；容器应符合注射剂容器的规定；开启后应立即使用，未用完的应弃去。腔道冲洗剂用前需要加热至体温。应当注意的是，许多用于冲洗的溶液、注射液都属于冲洗剂范畴。

第五节　热点问题问答

1.同一种药物为什么会有不同剂型？

不同剂型的给药方式、给药途径、治疗目的不同，因此同一种药物会有多种剂型。如硫酸镁分为注射剂和溶液剂，注射剂需注射给药，主要用于妊娠高血压、先兆流产等；溶液剂有导泻、利胆和消肿的作用，导泻和利胆均要口服给药，导泻1天1次，一次口服10～40mL，利胆1天3次，1次10mL，消肿时需外用，用纱布等医用织物将其敷到患处。

2. 同一种药物不同给药途径的疗效有没有差别？

一般来说，给药途径不同，药物吸收快慢不同，进而体现在疗效出现的快慢不同。药效出现时间从快到慢的顺序一般为：静脉推注、静脉滴注、肺部吸入给药、腹腔注射、舌下给药、肌内注射、鼻腔黏膜给药、皮下注射、口服给药、直肠给药、经皮给药。

3. 口服给药时，同一药物的不同剂型在疗效上有没有差别？

口服给药，不同剂型药效出现时间从快到慢的顺序一般为：溶液剂、混悬剂、散剂、滴丸、颗粒剂、胶囊剂、普通片剂、薄膜衣片剂、糖衣片剂、丸剂、缓控释胶囊、缓控释片剂等。

4. 不同给药途径和药物剂型的选用原则是什么？

要根据疾病的轻重缓急、病患部位选择适合的给药途径和药物剂型，如病情危急，优先选用静脉注射给药、吸入给药、舌下给药等起效迅速的给药途径，相应剂型为注射剂、吸入给药制剂、舌下片或滴丸等；如处于疾病缓解期或患者患有慢性病，则优先选用口服给药途径，并尽量选用服用次数少的缓控释剂型。

5. 混悬颗粒剂与干混悬剂有什么不同？

颗粒剂是指原料药物与适宜的辅料混合制成具有一定粒度的干燥颗粒状制剂。混悬颗粒是指难溶性原料药物与适宜辅料混合制成的颗粒剂，临用前加水或其他适宜的液体振摇即可分散成混悬液。口服混悬剂是指难溶性固体原料药物分散在液体介质中制成的供口服的混悬液体制剂，也包括干混悬剂或浓混悬液。《中国药典》目前收载的颗粒剂品种既有中药，也有化学药品；收载的干混悬剂品种均为化学药品。

6. 泡腾片的注意事项有哪些？

泡腾片与普通片剂不同，泡腾片是利用有机酸和碱式碳酸（氢）盐反应做泡腾崩解剂，置入水中，即刻发生泡腾反应，生成并释放二氧化碳气体。国内开发的泡腾片剂型有外用型和口服型两大类。

使用前，首先要注意区分外用和口服，千万不可误用。

其次，应注意，口服的泡腾片未完全溶解、气泡还没消失时不要立刻饮用，因为这时还有部分药物没有崩解，进入口腔会产生大量气体，如果通过食管进入胃肠会引起腹胀、腹痛、打嗝等；如果进入呼吸道则会引起呛咳，严重时会影响呼吸。泡腾片的正确用法是：先取半杯凉开水或温开水（100～150mL），将一次用量的药片投入其中，待气泡完全消失，即药物全部溶解后，摇匀后服下。

最后，要提醒大家，口服型泡腾片切不可直接吞服。因为含有泡腾崩解剂，若错误地口服泡腾片，泡腾片在口腔中崩解，口腔及气道中会产生大量二氧化碳，如通过食管进入胃肠，会引起腹胀、腹痛、打嗝等，如进入呼吸道会引起呛咳，严重时会影响呼吸，甚至可能导致缺氧窒息。泡腾片在口腔中崩解，在大量的药物溶解及酸碱性辅料等物质的强刺激下，气道可强烈地收缩和痉挛，诱发急性喉头水肿。

7. 合剂、口服液、口服溶液有何异同？

《中国药典》规定，合剂是指采用适宜的方法将饮片用水或其他溶剂提取制成的口服液体制剂（单剂量灌装者也可称"口服液"）。口服溶液剂是指原料药物溶解于适宜溶剂中制成的供口服的澄清液体制剂。合剂是一种中药制剂，口服液是单剂量灌装的合剂；而口服溶液是一种化学药品（西药）制剂。

8. 口服药物的服用时间有什么讲究？

口服药会因剂型不同而影响其生物利用度，胃排空的快慢和胃酸浓度等因素也可影响药物的吸收和利用。因此，应根据病情、用药的目的和药物吸收快慢决定服药时间，如空腹、饭前、饭后、睡前等。

（1）空腹服药（餐前 1h 或餐后 2h）：要求药物充分吸收，奏效快而无刺激性的药物可在空腹服用。因为空腹时胃和小肠内基本无食物，服药后不会受食物干扰而影响吸收，能使药物保持较高浓度，迅速发挥作用。

（2）饭前服药（餐前 30min 内）：健胃药、稀盐酸、胃蛋白酶等药物在饭前服用可促进胃液分泌，增强食欲。因无食物干扰，抗生素类药物在饭前服用可使药物在血液中的浓度提高。

（3）随餐服用：随餐服用是指在吃饭或者进食的同时，将药物一起服用的给药方式。部分降糖药物，如格列齐特缓释片、格列吡嗪控释片和格列美脲片，一般在第一次正餐时服用；二甲双胍也一般在餐时服用；阿卡波糖则一般在餐前整片吞服或与前几口食物同时嚼碎服用。部分心血管药物，如维拉帕米缓释片、曲美他嗪、非诺贝特、卡维地洛、噻氯匹定一般餐时服用，其中心力衰竭患者服用卡维地洛时必须选择随餐服用。非甾类抗炎药物如吡罗昔康、美洛昔康等，随餐服用可使止痛效果更加持久，并且可相对减少对胃黏膜的刺激。消化酶类药物，如酵母片、胰酶、淀粉酶等随餐服用，可发挥酶的助消化作用，并减少胃酸对药物的破坏。肝胆辅助用药熊去氧胆酸，也应在早晚进食时服用，以减少胆汁、胆固醇的分泌。另外，分子靶向抗癌药伊马替尼，抗结核药乙胺丁醇、对氨基水杨酸也多在进餐时服用，以减少对消化道的刺激。减肥药奥利司他在进餐时服用，可减少机体对脂肪的吸收。

（4）饭后服药（餐后 30min 内）：胃中的食物可减轻药物对胃黏膜的刺激。

凡是助消化的药物以及对胃黏膜有刺激性的药物均宜在饭后服用。如硫酸亚酸、阿司匹林等都对胃黏膜有刺激性，服用易恶心呕吐，故在饭后服用，可减轻其刺激性。

（5）睡前服药（睡前30min内）：催眠药如地西泮、甲喹酮等，能诱导入睡，应在睡前服。缓泻药如酚酞、液状石蜡油等也应在睡前服用，服药后于翌晨即可排便。部分抗过敏药物如氯苯那敏，有嗜睡不良反应，也宜在睡前服用。

（王东兴，石蕾）

第三章　正确理解药品说明书

第一节　概述

1. 药品说明书

药品说明书是说明药品情况，具有法律意义，随着药品流通的文本；是医师、药师、护师和患者治疗用药时的科学依据；还是药品生产、供应部门向医药卫生人员和人民群众宣传介绍药品特性，指导合理、安全用药和普及医药知识的必备资料。

2. 药品说明书的内容组成

我国于 2006 年 3 月 10 日经国家食品药品监督管理局局务会审议通过，自 2006 年 6 月 1 日起施行的《药品说明书和标签管理规定》中规定，药品说明书应包括如下内容：药品名称、结构式及分子式（制剂应当附主要成分）、作用与用途、用法与用量、不良反应、禁忌、药物相互作用、注意事项、包装（规格、含量）、有效期贮藏、生产企业、批准文号、注册商标等项内容。

（1）药品名称：药品有"通用名""商品名""化学名""英文名""汉语拼音"等。"通用名""化学名""英文名"是世界通用的药名，医师处方规定不用"商品名"，只用"通用名"或"英文名"。药品说明书中的标题药名右上角（或在上角）有一"R"标记，"R"是 Register（注册）的缩写，表示该产品已经国家相关部门核准，取得了此项专用的注册商标（Registered Trade Mark）。药品名称后面一般还有剂型描述。

（2）批准文号：药品批准文号是药品合法标志。《药品管理法》规定生产药品"须经国务院药品监督管理部门批准，并发给药品批准文号。"药品批准文号形式为："国药准（试）字 +1 位拼音字母 +8 位阿拉伯数字"。

1）"准"字代表国家批准正式生产的药品；"试"字代表国家批准试生产的药品。

2）字母共分 7 个，分别代表药品的不同类别：H. 化学药品；Z. 中药；S. 生物制品；B.保健药品；T.体外化学诊断试剂；F.药用辅料；J.进口分包装药品。

3）8位数字的第一位和第二位是药品批准文号的来源：10代表原卫生部批准的药品；19和20代表国家药品监督管理局批准的药品；11代表北京；12代表天津；13代表河北；14代表山西；15代表内蒙古；21代表辽宁；22代表吉林；23代表黑龙江；31代表上海；32代表江苏；33代表浙江；34代表安徽；35代表福建；36代表江西；37代表山东；41代表河南；42代表湖北；43代表湖南；44代表广东；45代表广西；46代表海南；50代表重庆；51代表四川；52代表贵州；53代表云南；54代表西藏；61代表陕西；62代表甘肃；63代表青海；64代表宁夏；65代表新疆。第三位和第四位数字是指批准该药的年号的后两位数字。第五、六、七、八位数是当年顺序号。

举例：某药批准文号是国药准字H19003451，它的含义是此药是化学药品（H），是国家药监局（19）于2000年（00）批准生产的，顺序号是3451。读懂药品批准文号的标识，我们就可以知道药品的相关情况，也帮助我们辨别药品的合法性及真伪。

（3）主要成分：说明药品是由什么构成的。对单一化学药品须列出化学名称、化学结构式、分子式、分子量，且与国家药品标准一致。复方制剂表述为"本品为复方制剂，其组分为：……"按一个单位（如每片、胶囊、包、安瓿、支、瓶等）列出所含的活性成分及其含量。复方制剂列出所含活性成分及其含量，制剂中如含有可能引起不良反应的辅料或成分，也需列出。中药的主要成分是指处方中所含的主要药味、有效部位或有效成分。中药复方制剂主要药味的排序要符合中医君、臣、佐、使的组方原则，要与功能主治相符。如布洛芬颗粒说明书中的"【主要成分】本品每包含布洛芬0.2g；辅料为糊精、蔗糖等"。

（4）性状：按颜色、外形（片剂、胶囊剂、颗粒、液体、栓剂、软膏等）、气、味依次规范描述，其内容主要是介绍药品外观、理化性质、组成成分、结构、特征等，便于从外观上鉴别药物质量。如布洛芬颗粒说明书中的"【性状】本品为白色颗粒，气芳香；味甜"。如果药物性状与说明书不相符，如白色片剂变黄、澄清液体变浑浊，说明药品已变质且不可使用。

（5）适应证/功能主治：适应证（也称"功能主治"），指的是该药品可用于哪些疾病的治疗或症状的改善，中药的"功能与主治"是根据中医药学理论注明药物的功能和能够治疗的病症。这些内容都是经国家药监部门审查批准的，不得随意更改或扩大，否则就是违规违法。如布洛芬颗粒说明书中的"【适应证/功能主治】用于缓解轻至中度疼痛如头痛、关节痛、偏头痛、牙痛、肌肉痛、神经痛、痛经。也用于普通感冒或流行性感冒引起的发热"。

（6）规格：药品规格是指单位剂型中主药的含量，每一片（支）或其他每一个单位制剂中含有主药的重量（或效价）、含量的百分比或装量，是临床合理使用药品剂量的重要依据。不同药品或同一种药品的规格可以相同或不同。对于单一成分的化学药品，规格通常是指含量，而复方制剂多指片重。如布洛芬颗粒说明书中的"【规格】0.2g×12包"。

（7）用法用量："用法"是根据该药的剂型与特性，注明口服、注射、饭前或饭后、外用及每日用药次数等；"用量"一般指体型正常的成人的用药剂量。包括每次用药剂量及每日最大用量。其中 1g（克）=1000mg（毫克），均采用国际法定计量单位。如布洛芬颗粒说明书中的"【用法用量】温开水冲服，4～8岁儿童，一次0.5包；8岁以上儿童及成人，一次1包；若持续疼痛或发热，可间隔4～6h重复用药1次，24h不超过4次"。这里的一包就是0.2g，即200mg。

（8）不良反应：药品说明书中的不良反应是指自药物研制、生产、上市以来，按照之前的用法用量使用药品，在临床试验观察和使用过程发现的所有与治疗无关的有害反应，用以提醒医务人员和患者用药注意。每个人服药以后不一定都会出现反应，或者即使发生反应，程度也不尽相同。例如，布洛芬颗粒说明书中的"【不良反应】① 少数患者可出现恶心、呕吐、胃烧灼感或轻度消化不良、胃肠道溃疡及出血、转氨酶升高、头痛、头晕、耳鸣、视物模糊、精神紧张、嗜睡、下肢水肿或体重骤增。② 罕见皮疹、过敏性肾炎、膀胱炎、肾病综合征、肾乳头坏死或肾功能衰竭、支气管痉挛"。

（9）禁忌/慎用：药品说明书中禁用是没有任何可选择的余地，属杜绝、禁止使用。此类不该使用的药物，一旦误用会出现严重不良反应或导致中毒。"忌用"是避免使用的意思；"慎用"是指用药时要小心谨慎。通常对特殊生理如儿童、老人、孕妇等患者，或特殊病理如心、肝、肾功能不好的患者，在使用药品时要注意观察，如出现不良反应立即停药或采取必要措施。如布洛芬颗粒说明书中的"【禁忌】① 对其他非甾体抗炎药过敏者禁用；② 孕妇及哺乳期妇女禁用；③ 对阿司匹林过敏的哮喘患者禁用"。

（10）注意事项：药品说明书中的注意事项，是告诉我们在用药期间可能会遇到什么样的问题、如何避免这些问题的发生、如果发生问题可以采取哪些措施解救等内容。比如，盐酸西替利嗪的注意事项中提到司机、操作机器或高空作业人员慎用，就是因为这个药可致困倦、嗜睡、头痛、眩晕等不良反应，因此特意进行提示。又如布洛芬颗粒说明书中的"【注意事项】① 本品为对症治疗药，不宜长期或大量使用，用于止痛不得超过5天，用于解热不得超过3

天，如症状不缓解，请咨询医师或药师。②不能同时服用其他含有解热镇痛药的药品（如某些复方抗感冒药）。③服用本品期间不得饮酒或含有酒精的饮料。④有下列情况患者慎用：60岁以上、支气管哮喘、肝肾功能不全、凝血机制或血小板功能障碍（如血友病）。⑤下列情况患者应在医师指导下使用：有消化性溃疡史、胃肠道出血、心功能不全、高血压。⑥如服用过量或出现严重不良反应，应立即就医。……"

（11）特殊人群用药：根据特殊人群的生理状况，药品说明书都会对儿童、老人、孕妇等患者用药需要注意的问题作出说明，一般包括【儿童用药】【老年患者用药】【孕妇及哺乳期妇女用药】等条目。有些药品由于临床试验数据不全，就会出现"尚不明确"字样。随着药品大量上市使用，不良反应监测报告汇集，根据具体情况，国家药品监管部门会不定期对药品说明书提出修改意见。

【孕妇及哺乳期妇女用药】着重说明该药品对妊娠过程的影响（如能否通过胎盘屏障而影响胎儿生长发育或致畸）以及对受乳儿童的影响（如能否通过乳腺分泌而影响受乳儿童的健康），并写明可否应用本品及用药注意。

【儿童用药】和【老年用药】主要说明药物对儿童和老人的影响，由于儿童处在生长发育阶段，老年人机体各种功能衰退，对药品在药理、剂量或药代动力学方面与成人的差异，须写明可否应用本品及用药注意。

还有些药品需注明对肝肾功能不全或心脑血管病患者用药注意事项。

（12）药物相互作用：药物相互作用是指两种或两种以上药物在体外所产生的物理学或化学的变化，以及在体内由这些变化造成的药理作用改变。近年来对于药物与食物、与烟酒和饮料、与临床检验试剂、与中草药成分之间的相互作用也列入了药物相互作用讨论的范畴。狭义地讲，药物相互作用是专指在体内药物之间所产生的药代动力学和药效学改变，从而使药物在体内的药理作用出现增强或减弱的现象。药物相互作用源于联合用药，在联合用药中可以出现有益的药物相互作用，也可以出现有害的药物相互作用。因此，药品说明书必须作出相关说明，提示用药者注意，以促进用药安全有效。如布洛芬颗粒说明书中的"【药物相互作用】①本品与其他解热、镇痛、抗炎药物同用时可增加胃肠道的不良反应，并可能导致溃疡。②本品与肝素、双香豆素等抗凝药同用时，可导致凝血酶原时间延长，增加出血倾向。③本品与地高辛、甲氨蝶呤、口服降血糖药物同用时，能使这些药物的血药浓度增高，不宜同用。④本品与呋塞米片同用时，后者的排钠和降压作用减弱；与抗高血压药同用时，也降低后者的降压效果。⑤如与其他药物同时使用可能会发生药物相互作用，详情请咨询医师或药师"。

（13）药代动力学：药代动力学是描述药品进入体内后，其体内药物浓度（或血药浓度）随时间的变化过程，一般用生物半衰期、表观分布容积、稳态血药浓度、平均稳态血药浓度、血药峰浓度及达峰时间、生物利用度、消除或吸收速度常数等参数表示。药代动力学参数对确定临床用药方案、预测药物的疗效和毒性以及合理用药有着重要意义，特别是可通过血药浓度监测，根据治疗所需有效血药浓度和个体患者的动力学参数，科学地设计最适剂量、给药周期等合理给药方案，使血药浓度保持在有效的治疗水平上，将不良反应最小化，实现给药方案个体化。

（14）药理毒理：说明书的这部分内容包括两个部分，一是药理作用，重点阐述药物与临床适应证相关已明确的药理作用，包括药物类别、药理活性、作用机制等；二是毒理研究，是指与临床应用有关、有助于判断药物临床安全性的非临床毒理研究结果，一般包括遗传毒性、生殖毒性、致癌性，必要时包括重复给药毒性、依赖性、安全药理及其他与给药途径相关的特殊毒性等信息。药物的药理毒理指标为保证临床用药安全有效提供理论依据。

（15）药物过量：一般化学药和治疗性的生物制剂说明书，应有【药物过量】条目，包括用药过量的剂量、毒性、临床表现和症状、处理或抢救措施等。

（16）其他：药品说明书除上述内容外，还有【贮藏】【包装】【有效期】【生产批号】【生产企业】等完整信息。

第二节　读懂药品说明书

药品说明书是合理用药的重要指南，患者用药前一定要认真阅读。因此，学习如何阅读药品说明书非常必要。正确阅读药品说明书，必须掌握下面几个关注点。

1.药品名称

在药品使用说明书中【药品名称】项下一般都列出了药品的通用名称、商品名称、英文名称和汉语拼音，在有关的药物手册上还列出了药品的别名，患者在用药前首先要明白这些药品名称的概念。

（1）通用名：即国际非专利名称，指在全世界都可通用的名称，如阿司匹林、青霉素等。我国药品通用名称是由国家药典委员会，按照《药品通用名称命名原则》组织制定，并报药品监管部门备案的药品的中文法定名称，是同一种成分或相同配方组成的药品在市场上的通用名称。一种药物只有一个通用名称，因此凡上市流通的药品的标签、说明书或包装上必须要用通用名称。

（2）商品名：是不同生产厂家的标记名称，同一药物制剂不同生产厂家会有不同商品名，但通用名只有一个。国家规定，药品说明书中商品名不得与通用名称同行书写，其字体和颜色不得比通用名称更突出和显著，其字体以单字面积计不得大于通用名称所用字体的1/2。

2. 药品成分

因为同一成分的药物，不同的生产厂家往往冠以不同的商品名，如果只注意商品名，则有可能造成同时服用不同厂家生产的同一种药物，导致过量。市场上很多抗感冒药，例如速效伤风胶囊、感康、快克、泰诺、百服宁等都含有对乙酰氨基酚的化学成分，如果同时使用会因药物过量，导致严重的胃肠反应和肝损害。

3. 看清规格

很多药品虽然成分相同，但根据临床需要会有不同规格的药品。例如同样是阿托伐他汀钙片，有10mg/片和20mg/片两种规格；硝苯地平片有10mg/片和5mg/片规格；阿奇霉素分散片有250mg/片和100mg/片规格。如果不看清规格，会造成药物过量，出现用药安全问题或会因为用量不足导致疗效不佳等问题。

4. 适应证和禁忌证

如遵照医师的处方或医嘱用药，不会有大的问题。如果患者自己选购药物，则必须注意药品的适应证和禁忌证，判断用药是否合适。例如，抗过敏药氯苯那敏禁止用于精密操作或驾驶人员；喹诺酮类药物禁用于儿童等。但是有时也有例外，随着临床经验的积累，发现有些药品会有新的适应证，而说明书上没有注明，这是因为此种治疗作用暂时没有得到管理部门的认可，故药品说明书存在"滞后"现象。例如，倍他乐克现在已用于心力衰竭的治疗，而说明书上明确地指出心力衰竭是禁忌证。因此，临床上有时会出现超说明书用药的现象。只要有相关治疗指南、临床实验、专家共识作为用药依据，且在知情的情况下，也是可以使用的。

5. 用法用量

"用法"是根据该药的剂型与特性，注明口服、注射、饭前或饭后、一天几次及是否外用等，药物的正确用法包括正确的用药途径和最佳使用方法。用药途径有内服、外用、肌内注射、皮下注射、静脉输液等。不同的药物有不同的用药途径，即使是同一种药物，有时也有不同的给药途径。另外还有用药间隔和每天用药频次，如"一日3次"是根据药品在人体内吸收、分布、代谢、排泄的过程确定的，将一日24h平均分为3段，每8h服药一次。一般可以将一日 3 次的时间安排在早上 8 点左右、下午 4 点左右和晚上 12 点左右，这样既可以将所服药量均匀分配，得到好的治疗效果，又能减少药品不良反应。每日服用 2 次是指早晚各一次（一般指早 8 时和晚 8 时）。"饭前服用"是指该药需要在餐前 1～2h 服用，以利于胃肠道吸收，更好地发挥药效。"饭后服用"是指饱腹（餐后半小时）时服药，对胃黏膜刺激较大的药物，如吲哚美辛、阿司匹林等，饭后服用可减轻对胃肠道的刺激作用，减少恶心、呕吐等消化道不良反应。还有对胃酸和胃酶不稳定的药物也应饭后服用。

任何一种药物都有"用量"范围，不可擅自加减。药物剂量太小，无法达到治疗所需的血药浓度，起不到治疗作用；而药物剂量过大，势必会增加不良反应，给患者带来不必要的痛苦和伤害。因此用药时，一定要仔细阅读药物的说明书，或者向医生认真咨询，严格按照医嘱用药，切忌自己盲目服用。还有的药品用量不同，临床适应证也不同。例如阿司匹林片，有的一片仅含 25mg 主要成分，用于心血管抗血小板凝聚，预防血栓；有的一片含 300mg，用于解热镇痛。

6. 特殊人群用药

老人、儿童、孕妇等特殊群体的用药禁忌，在说明书中都有单独提醒，例如一些成分哺乳期妇女不宜用，儿童和老人用量需要调整等。这些药物最好在医生或药师的指导下服用。此外，说明书中对于特殊人群用药标示为"尚不明确"的药品，不代表没有应该注意的问题，而是在药品上市前缺乏特殊人群用药试验资料。服用这类药物时更应当注意观察，一旦出现异常，应停药并及时就诊。

7. 不良反应

任何药品都存在"两面性"，许多药都可能出现不同程度的不良反应，但是总体来讲出现不良反应的概率不是很高。即使某种药品的不良反应发生率只有万分之一，为对患者负责，厂方也必须在说明书上标明。但是，不少患者对药品不良反应存在误解，以为只要用了这种药，说明书上标列的不良反应就一定会出现，因此不敢用药，结果延误了疾病的治疗。

8. 注意事项

说明书中的这一项应当仔细阅读，例如马来酸氯苯那敏片能缓解过敏，但说明书提示服后不宜开车；含伪麻黄碱的感冒药在说明书中提示高血压人群慎用；部分头孢类抗菌药的说明书提示服后不宜饮酒，否则可能引起严重后果。还有的表述是肝肾患者慎用、12 岁以下儿童禁用、孕妇慎用、禁食生冷辛辣之品、避免与其他药品联用等内容，一定要严格遵守，尽量避免或减轻用药带来的不良反应。

9.生产批号

生产批号是记录药品所有生产工艺的完成时间，用8位数字来表示，前四位代表生产年份，中间两位代表月，后两位代表日，如20180305即表示该药是2018年3月5日生产的。有的药品生产批号在8位数字后还加上"−1、2、3"等，表示生产当天不同生产批次。生产批号与药品有效期对应，如以上药品的有效期是3年，即该药品只能用到2021年3月4日，过期药品一定不能再用。

10.药品贮藏

只有严格按照贮藏中要求的保存条件保存，药品才能达到有效期中标注的期限。药品拆封后的实际保质期会缩短，如果发现与性状中描述不符的情况，如胶囊软化、破裂，药片变色、粘连，药水有絮状沉淀等，则说明药品不可使用。可以结合说明书中的性质判断药品储存期是否发生变化。

第三节　药品说明书相关问题解答

所有药品说明书在题头都会注明"请仔细阅读说明书"，但药品是特殊商品，专业性很强，大众在阅读药品说明书时，往往会有阅读障碍。现将比较普遍的问题解答如下。

1.药品与药物有区别吗？

药品管理法关于药品的定义：药品是指用于预防、治疗、诊断人的疾病，有目的地调节人的生理功能并规定有适应证或者功能主治、用法和用量的物质，包括中药材、中药饮片、中成药、化学原料药及其制剂、抗菌药、生化药品、放射性药品、血清、疫苗、血液制品和诊断药品等。

从上述定义可以看出，第一句话实际上讲的是药物，即具有药理作用的物质；第二句话讲的是药品，即能够用于临床治疗的产品，实际上须取得国家食品药品监督管理局的注册批准文号的才能生产和销售。

2.什么是药物剂型？

简单地说是将药物以不同配制工艺加工制成适合于疾病的诊断、治疗或预防需要的不同给药形式，即称为药物剂型，如片剂、软膏剂、注射剂等。

（1）药物剂型常见分类方法有如下几种。

1）按物态分类：固体（散剂、颗粒剂、丸剂、片剂、胶囊剂等）、半固体（软膏剂、乳膏剂、凝胶剂等）、液体（汤剂、酒剂、注射剂等）、气体（气雾剂、吸入剂等）。固体制剂制备时多须粉碎、混合；半固体制剂制备时多须熔化或研匀；液体制剂多须溶解、搅拌。这种分类方法在制备、贮藏和运输上较为有用，不能反映给药途径对剂型的要求。

2）按配制方法分类：按主要制备工艺特点归类。例如，用浸出方法制备的有汤剂、合剂、酊剂、酒剂、流浸膏剂与浸膏剂等。

3）按分散系统分类：根据分散相（药品）在分散媒（载体）中的分散特性分为真溶液（芳香水剂、溶液剂、甘油剂等）、胶体溶液（如胶浆剂、涂膜剂等）、乳浊液（乳剂）、混悬液（合剂、洗剂、混悬剂），便于用物理化学的方法说明各类剂型的特点，但不能反映给药途径与用药方法对剂型的要求。

4）按给药方法分类：分为经胃肠道（汤剂、合剂、颗粒剂、丸剂、片剂、胶囊剂等）、经直肠（栓剂、灌肠剂等）、注射（静脉、肌内、皮下、皮内及穴位注射剂等）、呼吸道（气雾剂、吸入剂等）、皮肤（洗剂、涂膜剂，软膏剂、透皮贴剂等）、黏膜给药（滴眼剂，口腔膜剂，舌下片剂、含漱剂等）等，可以反映给药途径与方法对剂型制备的工艺要求，但同一剂型有多种给药途径，出现在不同分类中。

（2）药品剂型分类的意义在于：同一药物的不同剂型其吸收速度、吸收途径及体内分布有所不同，从而影响药物起效时间、作用强度和维持时间等。皮下或肌内注射吸收较口服快，水溶液的吸收又比油溶液或混悬液快；口服给药时溶液剂型吸收最快，散剂次之，片剂和胶囊等须先崩解并溶出，故吸收稍慢。一般来说，吸收快的剂型其药物血浓度的峰值较高，但血药浓度下降亦较快，故维持治疗浓度时间较短。吸收太慢则血药浓度可能太低因而影响疗效。

（3）特殊药物剂型：为了达到不同目的，研究人员设计了多种特殊的药物剂型。例如，糖衣片（胶囊）可避免苦味；肠溶片或胶囊可减少药物对胃的刺激；缓释制剂可使药物缓慢释出，而控释制剂能使药物以近似恒速释放，不仅延长药效，且能减少血药浓度的波动。

有的药物剂型还可能有其他优点，例如微孔膜包衣控释片是以胃肠道不能溶蚀的多聚物和少量水溶性"微孔物质"（如十二烷基硫酸镁、蔗糖等）混合制成包衣、包裹水溶性药物片心制成。此类片剂在肠内因"微孔物质"被溶解而形成微孔，药物小分子可从微孔扩散而出，不仅可以延缓释出速度，延长作用时间，还能减少药物制剂中可能存在的大分子杂质的释出。

靶向药物是在药物上接上一个特殊的"定向载体"，引导药物向一定的靶组织定向分布，不仅可以增加靶组织内的药物浓度，提高疗效，而且因减少靶组织以外的药物分布从而减少不良反应。例如，将某种单克隆抗体连接到抗肿瘤药物上，把药物导向肿瘤部位分布，是提高抗肿瘤药物疗效的靶向给药途径之一。将药物包裹在双分子脂质膜中制成的脂质体制剂，与细胞膜的亲和力高，也能起到类似作用。

近年也开发出一些经皮肤给药剂型，可以起到全身性治疗作用。例如，将硝酸甘油制成贴膜剂，贴在前胸，药物经透皮缓慢吸收。这类制剂具有作用持久且药物不首先经过肝脏，而无首过效应的特点。

3. 药品的剂量单位有哪些？

药品的计量单位和计量方法均按《中国药典》规定的计量单位执行，与国际计量单位一致。常用如下剂量单位。

（1）重量单位：1公斤（kg）=1000g，在计算儿童剂量时，常以体重（千克、kg）多少计算。1g=1000mg，1mg=1000μg。mg、μg在维生素与矿物质类药物剂量中常用，如维生素 B_{12} 10μg、5μg；叶酸 5mg、400μg 等。

（2）体积单位：1L=1000mL，mL 也可用 CC 来表示；1mL=1000μL。

（3）国际单位（IU）：一部分抗生素、激素、维生素及抗毒素等生化制剂，由于其化学结构不太明确或成分不恒定，因此只能依靠生物试验鉴定的方法与标准品比较，从而来测定生物效价，以示其效能和作用的强弱。具有一定生物效能的最小效价单元就叫作"单位"（U），经由国际协商的标准单位叫作"国际单位"（IU），以此作为上述制剂的计量单位，如维生素 A、维生素 D 等。这些药物尚无纯品，如用重量单位表示，不能反映出内在有效成分的真实含量，故改用相对计量方法以特殊"单位"表示该药的效价。

随着制药技术的发展，有的药品已可用重量单位表示，如维生素 E 已改用"mg"表示，1IU 的维生素 E=0.668mg（维生素 E）；1mg 的维生素 E=1.5IU（维生素 E）；1mg 维生素 E 相当于 α- 生育醇 1.49 单位。

4. 药品不良反应与药物副作用是一回事吗？

两者还是有区别的。

药物的概念比药品广，它的副作用也叫不良反应，是指药物按正常剂量服用时所出现的与用药目的无关的其他作用。这些作用本来也是其药理作用的一部分，例如阿托品具有解除胃肠道肌肉组织痉挛作用，同时也具有扩大瞳孔、抑制腺体分泌（口渴）的作用。当患者服用阿托品治疗胃肠道疼痛时，容易产生视物不清的副作用。但是临床往往利用阿托品这种扩瞳的作用用于近视眼的检查；手术前使用阿托品减少腺体分泌以利于手术等。也就是说药物的副作用不一定都是有害的。药物的副作用是相对于临床选用药物时与期望药效不同的一些药理效应，因此这些药理效应可能由于治疗目的不同，而互为副作用。它是药物的固有属性，用或者不用，药物副作用都是存在的。

药品不良反应包括药品的副作用（不良反应），还包括药品的毒性作用（毒性反应）等；有些药品副作用属于药品不良反应，有些又不是。药品不良反应的判断标准是对人体、生理是否有不良后果（譬如产生病理、生理上的损害——呕吐、血药升高、过敏等）。药品不良反应除了药品本身的药理特性外，还与患者个体差异、用药方法、药物之间相互作用有关。药品不良反应是在药品使用时出现的。

5.药品不良反应多，就说明这个药品不好吗？

对于药品不良反应要有正确认识。中国俗话说："是药三分毒"，也就是说药品存在不良反应是药品的固有属性。药品从试验研究到上市销售，都必须关注其不良反应，药品说明书中不良反应内容多，说明这个药试验研究充分，且上市使用时间长。如果有的药品说明书在"不良反应"一栏的内容标注为"少见"或"未见"，则说明这个药试验研究不充分或上市时间短，选用时更需要谨慎。正因为药品不良反应是用药治疗时不可回避的事实，国家才建立了药品不良反应监测报告制度——收集、监测、研究和评价来自医疗保健机构、个人和患者关于药品的不良反应信息，并及时予以通报。这样做的好处有4个方面：① 有利于提高医务人员和公众对药品不良反应的正确认识，避免其重复发生，促进合理用药。② 可以警告被通报药品的生产企业，加强对其生产药品的追踪监测，改进工艺，提高质量，完善《药品说明书》。③ 为药品监管、卫生行政部门的监督管理、淘汰药品提供依据。④ 减少药害事故发生，提高用药安全性。

患者既不要因害怕不良反应而拒绝用药治疗，也不要忽视药品不良反应。正确认识药品不良反应，科学地避免药品不良反应的发生才是关键。

（1）药品不良反应与其治疗作用相比是微不足道的。比如抗癌药物尽管有脱发、血液学变化、免疫力降低等诸多不良反应，但它可以有效杀死癌细胞，有利于提高癌症患者的生存质量和延长其生命。

（2）药品不良反应因人而异，尽管一些药品说明书或药品不良反应信息通报中罗列了许多不良反应，但是这些不良反应的发生率都会小于1%（这是新药上市的门槛）。在你生病需要治疗时，首先还是要考虑影响健康的主要矛盾——疾病，该治疗还得治疗，该用药还得用药。

（3）大多数药品不良反应都是一过性的，可逆的。因为药物进入体内的主要代谢途径为肝和肾，因此肝肾受到威胁的可能性最大，但人体的肝肾具有自我调节能力，特别是肝细胞的再生能力很强，受损的肝细胞可以在短期内得到替换，因此短期内使用对肝肾有一定影响的药品造成的损害一般都是可逆的，在停药后即可恢复。

（4）合理配伍用药能减轻药品不良反应。某些药物单独使用不良反应大，可以用另外一种药物来消除其不良反应，如抗结核药异烟肼长期大量服用可引起末梢神经炎，同时服用维生素 B_6 则可以防止发生这种不良反应。

用药后一旦出现了药品不良反应要权衡利弊，区别对待，如果药品不良反应轻微、可耐受，而疾病治疗很重要，可继续用药；如果药品不良反应很严重或虽不严重但无法耐受，这时无论其治疗作用是否重要，都要立即停药，并尽快就诊，请大夫更改治疗方案。记住，一旦发生严重的药品不良反应，即使无法肯定该反应是否由所用的药品引起的，也要立即停药，尽快就医，请医生判断药品不良反应，并调整治疗方案，千万不可冒险用药。在特殊情况下，有些救命药即使不良反应很严重，也必须在医生的监督下使用。

另外，药品说明书中的注意事项中所列的禁忌证和不良反应并没有包括所有的情况，如果患者用药后出现了不良反应，不要简单地对照说明书，而应该请医生或药师帮助分析、诊断，并及时上报有关部门。

6.药品不良反应的发生率是如何界定的？

世界卫生组织按照在一定范围内（发生不良反应人次数／用药总人次数）药品不良反应发生的概率，将药品不良反应分为五类。

（1）十分常见，发生率 $\geq$ 1/10；

（2）常见，1/100 $\leq$ 发生率 < 1/10；

（3）偶见，1/1000 $\leq$ 发生率 < 1/100；

（4）罕见，1/10000 $\leq$ 发生率 < 1/1000；

（5）十分罕见，发生率 < 1/10000。

上面是从统计学角度出发的分类，世界卫生组织还有药品不良反应性质上的分类，分为 A 型、B 型和 C 型。

A 型药品不良反应（量变型异常），又称剂量相关的不良反应，由药品本身的药理作用增强或延伸所致，常和剂量或合并用药有关。其特点是容易预测，停药或减量后症状减轻或消失，发生率高、死亡率低。如阿托品引起的口干、苯二氮类药物引起的嗜睡等。

B 型药品不良反应（质变型异常），又称剂量不相关的不良反应，是一种和正常药理作用无关，与患者的特异体质有关的异常反应。其特点是常规药理学筛选难以发现，通常很难预测，发生率低、死亡率高。临床表现包括药物变态反应和特异质反应等，最典型的如青霉素引起的过敏性休克。

C 型药品不良反应（迟现性异常），又称迟现性不良反应。近年来，国外有些专家把一些潜伏期长、用药与反应出现时间关系尚不清楚的药品不良反应，或者药品能提高常见病发病率的反应列为 C 型药品不良反应。其特点是发病率高，用药史复杂，难以预测。

7.药品说明书中的"禁用""慎用""忌用"如何区别？

为了患者用药安全，绝大多数的药品说明书上都印有"禁用""慎用""忌用"的用药注意事项。这三个词语虽只有一字之差，但轻重程度却大不相同。

（1）禁用：这是对用药的最严厉警告，也就是禁止使用。因为患者一旦服用了禁用药品，轻则会出现严重的不良反应，重则可能危及生命。例如，青霉素过敏的患者绝对禁止使用青霉素类药物，因为可发生过敏性休克导致死亡；青光眼患者绝对不能用阿托品；孕妇和18岁以下的儿童禁用喹诺酮类抗菌药；10岁以下儿童患流感或水痘后禁止使用阿司匹林，因为阿司匹林容易引发脑病合并内脏脂肪变性综合征；胃溃疡患者禁用阿司匹林，否则易造成胃出血甚至胃穿孔；吗啡有抑制呼吸中枢的作用，故支气管哮喘及肺源性心脏病患者禁用；又如中药巴豆、牵牛、麝香、水蛭等药，孕妇绝对禁用。

（2）慎用：慎用是提醒服药的人服用本药时要小心谨慎。就是在服用之后，要注意观察有无不良反应出现，如有就必须立即停止服用；如没有就可继续使用。另外，同时提醒医生应用某种药物，对患者的某种病情或个体情况可能有一定的影响，必须在开药时认真权衡其利弊，在利大于弊的情况下，谨慎而又细致地观察用药后的不良反应，如有不良反应，就立即停止使用，在没有出现不良反应的情况下才可以继续应用。例如，老年人常服阿司匹林等抗凝药时会引起消化道出血，所以老年人在预防性服用此类药物时须谨慎。女性经期也要慎用一些抗凝药或抑制血小板功能的药物，如华法林、肝素、阿司匹林等，如果此时服抗凝药就可能导致经血量过多、经期延长甚至月经周期紊乱。异烟肼可引起肝炎过敏反应，还可引起肝细胞损害，因此患有肝脏病的患者应慎用，并定期复查肝功能；同时也指如果伴有其他疾病的患者，在服用该类药物时必须谨慎。利康尼片是一种新型止喘药，对支气管哮喘、慢性支气管炎及肺气肿有较好疗效，但如果同时伴有甲亢或糖尿病，就必须慎用，要在控制甲亢或降低血糖后方可使用。但慎用不等于不能使用，一般来说，遇到必须使用慎用药品的情况，应在医生的指导下应用。所以，"慎用"是告诉你要留神，不是说不能使用。

（3）忌用：忌用介于禁用与慎用之间。标明"忌用"的药，说明其不良反应比较明确，发生不良反应的可能性很大，故用"忌用"一词以示警告。例如，怀孕前3个月内的妇女服用了孕妇忌用的药物，如雌激素、孕激素、糖皮质激素、抗癫痫药、抗肿瘤药等，就有可能致胎儿畸形。风寒感冒者忌用双黄连口服液、夏桑菊颗粒等。磺胺类药物对肾脏有损害作用，肾功能不良者忌用。异烟肼（抗结核药）对肝细胞有损伤作用，肝功能不良者应当忌用。利福平为抗结核病药物，临床效果好，为抗结核病的二线药物，但如同时患癫痫或有精神病史者，就要在用药中密切观察；在用药过程中还要定期检查肝功能，如若转氨酶持续增高，就要停药。心脏病患者在服用洋地黄时，如因血压增高需服降压药，则不可选择利血平，因利血平忌与洋地黄并用，有引起心动过缓，甚至心搏骤停的危险。当病情需要不得不使用某些忌用药物时，应当寻找药理作用类似，但不良反应较小的其他药品代替；若非用不可，则须同时应用能对抗或减弱其不良反应的药品，将不安全因素减到最小。家庭用药时，凡忌用药品最好不用。

8.妊娠期药物安全性是如何分级的？

目前，我国的妊娠期药物安全分级是借助美国食品药品管理局（FDA）的相关分级，具体见表3-1。

表 3-1　美国食品药品管理局妊娠期药物安全分级

分级	定义及使用提示	代表药物
A 级	在有对照组的早期妊娠妇女中未显示对胎儿有危险，可能对胎儿的伤害极小【可用】	（1）维生素：各种水溶性维生素、正常剂量的脂溶性维生素 A、维生素 D （2）其他：枸橼酸钾、氯化钾等
B 级	在动物生殖试验中并未显示对胎儿的危险，但无孕妇的对照组，或对动物生殖试验显示有不良反应（较不育为轻），但在早孕妇女的对照组中并不能肯定其不良反应【可适当使用】	（1）抗菌药物：青霉素、阿莫西林、阿昔洛韦、氨苄西林舒巴坦、哌拉西林三唑巴坦、苄星青霉素、多黏菌素 B、头孢呋辛、头孢克洛、头孢拉定、头孢哌酮钠舒巴坦钠、头孢曲松钠、红霉素、克林霉素、美洛西林、美罗培南等 （2）降糖药：阿卡波糖、二甲双胍、门冬胰岛素 （3）解热镇痛药：对乙酰氨基酚 （4）消化系统用药：法莫替丁、雷尼替丁、泮托拉唑等
C 级	在动物研究中证实对胎儿有不良反应（致畸或使胚胎致死或其他），但在孕妇中无对照组或在孕妇和动物研究中无可以利用的资料，药物仅在权衡对胎儿的利大于弊时给予【慎用，利大于弊时方用】	（1）抗菌药物：阿米卡星、氯霉素、咪康唑、万古霉素、去甲万古霉素、氧氟沙星、环丙沙星、莫西沙星、利奈唑胺 （2）抗病毒药：更昔洛韦、奥司他韦等 （3）降糖药：格列吡嗪、罗格列酮、吡格列酮、瑞格列奈等 （4）消化系统用药：奥美拉唑、多潘立酮等 （5）降压药：氨氯地平、比索洛尔、美托洛尔

续表

分级	定义及使用提示	代表药物
D级	有致人类胎儿危险的肯定的证据，仅在对孕妇肯定有利时，方可应用（如生命垂危或疾病严重而无法应用较安全的药物或药物无效）【不得已时方用】	（1）抗菌药：伏立康唑、妥布霉素、链霉素 （2）治疗甲亢药物：甲巯咪唑 （3）降压药：缬沙坦氨氯地平片、卡马西平 （4）降压药孕晚期使用时：卡托普利、依那普利、比索洛尔、美托洛尔
X级	动物或人的研究中已证实可使胎儿异常，或基于人类的经验知其对胎儿有危险，对孕妇或孕妇和胎儿两者均有害，而且该药物对孕妇的应用危险明显大于其益处【禁用】	（1）他汀类降脂药：辛伐他汀、洛伐他汀、阿托伐他汀、氟伐他汀、瑞舒伐他汀 （2）抗病毒药：利巴韦林 （3）激素类药物：米非司酮、炔诺酮、缩宫素、非那雄胺、戈舍瑞林 （4）其他：沙利度胺、华法林、甲氨蝶呤、米索前列醇、前列腺素E1、碘甘油等

9. 哺乳期用药安全应该注意哪些问题？

哺乳期妇女服药后，药物会通过乳汁进入宝宝体内，对宝宝的身体造成损害，所以用药须特别谨慎，应在医生或药师的指导下合理用药。生病需要用药时，应向医生说明自己正在哺乳期，切记不可自己随意乱服药。具体应该注意以下几点。

（1）不应随意中断哺乳。除了少数药物在哺乳期禁用外，大多数药物在乳汁中的排泄量不超过哺乳期妇女用药的1%～2%，这个剂量不会损害宝宝的身体。对于服用安全的药，不应该中断哺乳。

（2）服药后调整哺乳时间。为了减少宝宝吸收药量，哺乳期妇女可在哺乳后马上服药，并尽可能推迟下次哺乳时间，至少要隔4h，使乳汁中的药物浓度达到最低。如果治疗必须服药且药物可能经过乳汁，对宝宝健康不利，应暂时停止哺乳，待停药后间隔5～6个药物半衰期，恢复哺乳。药物半衰期在药品说明书药代动力学条目下有说明。

（3）不宜服用避孕药。避孕药中含有的睾酮、黄体酮等进入哺乳期妇女体内，会抑制泌乳素生成，使乳汁分泌量下降。另外，避孕药中的有效成分会随着乳汁进入宝宝体内，使男婴乳房变大及女婴阴道上皮增生。因此，哺乳的妇女不宜采用药物避孕的方法。

（4）不可滥用中药。尤其是那些在说明书中有"药品不良反应不详""哺乳期用药安全不详"等字样的中成药不可随意服用。另外，一些中药会进入乳汁中，使乳汁变黄，或有"回奶"作用，如大黄、炒麦芽、逍遥散、薄荷等。

哺乳期用药安全事项，具体见表3-2。

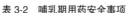

表 3-2　哺乳期用药安全事项

项目	内容
药物在乳汁中的分布特点	（1）脂溶性高的药物易分布到乳汁中，如地西泮脂溶性较强，可分布到乳汁中，哺乳期妇女应避免使用
	（2）碱性药物如红霉素易于分布到乳汁中，而酸性药物如青霉素 G、磺胺类则不易进入乳汁中（乳汁偏酸性）
	（3）蛋白结合率高的药物不易分布到乳汁中，如华法林
哺乳期用药对策	（1）权衡利弊：弊大于利应停药；可用可不用的药物尽量不用
	（2）选用适当药物：如哺乳期妇女患泌尿道感染时，不宜选用磺胺药，而应用氨苄西林代替
	（3）关注婴儿乳汁摄取的药量：应在哺乳后用药，并尽可能推迟下次哺乳时间
	（4）加强用药指导：停止用药后恢复哺乳的时间应在 5～6 个半衰期后
常用药物对乳儿的影响	（1）抗菌药物
	1）青霉素类：对乳儿安全
	2）头孢菌素类：较安全，在乳汁中含量甚微，但第四代头孢菌素类如头孢匹罗、头孢吡肟例外
	3）碳青霉烯类：如亚胺培南、西司他丁等，未见对乳儿有毒性的报道
	4）大环内酯类：100% 分布至乳汁
	5）氨基糖苷类：可能具有潜在危害，不宜应用
	6）喹诺酮类：对乳儿骨关节有潜在危害，不宜应用
	7）磺胺类：在乳汁中的浓度与血浆一致，可促使发生核黄疸
	8）氯霉素：有明显骨髓抑制作用，可引起灰婴综合征，哺乳期禁用
	（2）激素类药物：口服避孕药可分泌至乳汁，使乳儿出现易激惹、尖叫、惊厥等神经系统症状，男婴则出现乳房增大
	（3）抗甲状腺药：哺乳期妇女禁用同位素 ^{131}I 和 ^{125}I 治疗
	（4）抗高血压药：含巯基的血管紧张素转化酶抑制剂（卡托普利）可分布至乳汁中，对乳儿骨髓有抑制作用，避免使用；依那普利对乳儿肾脏有影响，避免应用
	（5）降糖类药：格列喹酮等能分泌至乳汁中，引起新生儿黄疸，不宜应用；胰岛素对乳儿安全无害
	（6）抗肿瘤药：禁止哺乳（抗 DNA 活性，抑制新生儿造血功能）
哺乳期妇女禁用的药物	（1）部分抗感染药物：链霉素、氯霉素、林可霉素、四环素类（米诺环素、多西环素）、氟喹诺酮类、磺胺类（磺胺嘧啶、柳氮磺吡啶、磺胺甲硝唑、磺胺异㗁唑）、抗真菌药（特比萘芬、伊曲康唑、两性霉素 B）、抗病毒药（利巴韦林、膦甲酸钠）、其他（阿苯达唑、替硝唑、乙胺嘧啶）
	（2）大部分神经系统用药：左旋多巴、金刚烷胺、卡马西平、苯巴比妥、唑吡坦等
	（3）循环系统用药：地尔硫䓬、比索洛尔、丁咯地尔、氟桂利嗪、阿托伐他汀、洛伐他汀、普伐他汀、辛伐他汀、非诺贝特、阿昔莫司、培哚普利、福辛普利、西拉普利、比索洛尔、卡维地洛、厄贝沙坦、特拉唑嗪、乌拉地尔等
	（4）呼吸系统用药：厄多司坦、喷托维林、氯哌斯汀、右美沙芬、倍氯美松等
	（5）消化系统用药：泮托拉唑、埃索美拉唑、雷贝拉唑、胶体酒石酸铋、米索前列醇、罗沙前列醇、恩前列素、甘珀酸钠、生长抑素、复方铝酸铋、匹维溴铵、托烷司琼、西沙必利、依托必利等

续表

项目	内容
哺乳期妇女禁用的药物	（6）泌尿系统用药：环噻嗪、苄噻嗪、泊利噻嗪、贝美噻嗪、乙酰唑胺、醋甲唑胺、黄酮哌酯等
	（7）血液及造血系统用药：东菱精纯蝮蛇抗栓酶、去纤酶、非格司亭、西洛他唑、吲哚布芬、伊洛前列素、氯贝丁酯等
	（8）激素有关药物：各种雌激素、二甲双胍、瑞格列奈、降钙素、卡比马唑、碘化钾等
	（9）抗变态反应药物及免疫调节药：环孢素、他克莫司、硫唑嘌呤、咪唑立宾、抗人淋巴细胞免疫球蛋白、干扰素等
	（10）绝大部分抗肿瘤药
	（11）生物制品：绝大部分活菌疫苗
	（12）生化制品：降纤酶
	（13）维生素、营养及调节水、电解质和酸碱平衡药：阿仑膦酸钠、伊班膦酸

10. "或遵医嘱"是什么意思？

一方面，或遵医嘱是因为说明书上的剂量是常用剂量，但由于患者病情、体质及对药物的敏感程度不同，用量也就不同，医生可根据具体情况具体处理，如头孢他啶、万古霉素等对于肾功能不全或老年患者需要减小用药剂量。

另一方面，是因为药物作用的性质与剂量有关，剂量不同，作用也就不同，如孕妇服用叶酸制剂时，无高危因素的妇女建议从可能怀孕或孕前至少3个月开始，每日增补0.4mg叶酸，直至妊娠满3个月；患糖尿病、肥胖或癫痫的妇女，或正在服用增加胎儿神经血管缺陷风险药物的妇女，正在服用卡马西平、丙戊酸、苯妥英钠、扑米酮、苯巴比妥、二甲双胍、甲氨蝶呤、柳氮磺胺吡啶、甲氧苄啶、氨苯蝶啶、考来烯胺等药物的妇女，建议从可能怀孕或孕前至少3个月开始，每日增补0.8 ~ 1.0mg叶酸，直至妊娠满3个月。

11. 什么是超说明书用药？

这是因为临床医学是一门实践科学，在实践的过程中医务人员积累了大量的知识和经验。这些知识和经验有些是从常规的书籍学习中累积，有些则是在临床实践中发展升华而来。作为在一定时期内具有知识集合作用的医学实验文献，或随着诊疗指导规范在不断更新的过程中，其中不可避免存在药品说明书滞后于临床实际应用的问题。于是就出现了超说明书用药，也可称为"药品说明书外用法"或"药品未注册用法"，是指药品使用的适应证、剂量、疗程、途径或人群等未在药品监督管理部门批准的药品说明书记载范围内的用法。临床药物治疗中，超说明书用药现象普遍存在。

（1）特殊生理人群用药：儿童、产妇、老人等特殊人群，很多药品说明书可能缺乏相应的临床用药试验资料，所以在用法用量上没有明确的规定，医师可以根据相关临床诊疗指南或文献，调整药品用法用量或发现新的适应证。如近年来，发现阿司匹林有促进子宫内膜血液循环的作用，临床可用于治疗不孕症。

（2）特殊病理人群用药：一些有心衰、肾衰、肝功能不全等情况的患者体内代谢机制已经不是普通状态，不适合药品说明书常规用药，这时候需要酌情调整。

（3）特殊药物：有些药物需要根据患者的一般情况（身高、体重、体表面积）来调整，最常见的就是化疗药品／抗菌药。此时一般会有相应的计算公式（严格基于文献和方法论），如强心苷药地高辛，由于肾功能不全者对本药耐受性低，在常用剂量及血药浓度时就可有中毒反应。一般成人负荷剂量为 0.5 ~ 1.25mg，但是对于肌酐清除率低于每分钟 20mL 的患者，推荐使用负荷剂量为 0.625mg。

（4）超适应证用药：超适应证用药的情况在临床上普遍存在，当某些药物"超适应证"使用确实可以治疗某类疾病时，医师会选择"超适应证"用药，但前提是要有相关临床指南或文献报道作为依据，且需要得到患者的同意。如抗癌药丝裂霉素被用于治疗白血病；抗菌药甲氧苄氨嘧啶用于治疗艾滋病；避孕药雷洛昔芬被用于预防女性骨质疏松等。

12. 如何理解药品的有效期？

药品"有效期"是指在规定的储存条件下，能保持药品质量的期限。药品的有效期应根据药品的稳定性不同，通过稳定性实验研究和留样观察，合理制订。药品有效期是从药品的生产日期（以生产批号为准）算起，药品标签应列出有效期的终止日期。药品标签中的有效期一般按照年、月、日的顺序标注，年份用四位数字表示，月、日用两位数表示，如有效期至 2020 年 5 月，是指有效期到 2020 年 5 月 31 日为止，6 月 1 日就不可再用了；也有的药厂生产的药品有效期标示为年月日，如有效期至 2020 年 10 月 21 日，则表示 2020 年 10 月 22 日药品就不可再用了。如果药品包装上没有标明具体日期，有效期的下限应该指当月的最后一天，如有效期至 4 月是指至 4 月 30 日，当月仍可使用。

但是，经常在网上看到一些疑问：按照《药品说明书和标签管理规定》（2006年国家食品药品监督管理局令第 24 号）第 23 条——"有效期若标注到日，应当为起算日期对应年月日的前一天，若标注到月，应当为起算月份对应年月的前一月。"这种计算方式与上面的解释有差异，从字面上理解这种质疑似乎有根据。但是，只要认真学习文件，不难理解，"有效期若标注到日，应当为起算日期对应年月日的前一天（药品是 2020 年 10 月 22 日到期，药品标签标注效期是 2020 年 10 月 21 日）。有效期标注到月，应当为起算月份对应年月的前一月（药品是 2020 年 6 月到期，药品标签标注效期是 2020 年 5 月）。"也就是说，不能将药品生产企业对药品效期标准化规定理解为药品使用效期。

另外，药品的有效期是有条件限制的，这里指的条件就是药品的标签及说明书中所指明的储存条件。每种药品的有效期是指在特定的储存条件下能保存的时间，如果保管不当，一旦储存条件发生了改变，药品的有效期也就发生了变化。例如规定在冰箱中保存的药品若在常温下保存了，即使在有效期内，也可能引起药品变质失效。

需注意的是，一旦药品拆开了盒子或打开了瓶盖开始使用时，这类药品就应及时使用，不再适于长期保存了，因为这时的条件已不再符合制订有效期时的条件。滴眼液一旦开启之后，最好在一个月内用完。

13. 关于药品储存问题

药品储存受温度、湿度、光线、空气、储存时间以及微生物等因素的影响。正确的储存条件和方法是确保药品质量、用药安全有效的保证。

（1）药品储存条件术语解释。

药品存储温湿度：常温 10 ~ 30℃；冷藏 2 ~ 10℃；阴凉处、不超过 20℃，凉暗处是避光且温度不超过 20℃。药品存储湿度一般应控制在 35% ~ 75%。

密闭与密封：密闭是将药品容器密闭，防止尘土和异物进入；密封是将药品容器密封，防止药品风化、吸潮或挥发。

避光与遮光：避光是指药品避免阳光直射；遮光是指药品存放在不透明容器内。

（2）冷藏：这些药品在常温或高温下极易变质失效，应放入冰箱内冷藏保存，一般在包装和药品说明书上注明贮藏温度。常用需冷藏药物包括：① 注射剂：重组人胰岛素及所有的胰岛素制剂；② 口服药：双歧杆菌、三联活菌胶囊、脾氨肽口服冻干粉、中药阿胶、当归片、人参等；③ 外用药：鲑鱼降钙素喷鼻剂、盐酸丙美卡因滴眼液、受热易变形的放于肛门的栓剂、阴道栓剂等。药品冷藏需要注意以下几个问题：

1）不是所有的药品都适合放在冰箱中储存，一般药品不建议放冰箱，因为冰箱潮湿的环境对一般药品的性状会有影响。例如已开封的水剂放入冰箱保存，导致液体药剂在温度过低的环境下降低了有效成分的溶解度析出结晶，降低药效。

2）冷藏不是冷冻。有些生物制剂如特混胰岛素等含有"生物""活性因子"等字样的药品，不能置于冷冻层，因为在药品冻融过程中，会造成药品效价的降低，影响药品疗效。

3）有些药品开封前后要求不同。如胰岛素制剂优泌林和诺和灵等，在使用前要求 2 ~ 8℃条件下冰箱冷藏，一旦开封使用，只需 25℃以下保存，可存放约 4 周。类似的还有鲑鱼降钙素喷鼻剂，开始使用后也不需要冷藏，可室温放置约 4 周。

（3）密闭或密封：一般药品都需要密闭保存，以防止储存过程中受空气、湿度、微生物影响。

1）易吸潮变质药品：有些药品在潮湿的环境中会吸收空气中的水分，吸水后的药品可出现溶化、发霉，发酵、粘连等现象，不能再用。如阿司匹林、胰酶、酵母片、复方甘草片、阿卡波糖（拜唐苹）、维生素 B_1、一些含糖多的糖衣片、小柴胡冲剂、枸杞子、党参、中药丸剂以及各种胶囊剂等。因此，这类药品最好保存在阴凉干燥的地方，包装密封。

2）易风化药品：有些药品暴露于空气中极易风化（与空气接触失水），如硫酸镁、磷酸可待因片、硫酸阿托品等，需密封保存。

3）易挥发药品：有些药品容易挥发而失效，如薄荷片、乙醇、樟脑及各种酒精制剂等。要注意严密加盖保存，用后立即封好。

4）易在空气中氧化而变质药品：空气中的氧气、二氧化碳会使药品变质，如鱼肝油滴剂在空气中可被氧化成红色，维生素 C 片氧化变成黄色，红药水吸收二氧化碳后酸性增强，红汞析出沉淀；碱性药物氧化钙、氧化镁吸收二氧化碳后，生成不溶性的碳酸钙、碳酸镁，使药效降低。这些药物用后应尽快封装好，不要长时间暴露在空气中。

5）中成药：由于膏方组分复杂，含营养物质比较多，极易受温度、湿度、光线、空气及微生物等影响，如蜜丸、浓缩滴丸、中药的浸出制剂以及糖浆制剂等。某些中药含蛋白质、糖类、油脂等比较多，极易被微生物侵入，使药品腐败、霉变等。上述药物均应密封储存。

（4）避光或遮光

避光比遮光的保存要求高，需要完全避开阳光。很多药品在日光的直接照射下会发生氧化、还原、水解等反应，使药物出现变色、沉淀、变质等现象而导致药效降低或出现毒性。储存时要避免日光照射，存放于阴暗处，也可放置于棕色瓶中或用深色纸包裹。如硝酸甘油片剂需在常温下避光保存，患者随身携带时要使用原瓶，而不要把它装在其他瓶子或急救盒里；氨茶碱片、地平类降压药、复方磺胺甲噁唑片等，应避免阳光直接照射；还有清开灵口服液、止咳糖浆等中药液体制剂均应注意避光、密封阴凉保存。

（5）其他须注意的问题

1）注意养成阅读药品说明书的习惯。按照说明书存放药品，按药品储存条

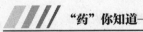

件要求建立药品储存专用箱或柜，要做到分类存放，取用方便。药品应放置在小孩或精神异常的人不能接触到的地方。

2）注意药品包装和标识清楚完整，尤其是家中有患慢性疾病的老年人，一定要注意将药品的外包装保存完好。各种药品包装上必须有醒目的标签，标签上的药品名称、用途用法、用量及注意事项等应字迹清楚，没有标签或标签不清的药品不能再用，以保证安全用药。

3）注意不同种类的药品切忌混合储存。处方药与非处方药、内服与外用药、有挥发性或有毒的药品、外包装形似的药品均应分别存放。

4）注意药品效期管理。一是要定期清理储存的药品，如储存的药品出现松散、变色、粘连、开裂、霉变、混浊等情况请及时清理，切勿再用。二是开封使用中的药品，药品有效期不能按说明书上注明的有效期执行。启用后药品效期（前提是在规定储存条件下，且原包装有效期内）参照表3-3。

表3-3　启用后药品有效期一览表

剂型	启用后有效期
眼、鼻用制剂、涂剂等外用制剂	不超过4周
口服固体制剂	原包装保存3个月，纸袋分装保存4周
口服液体制剂	冰箱冷藏1个月，常温保存2周
胰岛素制剂	普通胰岛素常温保存1周，胰岛素笔常温保存28天
中药煎剂	冰箱冷藏2周，常温保存1周

（王树平，雷晓庆）

第四章　合理使用抗菌药

第一节　概述

感染性疾病，曾经是人类面对的死亡率第一的疾病，抗菌药的发明缓解了这一种情况。但抗菌药的过度使用，导致了严重的耐药性问题，人类可能再次面临没有抗菌药的至暗时代。"道高一尺，魔高一丈。"细菌耐药的速度远远快于人类新药的研发速度。世界卫生组织的专家担心："新生的、能抵抗所有药物的超级细菌，将把人类带回感染性疾病肆虐的年代"。为遏制抗菌药物滥用，国家食品药品监督管理局规定：从 2004 年 7 月 1 日起，未列入非处方药药品目录的各种抗菌药物在零售药店必须凭执业医师处方才能销售。原国家卫生部从 2005 年开始，在全国医疗机构开展了抗菌药滥用专项整治行动。2019 年4 月，国家卫健委又发布了《关于持续做好抗菌药物临床应用管理工作的通知》（以下简称《通知》），明确表示要进行抗菌药物供应目录管理，两年一调整；并且首次提到"限制门诊静脉输注抗菌药物"相关陈述，"限抗令"进一步升级。但是，对医药知识相对缺乏的普通人而言，更重要的是学会如何在日常生活中合理选择和使用抗菌药。

细菌的耐药现象起初并未引起人们的重视，早期曾经被认为是十分罕见的现象，以后发现对原来有效的治疗结果构成威胁。可是到了 20 世纪末，这种优越感逐渐消失。新药来源渐渐枯竭，人们对开发新型抗菌药物以对付全球耐药性问题的兴趣减弱。全球因感染而造成的死亡病例中，急性呼吸道感染、感染性腹泻、麻疹、艾滋病、疟疾和结核病占 85% 以上。引起这些疾病的病原体对一线药物的耐药率可从零到近 100%，有时对二、三线药物的耐药性已严重影响疗效。此外，由耐药菌引起的医院获得性感染、新出现的病毒耐药性问题，以及贫困和边远地区人群中被忽视的不断增加的寄生虫病耐药性问题等大大加重了全球负担，人类开始认识到耐药性是一个社会问题。

1998 年世界卫生大会（The World Health Assembly，WHA）敦促各成员国采

取措施，鼓励正确使用价格合适的抗菌药物；禁止在无执业资格医务人员的处方的情况下自行使用抗菌药物；改进行为规范以阻止感染的传播，进而阻止耐药菌的扩散；加强立法，禁止假冒伪劣抗菌药物的生产、销售和流通，禁止在非正规市场上销售抗菌药物；减少在食用动物中使用抗菌药物；鼓励各国建立有效的体系以检测耐药菌、监测抗菌药物的使用量与使用模式，并评估控制措施对它们的影响。

自世界卫生组织在世界卫生大会上做出上述倡议以来，许多国家越来越关注耐药性问题，有些国家已制定了国家行动计划着手解决这一问题。虽然有关耐药性的文献很多，但遗憾的是几乎没有耐药性真实费用和干预效果的资料。由于缺乏这些数据，人们越来越意识到目前应采取行动以阻止这场未来灾难，问题是"做什么"和"怎么做"。

面对这一挑战，世界卫生组织《遏制抗微生物药物耐药性的全球战略》提供了一个延缓耐药菌的出现和减少耐药菌扩散的干预框架，主要措施包括减少疾病所带来的负担和感染的传播；完善获取合格抗菌药物的途径；改善抗菌药物的使用；加强卫生系统及其监控能力；加强规章制度和立法；鼓励开发合适的新药和疫苗。

这项战略以人为本，干预对象是与耐药性问题有关并需要参与解决这一问题的人群，包括医师、药剂师、兽医、消费者以及医院、公共卫生、农业、专业社团和制药产业等的决策者们。

合理使用抗菌药物是遏制耐药性行动的关键。

第二节　抗菌药分类

1.抗菌药与抗生素

很早以前，人们就发现某些微生物对另外一些微生物的生长繁殖有抑制作用，并把这种现象称为抗生。随着科学的发展，人们终于揭示出抗生现象的本质，从某些微生物体内找到了具有抗生作用的物质，并把这种物质称为抗生素，如青霉菌产生的青霉素、灰色链丝菌产生的链霉素，都有明显的抗菌作用。所以人们把由某些微生物在生活过程中产生的，对某些其他病原微生物具有抑制或杀灭作用的一类化学物质称为抗生素。

由于最初发现的一些抗生素主要对细菌有杀灭作用，所以曾一度将抗生素称为抗菌素。但是随着抗生素的不断发展，陆续出现了抗病毒、抗衣原体、抗支原体，甚至抗肿瘤的抗生素也纷纷被发现并用于临床，显然称为抗菌素就不妥，还是称为抗生素更符合实际了。抗肿瘤抗生素的出现，说明微生物产生的化学物质除了原先的抑制或杀灭某些病原微生物的作用之外，还具有抑制癌细胞的增殖或代谢的作用。因此，对抗菌药和抗生素的定义如下。

（1）抗菌药是微生物或人工化学合成的具有抑制或杀灭细菌作用的药物。抗菌药包括人工合成抗菌药（喹诺酮类等）和部分抗菌药。

（2）抗生素是指由微生物（包括细菌、真菌、放线菌属）或高等动植物所产生的具有抗病原体或其他活性的一类次级代谢产物，能干扰其他生活细胞发育功能的化学物质。简单地说，抗生素是由某些微生物产生的化学物质，能抑制微生物和其他细胞增殖的物质。按照用途可以分为抗细菌抗生素、抗真菌抗生素、抗肿瘤抗生素、抗病毒抗生素等。

2.抗菌药分类及作用特点

抗菌药有多种分类方法，按药理作用分类有β-内酰胺类、氨基糖苷类、大环内酯类、四环素类、林可霉素类、多肽类、喹诺酮类、磺胺类、抗结核药、抗真菌药及其他抗菌药。它们的作用特点分别如下。

（1）β-内酰胺类属于繁殖期杀菌剂。其特点是血药浓度高、抗菌谱广和毒性低。β-内酰胺类包括青霉素类，头孢菌素类，新型β-内酰胺类，以及β-内酰胺类与β-内酰胺酶抑制剂组成的复合制剂。

1）青霉素类：青霉素有3个基本的化学结构：噻唑烷环、连接的β-内酰胺环和一个或多个取代的氨基酸侧链。它们可分为天然青霉素、耐青霉素酶青霉素、氨基青霉素、羧青霉素和广谱青霉素。

青霉素G在临床上主要用于肺炎球菌、溶血性链球菌及厌氧菌感染，金黄色葡萄球菌和流感杆菌多数对其耐药。普鲁卡因青霉素G半衰期较青霉素长。青霉素V钾片耐酸，可口服，使用方便。

双氯青霉素对产酸耐青霉素G的金黄色葡萄球菌抗菌活性最强，对其他革兰阳性（G^+）球菌作用较青霉素G差，对耐甲氧西林的金黄色葡萄球菌（MRSA）无效。

阿莫西林的抗菌谱与氨苄青霉素相似，肺炎球菌、溶血性链球菌、肠球菌和流感杆菌对本药敏感，抗菌作用优于氨苄青霉素，但对假单胞菌无效。

广谱抗假单胞菌类对革兰阳性球菌的抗菌作用与青霉素G相似，对革兰阴性（G^-）杆菌（如大肠杆菌、变形杆菌、流感杆菌等）及假单胞菌有很强的抗菌作用，尤其哌拉西林、阿洛西林、美洛西林抗菌活性更强。

抗革兰阴性杆菌类如美洛西林主要作用于革兰阴性菌，包括大肠杆菌、克雷伯菌属、肠杆菌属、枸橼酸杆菌、志贺菌、沙门菌和部分沙雷杆菌等有良好的抗菌作用；对革兰阳性菌作用较弱；对假单胞菌、吲哚阳性变形杆菌、奈瑟菌属、厌氧杆菌和肠球菌等无效。

2）头孢菌素类属广谱抗菌药物，分4代。第一、二代对铜绿假单胞菌（绿脓杆菌）无效，第三代中部分品种及第四代对绿脓杆菌有效，该类药物对支原体和军团菌无效。

第一代头孢菌素：包括头孢噻吩、头孢氨苄、头孢唑林、头孢拉定。对产酸金黄色葡萄球菌、肺炎球菌、溶血性链球菌等革兰阳性球菌抗菌活性较第二、三代为强，对革兰阴性杆菌的作用远不如第二、三代，仅对少数肠道杆菌有作用。对β-内酰胺酶稳定性差，对肾有一定毒性；对绿脓杆菌、变形杆菌、不动杆菌等无效。其中头孢唑林、头孢拉定较常用。

第二代头孢菌素：包括头孢呋辛、头孢克罗、头孢孟多、头孢替安、头孢美唑、头孢西丁等。对革兰阳性球菌包括产酸金黄色葡萄球菌抗菌活性与第一代相似或略弱，对革兰阴性杆菌较第一代强，但不如第三代。对流感杆菌有很强的抗菌活性，尤其是头孢呋辛和头孢孟多对绿脓杆菌、沙雷菌、阴沟杆菌、不动杆菌无效。除头孢孟多外，其他二代头孢菌素对β-内酰胺酶稳定。

第三代头孢菌素：包括头孢他啶、头孢三嗪、头孢噻肟、头孢哌酮、头孢地嗪、头孢甲肟、头孢克肟等。第三代头孢菌素对产酸金黄色葡萄球菌有一定活性，但较第一、二代为弱，对革兰阴性杆菌包括沙雷菌、绿脓杆菌有强大的抗菌活性，其中头孢他啶抗菌谱更广，抗绿脓杆菌作用最强，其次为头孢哌酮；头孢地嗪对绿脓杆菌、不动杆菌、类肠球菌无效。除头孢哌酮外，其余第三代头孢菌素对β-内酰胺酶稳定，肾毒性少见。

第四代头孢菌素：包括头孢匹罗、头孢吡肟、头孢唑喃等。第四代头孢菌素抗菌作用快，抗菌活力较第三代强，对革兰阳性球菌包括产酸金黄色葡萄球菌有相当活性。对革兰阴性杆菌包括绿脓杆菌作用与第三代相似，对耐药菌株的活性超过第三代。头孢匹罗对包括绿脓杆菌、沙雷菌、阴沟杆菌在内的革兰阴性杆菌的作用优于头孢他啶；头孢吡肟对革兰阳性球菌的作用明显增强，除黄杆菌及厌氧菌外，对本品均敏感。对β-内酰胺酶更稳定。

3）新型β-内酰胺类包括碳青霉烯类（亚胺培南、帕尼培南、美洛培南）和单环β-内酰胺类（氨曲南、卡芦莫南）。泰能（亚胺培南/西司他丁）：抗菌谱极广，对革兰阴性杆菌、革兰阳性球菌及厌氧菌，包括对其他抗生素耐药的绿脓杆菌、金黄色葡萄球菌、粪链球菌、脆弱拟杆菌均有极强的抗菌活力，对多数耐药菌的活性超过第三代头孢菌素；对各种β-内酰胺酶高度稳定。氨曲南对多数革兰阴性杆菌包括肠杆菌科和绿脓杆菌均有良好的抗菌作用，但对革兰阳性球菌及厌氧菌无效，对 β- 内酰胺酶稳定。

4）β- 内酰胺酶抑制剂能够与细菌产生的 β- 内酰胺酶进行结合，从而保护 β- 内酰胺不被 β- 内酰胺酶所水解，继续发挥抗菌作用。临床上常用的 β- 内酰胺酶抑制剂有克拉维酸、舒巴坦和他唑巴坦，它们与 β- 内酰胺类组成复合制剂，对耐药菌株可增强杀菌效果，并可使抗菌谱扩大。常用的品种有安灭菌（阿莫西林加克拉维酸）、特美汀（替卡西林加克拉维酸）、优立新（氨苄青霉素加舒巴坦）、舒普深（头孢哌酮加舒巴坦）和他唑西林（哌拉西林加他唑巴坦）。

（2）氨基糖苷类属静止期杀菌剂。常用的有阿米卡星、妥布霉素、庆大霉素、奈替米星、西索米星及链霉素，阿米卡星作用最强。主要抗革兰阴性杆菌，包括绿脓杆菌、肠杆菌科细菌、沙雷菌、不动杆菌等。对抵抗革兰阳性球菌也有一定活性，但不如第一、二代头孢菌素。对葡萄球菌的抗菌活性以奈替米星作用最强，对结核杆菌以链霉素最好；对厌氧菌无效。此类药物对听神经和肾有毒性作用，使用受到一定的限制。

（3）大环内酯类属窄谱速效抑菌剂，抗菌谱与青霉素 G 相似，主要为需氧的革兰阳性球菌、革兰阴性杆菌及厌氧球菌。军团菌、支原体、衣原体及部分流感杆菌对此类药物敏感。对绿脓杆菌、大多数肠杆菌科细菌无效。新大环内酯类包括罗红霉素、克拉霉素和阿奇霉素，与红霉素相比，抗菌谱没有明显扩大，但药物代谢动力学改善和不良反应减少是其明显进步之处。阿奇霉素对革兰阳性球菌作用比红霉素差，对革兰阴性杆菌比红霉素强，尤其对社会获得性肺炎（CAP）的常见致病菌、流感杆菌、支原体、衣原体和军团菌均有很好的抗菌活性，可作为 CAP 治疗的第一选择。

（4）四环素类属广谱抗菌药。因常见致病菌多已耐药，现在仅用于支原体、衣原体、立克次体及军团菌感染，多西环素和米诺环素抗菌谱同四环素，但抗菌作用比四环素强 5 倍，米诺环素作用更强，对多数耐甲氧西林的金黄色葡萄球菌有效。

（5）林可霉素类包括林可霉素、氯林可霉素，抗菌谱较窄，抗菌作用与红霉素相似，氯林可霉素抗菌活性较林可霉素强 4 ~ 8 倍，主要用于金黄色葡萄球菌和厌氧菌感染。

（6）多肽类包括多黏菌素 B、多黏菌素 E、万古霉素、去甲万古霉素及壁霉素。多黏菌素 B 和 E 肾毒性大，疗效差，只用于严重耐药的革兰阴性杆菌感染。万古霉素和去甲万古霉素属于繁殖期杀菌剂，对包括多重耐药的金黄色葡萄球菌、溶血性链球菌、肺炎球菌、粪链球菌等革兰阳性球菌有高度抗菌活性，对革兰阴性杆菌多数耐药。壁霉素抗菌谱与抗菌作用与万古霉素相似，但对表皮葡萄球菌稍差,对肠球菌和难辨梭菌强于万古霉素。

(7)喹诺酮类包括诺氟沙星、环丙沙星、氧氟沙星、左氧氟沙星、氟罗沙星、依洛沙星、洛美沙星、司帕沙星、格雷沙星、芦氟沙星、克林沙星、巴罗沙星、曲伐沙星等。抗菌谱与第三代头孢菌素相似而较广,对革兰阴性杆菌抗菌活性较革兰阳性球菌强,与环丙沙星、氧氟沙星相比,新喹诺酮类在保持原有对革兰阴性杆菌良好抗菌活性的同时,对革兰阳性球菌抗菌活性增强,以克林沙星、曲伐沙星最强。对革兰阳性厌氧菌抗菌活性也有所增强,其中曲伐沙星较甲硝唑高10倍以上,被认为是目前喹诺酮类对革兰阳性厌氧菌抗菌活性最强者。对其他呼吸科常见病原体的抗菌活性也有不同程度的提高,如司帕沙星对结核杆菌抗菌活性较环丙沙星强4～8倍,对其他分枝杆菌、军团菌、支原体、衣原体及耐甲氧西林的金黄色葡萄球菌均具有相当活性。临床上多用于医院内感染,尤其对其他抗菌药耐药的革兰阴性杆菌及耐甲氧西林的金黄色葡萄球菌感染等。

近年来,细菌耐药率日益增加,尤其以肠杆菌、耐甲氧西林的金黄色葡萄球菌和绿脓杆菌最为显著。本类药物可使细菌在各品种间产生交叉耐药,并对其他抗菌药,如β-内酰胺类药物产生耐药,故选用时应注意选择适应证。喹诺酮类药物新的分类法是将原来的第一、二代合称第一代,代表药物有萘啶酸、吡哌酸,抗菌谱为革兰阴性杆菌,用于尿路和肠道感染;将比较早期开发的氟喹诺酮类药物总称为第二代,代表药物有氧氟沙星、环丙沙星,抗菌谱为革兰阴性杆菌为主,用于各系统感染;第三代在第二代的基础上增加了抗革兰阳性球菌的活性,代表药物有司帕沙星、帕苏沙星,抗菌谱包括革兰阴性杆菌和革兰阳性球菌,用于各系统感染;第四代在第三代的基础上增加了抗厌氧菌的活性,代表药物有曲伐沙星、莫西沙星,抗菌谱包括革兰阴性杆菌、革兰阳性球菌和厌氧菌,用于各系统感染;第三、四代与第二代相比,主要增加了对革兰阳性球菌、厌氧菌、支原体、结核杆菌、军团菌的抗菌活性,可作为社会获得性肺炎的第一线治疗用药。

(8)磺胺类常用的有复方新诺明,多用于轻、中度细菌感染和衣原体感染,是卡氏肺孢子虫病的首选药物。磺胺嘧啶银多以外用途径,治疗烫伤感染等。

(9)抗结核药常用的有异烟肼、利福平、吡嗪酰胺、乙胺丁醇和链霉素等。异烟肼是抗结核首选药物,是一个细胞内外结核菌的全效杀菌剂,对繁殖期细菌效果较好,对静止期细菌效果差。利福平对结核菌有很强的抗菌活性,作用在繁殖期和静止期细胞内和细胞外,为全效杀菌剂。吡嗪酰胺为细胞内及酸性环境中的强效杀菌剂,乙胺丁醇对繁殖期细菌有抑菌作用。异烟肼、利福平和吡嗪酰胺是组成初始短程化疗方案的最主要药物,乙胺丁醇(或链霉素)可参与短程化疗方案的组成。以上药物联合应用,可增加疗效,延缓耐药性产生。

(10)抗真菌药包括两性霉素 B、氟康唑、伊曲康唑及 5- 氟胞嘧啶等。两性霉素 B 是最强的广谱抗真菌药,尽管其毒副作用大,但仍是深部真菌感染的首选药物之一,对新型隐球菌、组织胞浆菌、球孢子菌、念珠菌及曲霉菌等有较强的抗菌活性。氟康唑是广谱抗真菌药,对大部分念珠菌属、隐球菌属和孢子菌属等有高效,但对曲霉菌无效。伊曲康唑口服吸收好,抗菌谱广,对曲霉菌也有明显活性,毒副作用小。5- 氟胞嘧啶抗菌谱窄,对新型隐球菌、白色念珠菌有较强抗菌活性,对某些曲霉菌也有一定作用,与两性霉素 B 或氟康唑合用可以提高疗效,防止耐药性产生。

(11)其他抗菌药物如磷霉素抗菌谱广,但抗菌作用不强,毒性低。甲硝唑、替硝唑,对各种专性厌氧菌有强大的杀菌作用,疗效明显优于林可霉素,对需氧菌或兼性厌氧菌无效,可与其他抗菌药联合应用治疗混合感染。

抗菌药还有如下几种分类方法:

按作用机制分类——干扰细胞壁合成:青霉素、头孢菌素、磷霉素、万古霉素、卡泊芬净等属杀菌剂;损伤胞浆膜:氨基糖苷类、多烯类及咪唑类抗真菌药、多黏菌素,属杀菌剂等;抑制细菌蛋白质合成:大环内酯类(抑菌剂)、利奈唑胺、四环素及氨基糖苷(杀菌剂)等;影响核酸代谢:磺胺类(抑菌剂)、喹诺酮类(杀菌剂)、利福平(杀菌剂)等;影响胞浆膜的通透性:如多黏菌素、制霉菌素和二性霉素等多烯类均能使胞浆膜通透性增加,导致菌体内的蛋白质、核苷酸、氨基酸、糖和盐类等外漏,从而使细菌死亡。

按抗菌药来源分类——由某些微生物产生分离提纯的抗菌药有β- 内酰胺类、大环内酯类、四环素类、氨基糖苷类、多肽类、氯霉素和抗真菌类;人工合成类有喹诺酮类、磺胺类、硝基咪唑类、硝基呋喃类、咪唑类衍生物等。

按药物代谢动力学分类——时间依赖性和浓度依赖性抗菌药。时间依赖性抗菌药的抗菌效应与临床疗效主要与药物和细菌接触时间密切相关,而与浓度升高关系不密切,当血药浓度高于致病菌的最小抑菌浓度(MIC)4 ~ 5 倍以上时,其杀菌效能几乎达到饱和状态,继续增加血药浓度,其杀菌效能不再增加。大多数抗菌药物后效应(post antibiotic effect,PAE)或 $T_{\frac{1}{2}}\beta$ 较短的β- 内酰胺类、林可霉素、部分大环内酯类药物等属于此类。一般推荐日剂量分多次给药和(或)延长滴注时间的给药方案。浓度依赖性抗菌药对致病菌的杀菌效应及临床疗效取决于最大血药浓度(C_{max}),而与作用时间关系不密切,即 C_{max} 越高,清除致病菌越迅速,作用越强。氨基糖苷类、氟喹诺酮类、达托霉素、多黏菌素、硝基咪唑类等属于此类药物。一般推荐日剂量单次给药方案，但对于治疗窗较窄的药物需注意不能使药物浓度超过最低毒性剂量。

按抗菌药管理分类——按照原国家卫生部发布的《抗菌药物临床应用管理办法》规定，抗菌药物临床应用实行分级管理。根据安全性、疗效、细菌耐药性、价格等因素，将抗菌药物分为三级：非限制使用级、限制使用级与特殊使用级。具体划分标准如下：① 非限制使用级抗菌药物是指经长期临床应用证明安全、有效，对细菌耐药性影响较小，价格相对较低的抗菌药物；② 限制使用级抗菌药物是指经长期临床应用证明安全、有效，对细菌耐药性影响较大，或者价格相对较高的抗菌药物；③ 特殊使用级抗菌药物是指具有以下情形之一的抗菌药物：具有明显或者严重不良反应，不宜随意使用的抗菌药物；需要严格控制使用，避免细菌过快产生耐药的抗菌药物；疗效、安全性方面的临床资料较少的抗菌药物；价格昂贵的抗菌药物。

第三节　抗菌药耐药与使用现状

20世纪中叶以来，已上市的抗菌药原料药已达500余种，其在临床常用品种亦高达数百余种。人类在抗菌药物开发应用所获巨大成就面前，对抗菌药及合成抗菌药物的应用也变得随意而为。之后出现的情况却是人们始料不及的，临床上发现一些原本容易治疗的细菌感染性疾病现在有了新的变化，一些原本有效的抗菌药物已经不再能有效控制感染了。致病细菌对抗菌药产生耐药的事实很快就被证实，而且一些致病菌耐药性发生和传播的势头令人瞠目。据统计，金黄色葡萄球菌对常用抗菌药青霉素G的耐药率在20世纪40年代初仅1%，到20世纪末已超过90%；一种耐药性极高、致病力极强的耐甲氧西林的金黄色葡萄球菌，1974年的分离率为2%，而到20世纪末则迅速增至39.7%，成为导致医院内严重细菌感染的主要致病菌。与此同时，另一种导致严重社区感染的耐药菌株，耐青霉素肺炎链球菌（PRSP）亦迅猛发展。20世纪末，我国大城市医院抽样调查其分离率达22.5%，而在美国其分离率高达33.5%，且由该耐药菌感染致死的病例逐年增多。由淋球菌感染所致淋病原本经青霉素G治疗可望迅速痊愈，而现今60%淋球菌对之已产生耐药性，青霉素G已难控制其发展迁延。20世纪80年代，合成喹诺酮类抗菌药物上市时，临床致病菌对这类新型抗菌药物十分敏感、耐药菌株几乎为零，但经过20年的广泛使用，临床致病菌对这类合成抗菌药物的耐药率迅速上升。如大肠杆菌对喹诺酮类药物的耐药性已高达70%，幽门杆菌的耐药率则升至82%，给临床治疗带来新的困难。20世纪80年代末，我们看到了一个严酷的事实，不少患者感染的结核杆菌出现了多重耐药性，全球结核病疫情迅速回升，以至世界卫生组织不得不在 1993 年世界卫生大会上宣布结核病全球紧急状态，并呼吁迅速行动与结核病危机进行斗争。致病菌耐药性的发生和蔓延已构成对人类健康的严重威胁。为此世界卫生组织发出警告："新生的能抵抗所有药物的超级细菌，将把人类带回感染性疾病肆意横行的年代。"抗菌药物耐药性迅速发展，根本原因是抗菌药物的滥用。

抗菌药滥用表现在：① 未能严格掌握适应证，不通过医师诊断自购自用抗菌药；② 病原学诊断不明或估计不准确，错误选用药物、广泛使用广谱药物及不适当的联合用药；③ 不了解抗菌谱和抗菌特点，选用了无效的抗菌药物；④ 不遵循药代动力学原理，用药剂量、频次、疗程、给药途径不当；⑤ 过度地或不适当地预防性使用抗菌药；⑥ 不关注特殊生理（老幼孕等）和特殊病理（肝肾功能不全等）人群合理使用抗菌药；⑦ 过分依赖抗菌药物，忽视引流、营养支持等措施；⑧ 市场误导，不必要地使用高档、价高药物。

目前，我国药品分类管理制度的实施尚处在推广落实阶段，患者自行在药店购买抗菌药物的现象相当普遍。曾有统计，某地区 80% 的家庭小药箱内都有抗菌药物的储备。很多民众习惯一有头痛脑热或喉痒咳嗽等症状，就自行选用抗菌药。具体表现有：选用对病原菌或感染无效、疗效不强的药物；用药量不足或过大；病原菌产生耐药性后继续用药；过早停药或感染控制已多日而不及时停药；产生耐药菌双重感染时未改用其他有效药物；给药途径不正确；发生严重性或过敏反应时继续用药；不规范地联合应用抗菌药；依赖抗菌药的抗菌作用而忽视必要的外科处理；无指征或指征不强的预防用药；忽视抗菌药的疗效、价格比等。这些任意服用抗菌药物的做法，是导致抗菌药广泛滥用，且加速致病菌耐药性迅猛发展的重要原因。

另外，抗菌药物不仅在医药界被广泛滥用，在农业和畜牧业中这类药物的使用亦十分普遍。据美国统计，所生产的抗菌药物用于人类疾病治疗和用于农牧业各占 50%。在农牧业领域中 20% 用于兽医治疗用药，80% 则为预防用药和促使动物生长用药，估测其滥用率高达 40% ~ 80%。因此避免农牧业中抗菌药的滥用十分重要。

第四节　抗菌药的应用原则

1. 合理使用抗菌药应关注的问题

合理使用抗菌药的目标是：安全、有效、经济、适当（尽量降低和推迟耐药菌的产生）。我们在考虑好了使用抗菌药时，必须关注机体、抗菌药和病原体三者的相互关系：病原菌是感染性疾病的关键因素，但不能决定疾病发展的全过程，因为机体的防御功能、免疫状态等对疾病的发生、发展及转归亦具有重要作用；病原菌对抗菌药作用的敏感性和耐药性。抗菌药在体内吸收、分布、代谢和排泄过程见图 4-1。

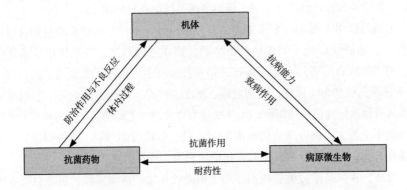

图 4-1　机体、抗菌药物及病原微生物的关系

　　使用抗菌药物是帮助机体阻止疾病的发展，促进机体的康复，以达到最终消灭病原菌、保护机体、恢复健康的目的。在使用抗菌药时，我们需要关注的问题如下。

　　（1）选用抗菌药及联合用药的适应证：依据感染的病原菌以及抗菌药的抗菌谱。

　　（2）抗菌药的药代动力学和药效学：依据抗菌药效应和体内过程。

　　（3）抗感染的经验用药：在未确定感染目标菌之前的用药。

　　（4）抗菌药的剂量和给药方法：决定用药频次和疗程。

　　（5）抗菌药的不良反应和防治：考虑抗菌药的安全性和有效性。

　　（6）细菌耐药性的变迁与预防：抵御病原菌的耐药性。

　　（7）特殊情况下抗菌药的应用：关注特殊生理人群用药（老、幼、孕、哺乳者）和特殊病理人群（肝肾功能不全者）等。

　　2.抗菌药物治疗性应用的基本原则

　　（1）诊断为细菌性感染者，方为应用抗菌药物的指征。根据患者的症状、体征及血、尿常规等实验室检查结果，初步诊断为细菌性感染者以及经病原检查确诊为细菌性感染者方有指征应用抗菌药物；由真菌、结核分枝杆菌、非结核分枝杆菌、支原体、衣原体、螺旋体、立克次体及部分原虫等病原微生物所致的感染亦有指征应用抗菌药物。缺乏细菌及上述病原微生物感染的证据，诊断不能成立者，以及病毒性感染者，均无指征应用抗菌药物。

（2）尽早查明感染病原，根据病原种类及细菌药物敏感试验结果选用抗菌药物。抗菌药物品种的选用原则上应根据病原菌种类及病原菌对抗菌药物敏感或耐药，即细菌药物敏感试验（以下简称药敏）的结果而定。因此有条件的医疗机构，住院患者必须在开始抗菌治疗前，先留取相应标本，立即送细菌培养，以尽早明确病原菌和药敏结果。门诊患者可以根据病情需要开展药敏工作。

危重患者在未获知病原菌及药敏结果前，可根据患者的发病情况、发病场所、原发病灶、基础疾病等推断最可能的病原菌，并结合当地细菌耐药状况先给予抗菌药物经验治疗，获知细菌培养及药敏结果后对疗效不佳的患者调整给药方案。

（3）按照药物的抗菌作用特点及其体内过程特点选择用药。各种抗菌药物的药效学（抗菌谱和抗菌活性）和人体药代动力学（吸收、分布、代谢和排出过程）特点不同，因此各有不同的临床适应证。临床医师应根据各种抗菌药物的上述特点，按临床适应证正确选用抗菌药物。

（4）抗菌药物治疗方案应综合患者病情、病原菌种类及抗菌药物特点制订。根据病原菌、感染部位、感染严重程度和患者的生理、病理情况制订抗菌药物治疗方案，包括抗菌药物的选用品种、剂量、给药次数、给药途径、疗程及联合用药等。在制订治疗方案时应遵循下列原则。

1）品种选择：根据病原菌种类及药敏结果选用抗菌药物。

2）给药剂量：按各种抗菌药物的治疗剂量范围给药。治疗重症感染（如败血症、感染性心内膜炎等）和抗菌药物不易达到的部位的感染（如中枢神经系统感染等），抗菌药物剂量宜较大（治疗剂量范围高限）；而治疗单纯性下尿路感染时，由于多数药物尿药浓度远高于血药浓度，则可应用较小剂量（治疗剂量范围低限）。

3）给药途径：轻症感染可接受口服给药者，应选用口服吸收完全的抗菌药物，不必采用静脉或肌内注射给药。重症感染、全身性感染患者初始治疗应予静脉给药，以确保药效；病情好转能口服时应及早转为口服给药。

抗菌药物的局部应用需要注意：皮肤黏膜局部应用抗菌药物后，很少被吸收，在感染部位不能达到有效浓度，反易引起过敏反应或导致耐药菌产生，因此治疗全身性感染或脏器感染时应避免局部应用抗菌药物。抗菌药物的局部应用只限于少数情况，例如全身给药后在感染部位难以达到治疗浓度时可加用局部给药作为辅助治疗。此情况见于治疗中枢神经系统感染时某些药物可同时鞘内给药；包裹性厚壁脓肿脓腔内注入抗菌药物以及眼科感染的局部用药等。某些皮肤表层及口腔、阴道等黏膜表面的感染可采用抗菌药物局部应用或外用，但应避免将主要供全身应用的品种作局部用药。局部用药宜采用刺激性小、不易吸收、不易导致耐药性和不易致过敏反应的杀菌剂，青霉素类、头孢菌素类等易产生过敏反应的药物不可局部应用。氨基糖苷类等耳毒性药不可局部滴耳。

4）给药次数：为保证药物在体内能最大地发挥药效，杀灭感染灶病原菌，应根据药代动力学和药效学相结合的原则给药。青霉素类、头孢菌素类和其他β-内酰胺类、红霉素、克林霉素等消除半衰期短者，应一日多次给药。氟喹诺酮类、氨基糖苷类等可一日给药一次（重症感染者例外）。

5）疗程：抗菌药物疗程因感染程度不同而异，一般宜用至体温正常、症状消退后72～96h，特殊情况妥善处理。但是，败血症、感染性心内膜炎、化脓性脑膜炎、伤寒、布鲁菌病、骨髓炎、溶血性链球菌咽炎和扁桃体炎、深部真菌病、结核病等需较长的疗程方能彻底治愈，并防止复发。

6）抗菌药物的联合应用要有明确指征：单一药物可有效治疗的感染，不需联合用药，仅在下列情况时有指征联合用药：病原菌尚未查明的严重感染，包括免疫缺陷者的严重感染。单一抗菌药物不能控制的需氧菌及厌氧菌混合感染，2种或2种以上病原菌感染；单一抗菌药物不能有效控制的感染性心内膜炎或败血症等重症感染；需长程治疗，但病原菌易对某些抗菌药物产生耐药性的感染，如结核病、深部真菌病。

由于药物协同抗菌作用，联合用药时应将毒性大的抗菌药物剂量减少，如两性霉素B与氟胞嘧啶联合治疗隐球菌脑膜炎时，前者的剂量可适当减少，从而减少其毒性反应。联合用药时宜选用具有协同或相加抗菌作用的药物联合，如青霉素类、头孢菌素类等其他β-内酰胺类与氨基糖苷类联合，两性霉素B与氟胞嘧啶联合。联合用药通常采用2种药物联合，3种及3种以上药物联合仅适用于个别情况，如结核病的治疗。此外必须注意联合用药后药物不良反应将增多。

3.抗菌药物预防性应用的基本原则

（1）内科及儿科预防用药

用于预防一种或两种特定病原菌入侵体内引起的感染，可能有效；如目的在于防止任何细菌入侵，则往往无效。

预防在一段时间内发生的感染可能有效；长期预防用药，常不能达到目的。

患者原发疾病可以治愈或缓解者，预防用药可能有效。原发疾病不能治愈或缓解者（如免疫缺陷者），预防用药应尽量不用或少用。对免疫缺陷患者，宜严密观察其病情，一旦出现感染征兆，在送检有关标本作培养同时，首先给予经验治疗。

通常不宜常规预防性应用抗菌药物的情况：普通感冒、麻疹、水痘等病毒性疾病，昏迷、休克、中毒、心力衰竭、肿瘤、应用肾上腺皮质激素等患者。

（2）外科手术预防用药

外科手术预防用药目的：预防手术后切口感染，以及清洁－污染或污染手术后手术部位感染及术后可能发生的全身性感染。

外科手术预防用药基本原则：根据手术术野有否污染或污染可能，决定是否预防用抗菌药物。

1）清洁手术：术野为人体无菌部位，局部无炎症、无损伤，也不涉及呼吸道、消化道、泌尿生殖道等人体与外界相通的器官。术野无污染，通常不需预防用抗菌药物，仅在下列情况时可考虑预防用药：手术范围大、时间长、污染机会增加；手术涉及重要脏器，一旦发生感染将造成严重后果者，如头颅手术、心脏手术、眼内手术等；异物植入手术，如人工心瓣膜植入、永久性心脏起搏器放置、人工关节置换等；高龄或免疫缺陷者等高危人群。

2）清洁－污染手术：上、下呼吸道手术，上、下消化道手术，泌尿生殖道手术，或经以上器官的手术，如经口咽部大手术、经阴道子宫切除术、经直肠前列腺手术，以及开放性骨折或创伤手术。由于手术部位存在大量人体寄殖菌群，手术时可能污染术野引致感染，故此类手术需预防用抗菌药物。

3）污染手术：由于胃肠道、尿路、胆道体液大量溢出或开放性创伤未经扩创等已造成术野严重污染的手术。此类手术需预防用抗菌药物。

术前已存在细菌性感染的手术，如腹腔脏器穿孔腹膜炎、脓肿切除术、气性坏疽截肢术等属抗菌药物治疗性应用，不属预防应用范畴。

外科预防用抗菌药物的选择及给药方法：抗菌药物的选择视预防目的而定。为预防术后切口感染，应针对金黄色葡萄球菌（以下简称金葡菌）选用药物。预防手术部位感染或全身性感染，则需依据术野污染或可能的污染菌种类选用，如结肠或直肠手术前应选用对大肠埃希菌和脆弱拟杆菌有效的抗菌药物。选用的抗菌药物必须是疗效肯定、安全、使用方便及价格相对较低的品种。

给药方法：接受清洁手术者，在术前 0.5～2h 内给药，或麻醉开始时给药，使手术切口暴露时局部组织中已达到足以杀灭手术过程中入侵切口细菌的药物浓度。如果手术时间超过 3h，或失血量大（＞1500mL），可手术中给予第 2 剂。抗菌药物的有效覆盖时间应包括整个手术过程和手术结束后 4h，总的预防用药时间不超过 24h，个别情况可延长至 48h。手术时间较短（＜2h）的清洁手术，术前用药一次即可。接受清洁－污染手术者的手术时预防用药时间亦为 24h，必要时延长至48h。污染手术可依据患者情况酌量延长。对手术前已形成感染者，抗菌药物使用时间应按治疗性应用而定。

4.抗菌药物在特殊病理、生理状况患者中应用的基本原则

（1）肾功能减退患者抗菌药物的应用（表4-1）

表4-1　肾功能减退患者抗菌药物的应用

用药时机	用药剂量	药品名称				
		可用抗菌药物名单				
不同程度肾功能减退时的治疗剂量调整	按原治疗剂量应用	阿奇霉素 多西环素 米诺环素 克林霉素 氯霉素 萘夫西林	头孢哌酮 头孢曲松 莫西沙星 利奈唑胺 替加环素	利福喷丁 利福布汀 利福昔明	卡泊芬净 米卡芬净 伏立康唑口服制剂 伊曲康唑口服制剂 酮康唑	替硝唑 乙胺嘧啶
	轻、中度肾功能减退时按原治疗剂量	红霉素 克拉霉素	美洛西林 哌拉西林	氨苄西林/舒巴坦[1] 阿莫西林/克拉维酸[1]	环丙沙星 甲硝唑	利福平 乙胺丁醇
	重度肾功能减退时减量应用	苯唑西林 氨苄西林 阿莫西林		哌拉西林/他唑巴坦[1]头孢哌酮/舒巴坦[1]	达托霉素[1] 氟康唑[1]	吡嗪酰胺氟胞嘧啶[1]
	轻、中、重度肾功能减退时均需减量应用	青霉素 羧苄西林 替卡西林 阿洛西林 头孢噻吩 头孢唑啉	头孢氨苄 头孢拉定 头孢呋辛 头孢孟多 头孢西丁 头孢他啶	头孢唑肟 头孢噻肟 头孢吡肟 拉氧头孢 替卡西林/克拉维酸 氨曲南	亚胺培南 美罗培南 厄他培南 氧氟沙星 左氧氟沙星 加替沙星	磺胺甲噁唑甲氧苄啶
	避免应用，确有指征应用时需在治疗药物浓度监测下或按内生肌酐清除率调整给药剂量	庆大霉素 妥布霉素 奈替米星 阿米卡星 卡那霉素	链霉素其他氨基糖苷类	万古霉素 去甲万古霉素 替考拉宁 多黏菌素B 多黏菌素E	两性霉素B去氧胆酸盐[2] 伊曲康唑静脉注射液[2, 3]伏立康唑静脉注射液[4]	
	不宜应用	四环素	呋喃妥因	萘啶酸		

注：[1]轻度肾功能减退时按原治疗量，只有严重肾功能减退者需减量；

　　[2]该药有明显肾毒性，虽肾功能减退者不需调整剂量，但可加重肾损害；

　　[3]非肾毒性药，因静脉制剂中赋形剂（环糊精）蓄积，当内生肌酐清除率（Ccr）< 30mL/min 时避免应用或改口服；

　　[4]非肾毒性药，因静脉制剂中赋形剂（环糊精）蓄积，当内生肌酐清除率（Ccr）< 50mL/min 时避免应用或改口服

1）基本原则：许多抗菌药物在人体内主要经肾排出，而某些抗菌药物具有肾毒性，肾功能减退的感染患者应用抗菌药物的原则如下：尽量避免使用肾毒性抗菌药物，确有应用指征时，必须调整给药方案；根据感染的严重程度、病原菌种类及药敏试验结果等选用无肾毒性或肾毒性低的抗菌药物；根据患者肾功能减退程度以及抗菌药物在人体内排出途径调整给药剂量及方法。

2）抗菌药物的选用及给药方案调整：根据抗菌药物体内过程特点及其肾毒性，肾功能减退时抗菌药物的选用有以下几种情况：主要由肝胆系统排泄或由肝脏代谢，或经肾脏和肝胆系统同时排出的抗菌药物用于肾功能减退者，维持原治疗量或剂量略减。主要经肾排泄，药物本身并无肾毒性，或仅有轻度肾毒性的抗菌药物，肾功能减退者可应用，但剂量需适当调整。肾毒性抗菌药物避免用于肾功能减退者，如确有指征使用该类药物时，需进行血药浓度监测，据以调整给药方案，达到个体化给药；也可按照肾功能减退程度（以内生肌酐清除率为准）减量给药，疗程中需严密监测患者肾功能。

（2）肝功能减退患者抗菌药物的应用（表4-2）

表 4-2　肝功能减退患者抗菌药物的应用

不同程度肝病的治疗 剂量调整	相应抗菌药物名单			
按原治疗量应用	青霉素 G 头孢唑啉 头孢他啶	庆大霉素 妥布霉素 阿米卡星 其他氨基糖苷类	万古霉素 去甲万古霉素 多黏菌素类 达托霉素 [1]	氧氟沙星 左氧氟沙星 诺氟沙星	米卡芬净 利奈唑胺 [1]
严重肝病时减量慎用	哌拉西林 阿洛西林 美洛西林 羧苄西林	头孢噻吩 头孢噻肟 头孢曲松 头孢哌酮	替加环素 甲硝唑	环丙沙星 氟罗沙星	伊曲康唑 伏立康唑 [1] 卡泊芬净 [1]
肝病时减量慎用	红霉素	培氟沙星	异烟肼 [2]	克林霉素	林可霉素
肝病时避免应用	红霉素酯化物 酮康唑	两性霉素 B 咪康唑	磺胺药 利福平	四环素	氯霉素

注：[1] 在严重肝功能不全者中的应用目前尚无资料；

　　[2] 活动性肝病时避免应用

肝功能减退时抗菌药物的选用及剂量调整需要考虑肝功能减退对该类药物体内过程的影响程度，以及肝功能减退时该类药物及其代谢物发生毒性反应的可能性。由于药物在肝脏代谢过程复杂，不少药物的体内代谢过程尚未完全阐明，根据现有资料，肝功能减退时抗菌药物的应用有以下几种情况。

1）主要由肝脏清除的药物，肝功能减退时清除明显减少，但并无明显毒性反应发生，患肝病时仍可正常应用，但需谨慎，必要时减量给药，治疗过程中需严密监测肝功能。红霉素等大环内酯类（不包括酯化物）林可霉素、克林霉素属此类。

2）药物主要经肝脏或有相当量经肝脏清除或代谢，肝功能减退时清除减少，并可导致毒性反应的发生，肝功能减退患者应避免使用此类药物，氯霉素、利福平、红霉素酯化物等属此类。

3）药物经肝、肾两途径清除，肝功能减退者药物清除减少，血药浓度升高，同时有肾功能减退的患者血药浓度升高尤为明显，但药物本身的毒性不大。严重肝病患者，尤其肝、肾功能同时减退的患者在使用此类药物时需减量应用。经肾、肝两途径排出的青霉素类、头孢菌素类均属此种情况。

4）药物主要由肾排泄，肝功能减退者不需调整剂量。氨基糖苷类抗菌药属此类。

（3）老年患者抗菌药物的应用

由于老年人组织器官呈生理性退行性改变，免疫功能也见减退，一旦罹患感染，在应用抗菌药物时需注意以下事项：

1）老年人肾功能呈生理性减退，按一般常用量接受主要经肾排出的抗菌药物时，由于药物自肾排出减少，导致在体内积蓄，血药浓度增高，容易有药物不良反应的发生。因此老年患者，尤其是高龄患者接受主要自肾排出的抗菌药物时，应按轻度肾功能减退情况减量给药，可用正常治疗量的 1/2 ~ 2/3。青霉素类、头孢菌素类和其他 β- 内酰胺类的大多数品种即属此类情况。

2）老年患者宜选用毒性低并具杀菌作用的抗菌药物，青霉素类、头孢菌素类等 β- 内酰胺类为常用药物，毒性大的氨基糖苷类、万古霉素、去甲万古霉素等药物应尽可能避免应用，有明确应用指征时在严密观察下慎用，同时应进行血药浓度监测。据此调整剂量，使给药方案个体化，以达到用药安全、有效的目的。

（4）新生儿患者抗菌药物的应用：新生儿期一些重要器官尚未完全发育成熟，在此期间其生长发育随日龄增加而迅速变化，因此新生儿感染使用抗菌药物时需注意以下事项：

1）新生儿期肝、肾均未发育成熟，肝酶的分泌不足或缺乏，肾清除功能较差，因此新生儿感染时应避免应用毒性大的抗菌药物，包括主要经肾排泄的氨基糖苷类、万古霉素、去甲万古霉素等，以及主要经肝代谢的氯霉素。确有应用指征时，必须进行血药浓度监测，据此调整给药方案，个体化给药，以确保治疗安全有效。不能进行血药浓度监测者，不可选用上述药物。

2）新生儿期避免应用或禁用可能发生严重不良反应的抗菌药物（表4-3）。可影响新生儿生长发育的四环素类、喹诺酮类禁用，可导致脑性核黄疸及溶血性贫血的磺胺类药和呋喃类药避免应用。

表4-3　新生儿应用抗菌药物后可能发生的不良反应

抗菌药物	不良反应	发生机制
氯霉素	灰婴综合征	肝酶不足，氯霉素与其结合减少，肾排泄功能差，使血游离氯霉素浓度升高，磺胺药替代胆红素与蛋白的结合位置
磺胺药	脑性核黄疸	
喹诺酮类	软骨损害（动物）	不明
四环素类	齿及骨骼发育不良，牙齿黄染	药物与钙络合沉积在牙齿和骨骼中
氨基糖苷类	肾毒性、耳毒性	肾清除能力差，有遗传因素、药物浓度等个体差异大
万古霉素	肾毒性、耳毒性	同氨基糖苷类
磺胺药及呋喃类	溶血性贫血	新生儿红细胞中缺乏葡萄糖-6-磷酸脱氢酶

3）新生儿期由于肾功能尚不完善，主要经肾排出的青霉素类、头孢菌素类等β-内酰胺类药物需减量应用，以防止药物在体内蓄积导致严重中枢神经系统毒性反应的发生。

4）新生儿的体重和组织器官日益成熟，抗菌药物在新生儿的药代动力学亦随日龄增长而变化，因此使用抗菌药物时应按日龄调整给药方案。

（5）小儿患者抗菌药物的应用

小儿患者在应用抗菌药物时应注意以下几点。

1）氨基糖苷类抗菌药：该类药物有明显耳、肾毒性，小儿患者应尽量避免应用。临床有明确应用指征且又无其他毒性低的抗菌药物可供选用时，方可选用该类药物，并在治疗过程中严密观察不良反应。有条件者应进行血药浓度监测，根据其结果个体化给药。

2）万古霉素和去甲万古霉素：该类药也有一定肾、耳毒性，小儿患者仅在有明确指征时方可选用。在治疗过程中应严密观察不良反应，并应进行血药浓度监测，个体化给药。

3）四环素类抗菌药：可导致牙齿黄染及牙釉质发育不良。不可用于8岁以下小儿。

4）喹诺酮类抗菌药：由于对骨骼发育可能产生的不良影响，该类药物避免用于18岁以下未成年人。

（6）妊娠期和哺乳期患者抗菌药物的应用

1）妊娠期患者抗菌药物的应用：妊娠期抗菌药物的应用需考虑药物对母体和胎儿两方面的影响：对胎儿有致畸或明显毒性作用者，如四环素类、喹诺酮类等，妊娠期避免应用。对母体和胎儿均有毒性作用者，如氨基糖苷类、万古霉素、去甲万古霉素等，妊娠期避免应用；确有应用指征时，须在血药浓度监测下使用，以保证用药安全有效。药毒性低，对胎儿及母体均无明显影响，也无致畸作用者，妊娠期感染时可选用。青霉素类、头孢菌素类等β-内酰胺类和磷霉素等均属此种情况。美国食品药品管理局（FDA）按照药物在妊娠期应用时的危险性分为A、B、C、D及X类，可供药物选用时参考（表4-4）。

表4-4　抗微生物药在妊娠期应用时的危险性分类

FDA 分类	抗微生物药					
A. 在孕妇中研究证实无危险性						
B. 动物中研究无危险性，但人类研究资料不充分，或对动物有毒性，但人类研究无危险性	青霉素类 头孢菌素类 青霉素类 / β- 内酰胺酶抑制剂 氨曲南 美罗培南 厄他培南	红霉素 阿奇霉素 克林霉素 磷霉素 达托霉素	两性霉素 B 特比萘芬 利福布丁	甲硝唑 呋喃妥因 吡喹酮	扎那米韦 阿昔洛韦 乏昔洛韦 去羟肌苷 奈非那韦 替比夫定 替诺福韦	
C. 动物研究显示毒性，人体研究资料不充分，但用药时可能患者的受益大于危险性	亚胺培南 / 西司他丁 氯霉素 克拉霉素 万古霉素 特拉万星 黏菌素	氟康唑 伊曲康唑 酮康唑 泊沙康唑 氟胞嘧啶 卡泊芬净 阿尼芬净 米卡芬净	磺胺甲噁唑 / 甲氧苄啶 替硝唑 氟喹诺酮类 利奈唑胺 利福平 利福昔明 异烟肼 吡嗪酰胺 卷曲霉素 氨苯砜	乙胺嘧啶 阿米达唑 甲苯达唑 氯喹 甲氟喹 喷他脒 伊维菌素 蒿甲醚 / 本芴醇 阿托伐醌 氯胍	金刚烷胺 金刚乙胺 奥塞米韦 更昔洛韦 膦甲酸 西多福韦 拉米夫定 阿德福韦	恩替卡韦 齐多夫定 扎西他滨 司他夫定 阿巴卡韦 奈韦拉平 地拉韦定 茚地那韦
D. 已证实对人类有危险性，但仍可能受益多	氨基糖苷类 四环素类 替加环素	伏立康唑				
X. 对人类致畸，危险性大于受益	奎宁 利巴韦林	沙利度胺				

注：1. 妊娠期感染时用药可参考表中分类，权衡用药后患者的受益程度及可能的风险决定。A 类：妊娠期患者可安全使用；B 类：有明确指征时慎用；C 类：在确有应用指征时，充分权衡利弊决定是否选用；D 类：避免应用，但在确有应用指征且患者受益大于可能的风险时严密观察下慎用；X 类：禁用。

2）哺乳期患者抗菌药物的应用：哺乳期患者接受抗菌药物后，药物可自乳汁分泌，通常母乳中药物含量不高，不超过哺乳期患者每日用药量的1%；少数药物乳汁中分泌量较高，如氟喹诺酮类、四环素类、大环内酯类、氯霉素、磺胺甲噁唑、甲氧苄啶、甲硝唑等。青霉素类、头孢菌素类等β-内酰胺类和氨基糖苷类等在乳汁中含量低。然而无论乳汁中药物浓度如何，均存在对乳儿潜在的影响，并可能出现不良反应，如氨基糖苷类抗菌药可导致乳儿听力减退；氯霉素可致乳儿骨髓抑制；磺胺甲噁唑等可致核黄疸、溶血性贫血；四环素类可致乳齿黄染；青霉素类可致过敏反应等。因此治疗哺乳期患者时应避免选用氨基糖苷类、喹诺酮类、四环素类、氯霉素、磺胺药等。哺乳期患者应用任何抗菌药物时，均宜暂停哺乳。

特别提醒：现在的甲硝唑说明书上是写禁用于孕妇或是哺乳期妇女的。

第五节　合理使用抗菌药相关问题解答

1.抗生素、抗菌素与抗菌药物指的都是同一类药物吗？

抗生素是放线菌、链丝菌等微生物在代谢中产生的，对细菌和其他微生物以及肿瘤细胞具有抑制和杀灭作用的一类物质。某些抗生素如丝裂霉素、阿霉素具抗肿瘤细胞的作用。抗菌素是指细菌、真菌等微生物在生长过程中为了生存竞争需要而产生的化学物质，这种物质可保证其自身生存，同时还可杀灭或抑制其他细菌，不包括人工合成抗菌药。抗菌药物所指范围较广，凡对细菌和其他微生物具有抑制和杀灭作用的物质统称为抗菌药物。它包括化学合成药如磺胺药、呋喃类、喹诺酮类药，也包括抗生素中的具有抗菌作用的抗生素，还包括具有抗菌作用的中草药等。

2.抗菌药物分级管理原则是什么？

为合理使用抗菌药物，根据各种抗菌药物的作用特点、疗效和安全性、细菌耐药性、药品价格等因素，将抗菌药物分为非限制使用级、限制使用级与特殊使用级三级，结合各级各类医院实际情况进行分级管理。抗菌药分级原则包括3项。

（1）非限制使用级：经临床长期应用证明安全、有效，价格相对较低的抗菌药物。

（2）限制使用级：鉴于此类药物的抗菌特点、安全性和对细菌耐药性的影响，需对药物临床适应证或适用人群加以限制，价格相对较非限制使用级略高。

（3）特殊使用级：是指某些用于治疗高度耐药菌感染的药物，一旦细菌对其出现耐药性，后果严重，需严格掌握其适应证者，以及新上市的抗菌药物，后者的疗效或安全性方面的临床资料尚不多或并不优于现用药物；药品价格相对较高。

3.什么叫革兰阳性菌？革兰阴性菌？葡萄球菌、大肠杆菌、绿脓杆菌各属于哪一类？

革兰阳性菌、革兰阴性菌是根据对细菌进行革兰染色的结果来区分的，如果将细菌作革兰染色，凡染后菌体呈紫色的，称"革兰阳性菌"，菌体呈伊红色，称"革兰阴性菌"。无论革兰阳性菌还是革兰阴性菌都有杆菌和球菌。葡萄球菌、大肠杆菌、绿脓杆菌是临床最为常见的病原菌，葡萄球菌属于革兰阳性球菌，大肠杆菌属于革兰阴性菌中的肠杆菌科，除大肠杆菌以外，临床较常见的肠杆菌科细菌还有变形杆菌、沙门氏菌、克雷白杆菌；绿脓杆菌属于假单胞菌，为非发酵菌，是临床常见的较耐药革兰阴性杆菌。

4.为什么患者高热，感染很严重，医生还要求在抽血、留尿或留痰，收集标本后才给患者用抗菌药？

对于患者高热、感染很严重的患者，选用对致病菌具有较强抗菌活性的抗菌药物尤为重要，因此应在用抗菌药物前收集相应的临床标本，作细菌培养以明确致病菌。如果患者是尿路感染，应收集中段尿送培养；如果是呼吸道感染，应留深部的痰送培养；如怀疑是血行感染，应抽血送血培养。如果在收集标本前已经应用过抗菌药物，抗菌药物在感染部位已达到一定的浓度，则很难获得真正的致病菌，所以在应用抗菌药物前收集标本有利于以后针对致病菌调整。在收集好标本后可以依据经验治疗表，根据最可能的病原菌选择合适的抗菌药物。

5.注射青霉素类抗菌药前为什么必须做皮肤过敏试验，而其他抗菌药却不必做呢？

青霉素虽然具有很多的优良特点，但青霉素却有一个突出的不良反应，即可引起过敏反应，严重者可致过敏性休克。以青霉素G为抗原行皮肤过敏试验，皮试阳性者仍使用青霉素发生过敏性休克的比例远远高于皮试阴性者，因而在注射青霉素类抗菌药前必须做皮肤过敏试验。其他抗菌药物也可引起过敏反应，但对于这些药物，皮肤过敏试验阳性与否，与是否发生过敏反应无明显的相关性，因而不必做皮肤过敏试验。

6.青霉素类、头孢菌素类药物为什么一天的剂量需要分次给药？

由于青霉素类、头孢菌素类药物为繁殖期杀菌剂，投药后能将繁殖期的细菌杀灭，当感染部位的药物浓度下降，原处于静止期的病原菌获得生长繁殖的机会，进入繁殖期，此时再次投用青霉素、头孢菌素就会将刚刚进入繁殖期的细菌杀灭，如此反复，就能达到较好的抗菌作用。另外，青霉素、头孢菌素类药物的抗菌效应呈时间依赖性杀菌作用，取决于血药浓度高于最小抑菌浓度（MIC）的时间，时间越长疗效越佳。一天剂量分次给药，可明显延长血药浓度高于最小抑菌浓度的时间，从而获得较佳的疗效。

7. 以青霉素治疗梅毒、钩体病或炭疽时，为什么开始的剂量不能太大？

在治疗梅毒时，如果开始就以大剂量的青霉素治疗，可以诱发赫氏反应。即开始第一次抗梅毒治疗后24h内，其症状反而加重。这是由于抗梅毒药物杀灭了大量梅毒螺旋体，而释放大量异性蛋白及内毒素，患者吸收后在病损处发生剧烈的反应，约有半数的早期梅毒患者可出现这种反应。出现反应时可有高热，体温达到38～39℃，常伴有头痛、头胀、全身关节酸痛，有的可出现黄疸，局部皮损加重、水肿明显和潮红。治疗钩体病或炭疽时引起的上述反应称为类赫氏反应。

8. 头孢菌素与青霉素相比，有什么共同的特点？又有什么独特的药理特点？

头孢菌素与青霉素均为β-内酰胺类抗菌药，分子结构中均有一个β-内酰胺环，均通过作用于细菌的细胞壁起抗菌作用，毒副作用小，均为繁殖期杀菌剂，抗菌作用呈时间依赖性，有良好的组织渗透性，适用于敏感菌引起的各种组织感染。除了上述共同点外，头孢菌素还有其独特的药力特点：耐胃酸、适用于口服的头孢菌素种类较多，头孢菌素对青霉素酶稳定，可用于产青霉素酶的葡萄球菌引起的感染，头孢菌素所致的过敏反应较青霉素显著降低，其抗菌谱较广，覆盖临床上常见的致病菌面较广，实用价值更大。

9. 有人说第三、四代头孢菌素比第一、二代新，价格贵，因此第三、四代头孢菌素效果更好吗？

这种说法是错误的。所有的头孢菌素抗菌谱均较广，但各代头孢菌素抗菌谱的侧重点不同，对革兰阴性菌来说，二代头孢菌素较一代强，三代较二代强，四代比三代强。但对革兰阳性菌来说，第一代头孢菌素作用最强，其次是二代和四代，三代最差。因此临床上处理阴性菌感染时应选用三代或四代头孢菌素，而对革兰阳性菌来说，一代疗效最佳。在肾毒性方面，一代头孢菌素的肾毒性较明显，其他均较低。对β-内酰胺酶，三代、四代较一代和二代稳定。因此不能片面地说第三、四代头孢菌素效果比一代、二代更好。

10. 氨基糖苷类抗菌药有哪些药理特点？临床适应证是什么？

氨基糖苷类抗菌药有以下良好的药理特点：① 抗菌谱广。不仅对某些革兰阳性菌有效，而且对各种革兰阴性菌均具有良好的抗菌作用。某些品种对铜绿假单胞菌也有良好作用；卡那霉素、链霉素对结核分枝杆菌有效。但其抗菌谱主要还是针对革兰阴性杆菌。② 属于静止期杀菌剂。可用于严重感染、免疫缺陷者的感染，对于给严重感染可与繁殖期杀菌剂联用以获得协同作用。③ 对不少常见致病菌具有抗菌药后效应作用（PAE）。该类药物属于浓度依赖性杀菌剂，故全日剂量可单次给药，以提高疗效，而耳肾毒性并不增加。④ 本类药物水溶性好，性质稳定，水溶剂可以保存 2～3 年。过敏反应的发生率远比青霉素的要低，临床应用时不需要做皮试，使用方便。尽管具有上述的优点，氨基糖苷类仍有一定的肾毒性。从其抗菌特点来考虑，临床主要适用于：① 革兰阴性菌引起的较重感染。在感染较危重，或感染部位氨基糖苷类药物难以达到较高的药物浓度，可以与 β-内酰胺类药或喹诺酮类药联用。② 氨基糖苷类也可用于革兰阳性菌的严重感染，包括草绿色链球菌、肠球菌及葡萄球菌严重感染。③ 卡那霉素、链霉素可用于结核分枝杆菌感染。④ 大观霉素可用于淋球菌感染。⑤ 巴龙霉素可用于隐孢子虫和阿米巴原虫的感染。

11. 为什么氨基糖苷类药物全日剂量可单次给药或分两次给药，而不必分三至四次给药？

过去根据氨基糖苷类药物的消除半衰期为 2～3h，依此计算，该类药物每日剂量可分三到四次给药。然而，近年的研究表明，该类药物为浓度依赖性杀菌剂，且对常见致病菌有 2～4h 的抗菌药后效应，所以，目前提倡全日剂量单次给药，不仅可以使血药浓度快速增高，杀菌作用加强，而且其耳肾毒性并不增加。

12. 哪些氨基糖苷类药物对听力、前庭、肾的毒性作用较大？临床如何尽量避免这些毒副作用？

所有的氨基糖苷类药物都有一定对第八对颅神经及肾功能的损伤作用，只不过程度不同而已，对听力（耳蜗）毒性最突出的是卡那霉素（发生率 1.6%），其次为阿米卡星（发生率 1.5%）、西索米星（发生率 1.4%）、庆大霉素（发生率 0.5%）和妥布霉素（发生率 0.4%）。对前庭功能影响最大的是卡那霉素（发生率 4.7%）、链霉素（发生率 3.6%）、西索米星（发生率 2.9%）、庆大霉素（发生率 1.2%）和妥布霉素（发生率 0.4%）。对肾功能影响较大的是西索米星，其次为庆大霉素、奈替米星、阿米卡星和妥布霉素。临床可以通过电测定发现听力损伤，早期是高频声听力损伤，接着是耳语声听不清，重者可致耳聋。前庭损害可表现为走路不稳，闭目难立。对肾功能的损伤，早期可表现为蛋白尿、管型尿，继而有透明管型、颗粒管型；甚至有内生肌酐清除率的下降，血尿素氮、肌酐的上升，尿量的减少；重者可引起氮质血症，肾功能损害。

13.半合成四环素与天然四环素在抗菌作用、耐药性及不良反应方面有何异同？主要适应证是什么？

天然四环素临床应用已有多年，不少革兰阳性菌如化脓性链球菌、肺炎球菌及葡萄球菌对四环素耐药率明显上升，革兰阴性菌如大肠杆菌等同样如此。半合成的四环素对革兰阳性菌和革兰阴性菌的抗菌作用优于天然四环素，在耐药方面，半合成四环素的耐药率增长较慢。药代动力学方面，半合成四环素类半衰期多在 10h 以上，而天然类药半衰期在 10h 以下；半合成类的蛋白结合率在 50% ~ 95% 间，而天然药物在 20% ~ 70% 之间，半合成类组织渗透性佳，在前列腺、女性生殖道、胆汁、肺、腮腺中的浓度比天然四环素高，不良反应相似，半合成的稍低，因此，肝肾功能不全的患者不宜用天然四环素，而半合成的四环素可减量使用，但半合成的四环素也有一些不良反应，如米诺环素可致前庭障碍。由于上述差异，天然四环素目前已不用于一般感染，仅用于特殊病原体的感染。

14.氯霉素具有哪些独特的药理特点？如何避免其骨髓毒性？

氯霉素对革兰阳性菌和革兰阴性菌均有抑制作用，且对后者的作用较强。其中对伤寒杆菌、流感杆菌、副流感杆菌和百日咳杆菌的作用比其他抗菌药强，对支原体、衣原体、立克次体等胞内感染以及脆弱类杆菌等厌氧菌所致感染也有效。氯霉素为脂溶性抗菌药，广泛分布于各组织和体液中，在脑脊液中的浓度较其他抗菌药为高。主要用于伤寒、副伤寒杆菌等沙门菌属感染，以及流感杆菌、肺炎球菌、脑膜炎球菌等所致的中枢神经系统感染，需氧和厌氧菌引起的混合感染；本药与氨基糖苷类抗菌药联合应用治疗腹腔厌氧菌感染，与链霉素联合治疗布鲁菌病，也可用于治疗支原体、衣原体感染和立克次体病；还可用于治疗眼科感染、痤疮、酒糟鼻、脂溢性皮炎。由于其对骨髓造血系统有突出的不良反应，临床应用受到限制。对骨髓造血系统的抑制表现为可逆性的各类血细胞减少，其中粒细胞首先下降。这一反应与剂量和疗程有关，及时停药，可以恢复。不可逆的再生障碍性贫血死亡率高，此反应属于变态反应，与剂量、疗程无直接关系。可能与氯霉素抑制骨髓造血细胞内线粒体中的与细菌相同的70S 核蛋白体有关。为了防止造血系统的毒性反应，应避免滥用，一般不用于治疗咽痛、上呼吸道感染、腹泻、尿路感染的轻症感染。患者本人或家族中有血液毒性病史者应避免长期应用，有肝病史者应避免使用。有报道认为，再生障碍性贫血一般多由口服给药引起，可能与氯霉素的代谢产物具更明显的血液毒性有关，如需选用宜静脉给药，用时应勤查血常规。

15.大环内酯类抗菌药的抗菌谱及主要临床适应证是什么？克拉霉素、阿奇霉素等新品种与红霉素相比具有哪些特点？

大环内酯类抗菌药主要对革兰阳性菌及某些革兰阴性菌，如葡萄球菌、肺炎球菌、溶血性链球菌、白喉杆菌、产气梭状芽胞杆菌、脑膜炎球菌、淋球菌等起作用，对厌氧球菌为主的厌氧菌以及布鲁杆菌、弯曲杆菌、军团菌、钩端螺旋体、肺炎支原体、立克次体和衣原体等也有抑制作用。本类药物属于生长期抑制剂。临床常作为青霉素过敏者的替代药物，用于化脓性链球菌、肺炎球菌等革兰阳性菌所致的上呼吸道感染，化脓性链球菌引起的猩红热及蜂窝织炎，白喉及白喉带菌者以及炭疽、梅毒和放线菌病、李斯德菌病等；也可用于支原体、衣原体、军团菌引起的呼吸道及泌尿生殖道感染，葡萄球菌属引起的皮肤软组织感染，口腔厌氧菌感染及百日咳等。克拉霉素、阿奇霉素等新品种与红霉素相比抗菌能力更强，如对流感嗜血杆菌、淋球菌及卡他莫拉菌的作用更强，特别是对各种胞内病原菌如军团菌、肺炎支原体、溶脲脲原体、沙眼衣原体及结核杆菌等作用突出。口服后从胃肠道迅速吸收，药物吸收不受食物的影响，生物利用度更高，药物在组织中的浓度高于血液浓度。半衰期较红霉素长，不良反应发生率明显低于红霉素，特别是胃肠道症状和肝脏不良反应较少。

16.林可霉素与克林霉素的共同抗菌特点，药理学特点与适应证、不良反应是什么？两者有何差异？

林可霉素类的抗菌谱与红霉素相似。对革兰阳性菌特别是金黄色葡糖球菌、肺炎球菌、溶血性链球菌以及白喉杆菌、炭疽杆菌等有良好的抗菌作用。对厌氧杆菌尤其是类杆菌（包括脆弱类杆菌）的抗菌活性比红霉素的优越。由于本品可进入骨组织中，和骨有特殊亲和力，故特别适用于厌气菌引起的感染及金黄色葡糖球菌性骨髓炎，因其很难进入脑和脑脊液，不能用于中枢神经系统感染。临床主要用于革兰阳性菌和厌氧菌引起的各种感染，如肺炎、心内膜炎、蜂窝织炎、扁桃体炎、丹毒、疖及泌尿系统感染等；外用对痤疮有良效。林可霉素、氯林可霉素两药口服或注射均可引起胃肠道反应，一般反应轻微，表现为胃纳差、恶心、呕吐、胃部不适和腹泻，也可出现严重的假膜性肠炎。与林可霉素相比，克林霉素的抗菌作用更强，口服吸收较林可霉素完全，假膜性肠炎的发生率更低，因此克林霉素较林可霉素为佳。

17.万古霉素与去甲万古霉素的抗菌特点及适应证是什么？

万古霉素、去甲万古霉素均系糖肽类抗菌药，用于治疗全身性感染。对各种革兰阳性菌包括球菌与杆菌均具有强大的抗菌作用。尤其耐甲氧西林金黄色葡糖球菌、表葡菌和肠球菌属对本品高度敏感，几乎没有耐药菌株；对厌氧菌艰难梭菌也有良好的抗菌活性，主要用于由甲氧西林耐药的葡萄球菌属、肠球菌引起的各种感染，包括败血症、菌血症、心内膜炎、肺炎等呼吸道感染、术后感染、骨髓炎和严重皮肤软组织感染；口服可用于治疗由艰难梭菌引起的伪膜性结肠炎。因其具有明显耳毒性、肾毒性，轻症感染不应选用；老年人、新生儿及肾功能不全者慎用，必需时须监测血药浓度，峰浓度控制在 50mg/L 以下，疗程不超过 10 ~ 14d；用药期间需定期复查尿常规和肾功能，并注意听力变化；避免与其他肾毒性药物合用。

18. 替考拉宁与万古霉素相比有哪些不同？替考拉宁是否可取代万古霉素？其适应证是什么？

替考拉宁与万古霉素都是糖肽类抗菌药，替考拉宁对链球菌、金黄色葡萄球菌、肺炎链球菌的作用优于万古霉素，耐万古霉素的肠球菌对本品仍敏感。对凝固酶阴性葡萄球菌的疗效不及万古霉素，且细菌对其易产生耐药性，不能透过血脑屏障，因而仍不能取代万古霉素。本药可供肌内注射或静脉滴注，半衰期长达 88 ~ 182h，在体内不代谢，主要以原形从肾中排出。由于其肝肾毒性较万古霉素低，特别适用于万古霉素难以耐受者。不良反应发生率低，但与万古霉素交叉过敏。本药主要用于除凝固酶阴性葡萄球菌以外的耐药阳性菌感染。

19. 多黏菌素具有哪些抗菌特点？为什么临床上已极少使用多黏菌素？

多黏菌素主要包括多黏菌素 B 及多黏菌素 E，二者具有相似的药理作用；属多肽类抗菌药，具有表面活性，含有带正电荷的游离氨基，能与革兰阴性菌细胞膜的磷脂中带负电荷的磷酸根结合，使细菌细胞膜通透性增加，细胞内的磷酸盐、核苷酸等成分外漏，导致细菌死亡。多黏菌素对多数革兰阴性杆菌，包括铜绿假单胞菌均具有强大的抗菌作用，可供鞘内使用、雾化气溶吸入。多黏菌素对生长繁殖期和静止期的细菌都有效，过去曾用于对其他抗菌药耐药的铜绿假单胞菌等革兰阴性杆菌所致感染，如败血症、心内膜炎、烧伤后感染等，必要时可与广谱青霉素等联合。由于毒性较大，主要表现在肾脏及神经系统两方面，其中多黏菌素 B 较 E 尤为多见，症状为蛋白尿、血尿等。大剂量、快速静脉滴注时，由于神经肌肉的传导阻滞可导致呼吸抑制。由于肾毒性严重多黏菌素现已少用，已被疗效好、毒性低的新型头孢菌素、喹诺酮类及氨基糖苷类等其他抗菌药所取代。

20. 常用抗结核药物有哪些？为什么初治病例必须采用三联、四联方案？

临床常用的抗结核药物主要有 ① 异烟肼，具有杀菌力强、可以口服、不良反应少、价廉等优点。口服吸收快，组织渗透性佳，可透过血脑屏障，胸水、干酪样病灶及脑脊液中的药物浓度均能达到有效抗菌浓度；可杀灭细胞内外的代谢活跃或静止的结核菌。② 利福平为利福霉素的半合成衍生物，是广谱抗菌药。对细胞内、外代谢旺盛及偶尔繁殖的结核菌均有作用，常与异烟肼联合应用。③ 链霉素，为广谱氨基糖苷类抗菌药，对结核菌有杀菌作用，对细胞内的结核菌作用不佳。④ 吡嗪酰胺能杀灭吞噬细胞内，酸性环境中的结核菌。⑤ 乙胺丁醇对结核菌有抑菌作用，与其他抗结核药物联用时，可延缓细菌对其他药物产生耐药性。⑥ 对氨基水杨酸为抑菌药，与链霉素、异烟肼或其他抗结核药联用，可延缓对其他药物发生耐药性。其他尚有上述药物的复合制剂如 ① 帕星肼为异烟肼与对氨水杨酸的分子化合物，比同剂量的异烟肼抗结核杆菌作用强。结核杆菌对本品产生耐药性较慢。② 卫肺特为利福平、异烟肼、吡嗪酰胺固定复方糖衣片，三者作用于不同的菌群，联合应用增强抗菌作用。③ 卫肺宁为利福平与异烟肼的复合制剂。对从未接触过抗结核药物的初治患者，每 $10^5 \sim 10^6$ 个结核菌中可有 1 个菌因为基因突变而对异烟肼或链霉素耐药。同时对该两种药物均耐药者约在 10^{11} 个结核菌中仅 1 个，同时耐 3 种药物的菌则更少。可见如单用一种药物治疗，虽可消灭在部分敏感菌，但有可能留下少数耐药菌继续繁殖，最终耐药菌优势生长。如联用三种或三种以上药物，耐药菌减少，效果较单药好。

21. 何谓抗结核的短程疗法？长程疗法、间歇疗法与复治？

在利福平问世前，常规采用 12 ~ 18 个月疗程，称"标准"化疗即长程疗法，因疗程过长，许多患者不能完成，疗效受到限制。自利福平问世后，与其他药物联用，发现 6 ~ 9 个月疗法（短程化疗）与标准化疗效果相同，故目前广泛采用短程化疗，但该方案中要求必须包括两种杀菌药物，异烟肼及利福平，具有较强杀菌（对 A 菌群，即生长繁殖旺盛，存在于细胞外，致病力强，传染性大，易被抗结核药所杀灭的菌群）及灭菌效果（对 B、C 菌群，B 群为细胞内菌，繁殖缓慢；C 群为偶尔繁殖菌，常呈休眠状态，偶尔发生短暂的生长繁殖，B、C 菌群为顽固菌，常为日后复发的根源）。实验表明，结核菌与药物接触数小时后，生长延缓数天。因此，有规律地每周用药 3 次（间歇用药），能达到与每天用药同样的效果。在开始化疗的 1 ~ 3 个月内，每天用药（强化阶段），以后每周 3 次间歇用（药巩固阶段），其效果与每日用药基本相同，有利于监督用药，保证完成全程化疗。使用每周 3 次用药的间歇疗法时，仍应联合用药（三联或四联），每次异烟肼、利福平、乙胺丁醇等剂量可适当加大；但链霉素、对氨基水杨酸钠、乙硫异烟胺等不良反应较多，每次用药剂量不宜增加。对由于初治化疗方案不合理，不规则治疗，或患者未能严格遵守方案用药，结核菌易产生继发耐药性，病变迁延反复，需要再次给予抗结核治疗者；为复治或复治病例应选择联用两种以上的敏感药物。

22. 为什么氟康唑会成为临床上常用的抗深部真菌感染的重要药物？用药时要注意哪些不良反应？

氟康唑为新型三唑类抗真菌药，能特异、有效地抑制真菌细胞膜甾醇的合成。本品口服或静注对各种真菌感染，如念珠菌、新型隐球菌、皮炎芽生菌、小孢子菌属、组织胞浆菌等深部感染及毛癣菌属、表皮癣菌、糠秕孢子菌等浅部真菌感染均有效。口服吸收良好，生物利用度达静脉给药的 90% 以上，一般口服 1 ~ 2h 后，血药浓度可达峰值，血药浓度与剂量成正比。血浆消除半衰期约为 30h，血浆蛋白结合率较低，一般为 11% ~ 12%。能较好分布至各种组织与体液，如在脑脊液中的药物浓度约为血药浓度的 80%，因而成为临床上常用的抗深部真菌感染的重要药物。最常见的不良反应有头痛、纳差、胃部不适、恶心、腹痛、皮疹，偶见谷丙转氨酶轻度升高、血小板减少等。

23. 为什么国内细菌对喹诺酮类药物的耐药性会明显增高？与适应证的掌握有无关系？

国内细菌对喹诺酮类药物耐药性的明显增高主要与畜牧业、渔业大量使用喹诺酮类药物有关；另外国内临床使用的指征过宽，常用于一般的咽痛、腹泻等，也造成滥用，有证据表明，某一地区氟喹诺酮类药物用量与细菌对其的耐药性密切相关，用药量的上升必然导致细菌耐药性增加。同时研究表明，喹诺酮类药物间存在明显的交叉耐药性，因而国内细菌对喹诺酮类药物的耐药性明显升高。

24. 氟喹诺酮类抗菌药常见的不良反应有哪些？为什么儿童与早期妊娠的孕妇不宜使用？为什么生产喹诺酮类的糖浆供儿童使用是不合适的？

氟喹诺酮类抗菌药常见的不良反应有：① 对消化系统的影响，表现为恶心、呕吐、食欲不振、口苦、腹痛、胃部不适、消化不良等，口腔异味感较为突出。② 对神经系统的影响，表现为兴奋、失眠、烦躁、步态不稳、目眩、头晕、耳鸣、抑郁等，偶可引起颅内压增高和诱发震颤或癫痫发作。③ 过敏反应主要表现为皮疹、瘙痒、红斑或皮肤发红，眼睑及球结膜充血等，也可出现药物热，严重时可出现重型药疹、过敏性休克，诺氟沙星、司帕沙星可引起光敏反应。④ 血液系统，可有红细胞和白细胞减少，一过性血小板减少症，凝血功能障碍。⑤ 肝、肾损害，长期使用该类药物可致肝损害，对肾脏损害主要为结晶尿、血尿，尤其是尿呈碱性时。氟喹诺酮类药物多数经肾脏排泄，对于老年患者或肾功能不全患者易引起药物在肾脏中蓄积而产生不良反应。⑥ 影响软骨发育，该类药物能使幼年动物的关节软骨出现水疱及变性、裂隙、软骨细胞聚集及关节炎性渗出，从而影响软骨发育，使生长受到抑制。因此，儿童与早期妊娠的孕妇不宜使用，也不宜生产喹诺酮类抗菌药物的糖浆供儿童使用。

25. 甲硝唑具有哪些抗菌与药理特点？主要适应证与不良反应是什么？

甲硝唑在体内外对革兰阳性和阴性厌氧菌均具有良好的抗菌作用，包括脆弱类杆菌和难辨梭菌，但所有需氧菌均耐药。口服吸收迅速而完全，即使栓剂给药，局部吸收也能达到一定的血药浓度。蛋白结合率低，在体内分布较广，在胎盘、胆汁、唾液、精液中均有较高浓度，脑膜无炎症时脑脊液中的浓度为同期血浓度的40%，脑膜有炎症时，脑脊液中的浓度达到血药浓度的90%。临床主要用于敏感菌所致的腹腔和盆腔感染、牙周脓肿等厌氧菌引起的感染，或联用抗需氧菌药治疗厌氧菌与需氧菌所致的混合感染。由于药物能透过血脑屏障，适用于厌氧菌引起的脑膜炎和脑脓肿；还可用于治疗阿米巴病及阴道滴虫病。主要不良反应是消化道反应，其次有皮肤过敏反应；大剂量用药可发生神经系统症状如头痛等，也可有感觉异常、共济失调和多发性神经炎。

26. 替硝唑与甲硝唑相比具有哪些优点？为什么临床仍常用甲硝唑？

替硝唑对厌氧球菌、脆弱类杆菌及梭杆菌属的作用较甲硝唑为强；口服吸收率高，同样剂量口服后，其血药浓度较甲硝唑明显为高，且持续时间更长；在脑脊液中的浓度也比甲硝唑高；经肾排泄的药物量低于甲硝唑，在肾功能不全者，药物半衰期延长不明显。不良反应明显少于甲硝唑，所以特别适用于经甲硝唑治疗效果不显著或因不良反应难以接受甲硝唑治疗的患者。由于甲硝唑对厌氧菌具有强大的杀菌作用，价格便宜，目前临床上的厌氧菌对其耐药性未见明显增高，故而临床仍常用。

27. 磷霉素作为化学合成的抗菌药在抗菌谱、药理上有何特点？临床上用于哪些感染？

磷霉素抑制细菌细胞壁的早期合成，是细胞壁合成的阻断剂。其分子结构与磷酸烯醇丙酮酸相似，相互竞争同一转移酶，使细菌细胞壁的合成受到阻抑而导致其死亡。磷霉素为广谱抗菌药，对大多数革兰阳性菌和阴性菌都具有杀灭作用。特别是对绿脓杆菌、大肠杆菌、变形杆菌、沙雷菌和耐甲氧西林的金黄色葡萄球菌均有一定的抗菌活性，但作用不强；与其他抗菌药物合用常可获得协同作用。细菌对磷霉素与其他抗菌药物之间较少交叉耐药。组织分布广泛，以肾组织中浓度最高，与血浆蛋白不结合；可透过血胎盘屏障和血脑屏障，毒性小，使用安全，不良反应以轻度胃肠道反应为多见，偶有皮疹、嗜酸粒细胞增多症状。口服用药主要用于敏感菌所致的各系统轻中度感染，可用于肝功能不全、肾功能不全者感染，但需减量及观察不良反应。严重感染时，需大剂量静脉给药，最好与其他抗菌药物联用。

28. 为什么供局部应用的抗菌药很有限，不允许擅自将供全身用药的庆大霉素、阿米卡星或氟喹诺酮类药或头孢菌素类作局部用药？

皮肤、黏膜等体表部位的一般感染或局部感染，常不必应用供全身使用的抗菌药，应用供局部使用的抗菌药物既经济有效又方便。供全身使用的抗菌药物如青霉素、链霉素、庆大霉素、阿米卡星、氟喹诺酮类药或头孢菌素类药的抗菌作用强，但作局部使用，不仅易使细菌产生耐药性，使药物的全身用药的临床应用价值明显下降，也会使过敏反应发生率增高，故不允许擅自将供全身用药的庆大霉素、阿米卡星或氟喹诺酮类药或头孢菌素类作局部用药。专供局部使用的抗菌药物是严格限定的，包括磺胺嘧啶银、醋酸甲磺灭脓、磺胺醋酰钠、呋喃西林、新霉素、红霉素、林可霉素、氯霉素、杆菌肽、莫匹罗星等，可用于皮肤、创面、口腔、鼻腔、眼结膜、耳道、膀胱等部位的局部感染，这些药物抗菌作用强，但全身应用时会有突出的毒副作用。

29. 哪些情况下应联合用药？

联合用药的指征较单独应用更为严格，其明确的适应证如下：病因未明的严重感染如病原菌未明确的菌血症、败血症、脓毒血症；单一抗菌药物不能控制的严重感染；单一抗菌药物不能有效地控制的混合感染；较长期用药如治疗结核病，细菌有产生耐药性的可能者；联合使用可使毒性较大药物的剂量得以减少者，以及联用易于渗入某组织如脑脊液的药物以获得较好的疗效者。

30. 反复发作的尿路感染如何处理与用药？

反复发作的尿路感染指半年内有 3 次以上发作者。慢性及反复尿路感染可导致肾损害，首先应认真查找原因，如有尿路梗阻如结石、肾下垂、尿道口息肉等应予以解除，防治尿液反流。经治疗无效的三、四级膀胱输尿管反流，应外科矫正。对慢性基础疾病如糖尿病、肝脏病及其他肾脏病要进行治疗。伴有慢性盆腔炎、阑尾炎、便秘、腹泻、与尿路感染反复发作有关的压疮等也应作相应的处理。早期积极应用有效的抗菌物治疗，必须建立在明确病原菌的基础上，可反复做中段尿培养，必要时停用抗菌药数天或在发病间隔期内作尿培养，药敏结果可为选用抗菌药物提供重要依据。对肾盂肾炎应选择血浓度高的药物，而下尿路感染则应选择尿浓度高的药物，如治疗数天症状仍不见好转或菌尿持续存在，多表明细菌对该药可能耐药或属 L 型细菌（细胞壁受损并能生长和分裂的细菌称为细胞壁缺陷型或 L 型细菌）感染，应及早调整用药，必要时可联合用药。一般抗菌药疗程较长，以 4 周或更长时间为宜。应在尿路刺激征消失，且多次尿常规恢复正常，2～3 次尿培养转阴后方可考虑停药。或在急性症状控制后，采用低剂量药物抑菌疗法。

　　参考药敏结果与治疗经验，常用复方磺胺甲噁唑、呋喃坦啶，或氟喹诺酮类抗菌药每晚睡前排尿后服用1次，疗程可持续3~6个月。对反复多次感染而无法采用手术纠正尿路梗阻者或肾实质已有不同损害者，疗程可延长至1~2年。为防止耐药菌株产生，可采用联合用药或轮替用药方案，即每种方案用2~3周后轮换使用，以提高疗效。此外，与房事有关的发作，需在房事后临睡前排尽尿后再服用1剂抗菌药预防复发；绝经期妇女反复发作的尿路感染与其雌级素水平过低、尿路黏膜萎缩有关，可适当补充雌激素。

（王树平，雷晓庆）

第五章　正确购买和使用非处方药

第一节　非处方药

1. 药品分类管理

为了保障用药的安全，国家通过立法对药品实行分类管理。我国《处方药与非处方药分类管理办法（试行）》于 1999 年 6 月 1 日经原国家药品监督管理局审议通过，自 2000 年 1 月 1 日起施行。该办法规定，根据药品品种、规格、适应证、剂量及给药途径不同，对药品分别按处方药与非处方药进行管理。2005年 8 月 12 日原国家食品药品监督管理局又发布了《关于做好处方药与非处方药分类管理实施工作的通知（国食药监安 [2005]409 号）》，明确实施药品分类管理，通过严格处方药的管理，规范非处方药的管理，保证公众用药安全。

2. 中国非处方药物协会（CNMA）

依据遵守国家宪法、法律、法规和国家有关方针政策，为努力促进和提高我国非处方药物科研、生产和经营管理水平。1988 年 5 月，在前称为中国大众药物协会基础上，国家成立了中国非处方药物协会（CNMA）。CNMA 的任务包括沟通会员单位与政府有关部门的联系，提出有关非处方药生产、经营管理方面的政策法规建议；向会员单位提供咨询、培训和信息等各项服务；向广大消费者宣传正确合理的自我药疗知识；开展国际交流活动与合作。

3. 非处方药和处方药概念

（1）非处方药：是指由国务院药品监督管理部门公布的，不需要凭执业医师和助理执业医师开具的处方，消费者可以自行判断、购买和使用的药品。这类药品美国又称为柜台发售药品（over the counter drug，OTC 药）。我国非处方药的包装标签、使用说明书中标注了警示语，明确规定药物的使用时间、疗程，并强调指出"如症状未缓解或消失应向医师咨询"。简言之，非处方药可以不用医师处方，自行根据需要选购。非处方药一般属于如下范畴：用于治疗感冒、发热、咳嗽等药物；缓解头痛或消化不良症状的药物；用于治疗关节疾病的外用膏贴类；用于治疗鼻炎等过敏症药物以及营养补剂，如维生素、某些中药补剂等。

（2）处方药：是指经过医师处方才能从药房或药店获取并要在医生监控或指导下使用的药物。国外常用的术语有：Prescription Drug.Ethical（Ethic）Drug，Legend Drug（美国用），缩写为 R.R. 表示医生须取用的药物，一般在处方左上角常可见到。属于处方药的范畴是：① 刚上市的新药。对其活性、不良反应还要进一步观察。② 药物本身不良反应较大，不便于患者自行用药，如抗癌药物、抗菌药等。③ 可产生精神或身体依赖性的某些药物。如麻醉药品吗啡类和精神药品地西泮等。④ 某些疾病必须由医生和实验室进行确诊，使用药物需医生处方，并在医生和药师指导下使用，如心脑血管疾病药物等。⑤ 需要在医护药专业人员指导下使用的药物，如注射剂、生物制剂等。

处方药与非处方药的主要区别见表 5-1。

表 5-1　处方药与非处方药的主要区别

	处方药	非处方药
疾病类型	病情较重、需要医生确诊	小伤小病或解除症状
疾病诊断者	医生	患者自我认识和辨别，自我选择
取药凭据	医生处方	不需处方
取药地点	医院药房、药店	药店（甲乙类）；超市（乙类）
用药剂量	较大	较小，剂量有限定
服药时间	长，医嘱指导	短，有限定
品牌保护方式	新药保护、专利保护期	品牌

第二节　非处方药管理

1. 非处方药特点

（1）非处方药应按标签或说明书的指导使用，说明文字应通俗易懂。

（2）非处方药使用时不需要医务专业人员的指导和监督。

（3）非处方的适应证是指那些患者能自己做出判断的疾病，药品起效性快速，疗效确切，一般可减轻患者不舒服的感觉，药效一般都比较确定。

（4）非处方药主要用于减轻疾病的初始症状或延缓病情的发展。

（5）非处方药按照说明书用药安全性好，不良反应和毒副作用发生率低，不易引起药物依赖性、不易诱导耐药性或抗药性。

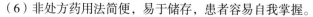

（6）非处方药用法简便，易于储存，患者容易自我掌握。

2.非处方药的选用原则

（1）应用安全：根据文献和长期临床使用证实安全性大的药品；药物无潜在毒性，不易引起蓄积中毒，中药中重金属限量不超过国内或国外公认标准；不良反应发生率低；没有精神或身体依赖性，无"三致"（致畸、致癌、致突变）作用；抗肿瘤药、毒麻药、精神药物、注射剂等不能列入；组方合理，无不良药物相互作用和药食相互作用。

（2）疗效确切：药物作用针对性强，功能主治明确；不需经常调整剂量；连续使用不引起耐药性。

（3）质量稳定：质量可控；在规定条件下，性质稳定。

（4）应用方便：用药时不需做特殊检查和试验；以口服、外用、吸入等剂型为主。

3.非处方药的遴选分类

西药非处方药分类是参照《国家基本药物目录》，根据非处方药遴选原则与特点划分为解热镇痛药、镇静助眠药、抗过敏药与抗眩晕药、抗酸药与胃黏膜保护药、助消化药、消胀药、止泻药、胃动力药、缓泻药、胃肠解痉药、驱肠虫药、肝病辅助药、利胆药、调节水电解质平衡药、感冒用药、镇咳药、祛痰药、平喘药、维生素与矿物质、皮肤科用药、五官科用药、妇科用药、避孕药23类。中成药非处方药分类是参考国家中医药管理局发布的《中医病证诊断疗效标准》，将其中符合非处方药遴选原则的38种病证的药品归属为内科、外科、骨伤科、妇科、儿科，皮肤科，五官科等临床专科用药。

4.国家非处方药目录

国家药品监督管理局于1999年7月22日公布了第一批国家非处方药（化学药品制剂和中成药制剂）目录，共有325个品种，没有区分甲、乙类，其中化学药品制剂165个品种，中成药制剂160个品种，每个品种含有不同剂型。按照药品分类管理工作的整体部署和安排，到2004年，国家食品药品监督管理局共公布了六批4326个非处方药制剂品种。从2013年开始，停滞已久的审批工作再次启动，陆续小批量或零散地批准了一些新的非处方药品。截至2018年，非处方药品种数达4949种，但是这个数量是处在动态变化之中的。

5.处方药与非处方药的转换评价

非处方药并非一成不变的，每隔3～5年会进行一次再评价，推陈出新，优胜劣汰，确保非处方药的有效性和安全性。2004年4月7日，国家食品药品监督管理局发布了《关于开展处方药与非处方药转换评价工作的通知》，决定从 2004 年开始开展处方药与非处方药转换评价工作，并对非处方药目录实行动态管理。

一是允许药品生产企业经过改变处方药剂型或减小规格剂量后也可能变成非处方药，也就是说把那些性能更优良，更安全有效的非处方药增补进去，淘汰一部分过时的非处方药，提出处方药转换评价为非处方药的申请。但是下列情况除外：① 监测期内的药品；② 用于急救和其他患者不宜自我治疗疾病的药品，如用于肿瘤、青光眼、消化道溃疡、精神病、糖尿病、肝病、肾病、前列腺疾病、免疫性疾病、心脑血管疾病、性传播疾病等的治疗药品；③ 消费者不便自我使用的药物剂型，如注射剂、埋植剂等；④ 用药期间需要专业人员进行医学监护和指导的药品；⑤ 需要在特殊条件下保存的药品；⑥ 作用于全身的抗菌药、激素（避孕药除外）；⑦ 含毒性中药材，且不能证明其安全性的药品；⑧ 原料药、药用辅料、中药材、饮片；⑨ 国家规定的医疗用毒性药品、麻醉药品、精神药品和放射性药品，以及其他特殊管理的药品；⑩ 其他不符合非处方药要求。譬如，2019 年 2 月 19 日，国家药监局发布公告称，根据《处方药与非处方药分类管理办法（试行）》（国家药品监督管理局令第 10 号）的规定，经组织论证和审定，小儿退热颗粒、定坤丹、补肾润肺口服液等 12 种药品由处方药转换为非处方药。

二是国家食品药品监督管理局组织对已批准为非处方药品种的监测和评价工作，对存在隐患或不适宜按非处方药管理的品种将及时转换为处方药，按处方药管理。譬如，2017 年 9 月 8 日，国家食品药品监督管理总局官网发布《关于复方酮康唑发用洗剂、复方酮康唑软膏、酮康他索乳膏转换为处方药的公告》（2017 年第 105 号）。

6. 非处方药的分类及专有标识

非处方药又根据用药安全性，分为甲、乙两类。

甲类非处方药：必须在具有《药品经营许可证》并配备执业药师（或驻店药师）的药店调配、销售的非处方药。

乙类非处方药：可在经省级药品监督管理部门或其授权的药品监督管理部门批准的其他商业企业零售的非处方药。

1999 年 11 月 19 日，国家药品监督管理局发布了《关于公布非处方药专有标识及管理规定的通知》。非处方药专有标识图案为椭圆形背景下的"OTC"三个英文字母，是国际上对非处方药的习惯称谓。非处方药专有标识图案的颜色分为红色和绿色，红色专有标识用于甲类非处方药药品，绿色专有标识用于乙类非处方药药品和用作指南性标志。非处方药专有标识只允许已列入《国家非处方药目录》并通过药品监督管理部门审核登记的非处方药使用，作为药品标签、使用说明书和包装的专有标识，也可用作经营非处方药企业的指南性标识。

甲乙类非处方药标识：红底白字的是甲类，绿底白字的是乙类（见图5-1）。

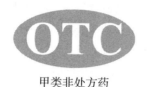

甲类非处方药

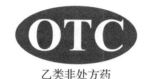

乙类非处方药

图 5-1 甲乙类非处方药标识图

7.双跨药品

在非处方药中，有一些药品既可以作为处方药又可以作为非处方药，这就是所谓的双跨品种。"双跨"药品是国家药品分类管理的一项内容，界定"双跨"药品的身份主要是看其适应证。某些药作为处方药时有多个适应证，有些适应证患者能够自我诊断和自我药疗，这部分药品就作为非处方药；而患者难以判断的部分药品仍作为处方药，这就是"双跨"药品。例如，治疗胃病的药物西咪替丁、雷尼替丁、法莫替丁等作为处方药时，其适应证为胃及十二指肠溃疡、应激性溃疡、上消化道出血、反流性食管炎、卓艾综合征等，广大患者对这些适应证难以自我判断，必须由医生诊治。当西咪替丁等作为非处方药时，其适应证必须修改为患者能自我判断的轻微病症，所以它们的适应证仅限于胃酸过多引起的胃痛、胃灼热、烧心、反酸，且连续使用不得超过7天。

国家规定，非处方药部分必须按国家公布的使用说明书、标签、包装、专有标识（非处方药甲、乙类）进行审核登记，生产上市，而原处方药部分仍按原批准使用的说明书、包装、生产和使用，仍作为处方药。因此，这类双跨品种的药品，有两种不同的包装，不同的说明书，且需分柜摆放，不能因为药名相同就将处方药摆放非处方药柜中。人们在识别非处方药时应该从其品牌、标识物、标签及含有非处方药指导的用语中加以辨认。

8.非处方药广告宣传

所有实行处方药和非处方药分类管理制度的国家，均严格规定处方药不得对公众做广告宣传，但允许其产品信息在医学工业学术杂志上传播。我国规定："处方药只准在专业性医药报刊进行广告宣传，非处方药经审批可以在大众传播媒介进行广告宣传。"而其他国家对非处方药面向公众做广告的限制也各有不同，如美国、英国、德国、新西兰等国允许非处方药做广告，而意大利、西班牙、法国等国家规定对可报销的非处方药及使用处方药品牌的非处方药不允许做广告，除此以外的非处方药则需有认可证书方可做广告。广告规范用语须有："请仔细阅读药品使用说明书并按说明使用或在药师指导下购买和使用！"的用语。

9. 非处方药目录变更

非处方药目录实施后并非是一成不变的，每隔3～5年还要进行一次再评审，推陈出新，优胜劣汰，确保非处方药的有效性和安全性。随着医药科技的发展，新药大量上市，对每一种非处方药的认识也在不断深入，有的处方药不太可能成为非处方药，但经过改变剂型或减小规格剂量后也可能变成非处方药，也就是说把那些性能更优良，更安全有效的非处方药增补进去，淘汰一部分过时的非处方药，如世界非处方药的主要类别有以下6种：解热镇痛药、镇咳抗感冒药、消化系统药、皮肤病用药、滋补药、维生素、微量元素及添加剂。而下列几类药物可经转换后上市成为非处方药：止喘药，口服避孕药，肌肉松弛药，心血管药（不包括钙拮抗药）和部分抗感染药。

为了进一步方便群众自我药疗，国家食品药品监督管理局根据《处方药与非处方药分类管理办法》（试行）的规定，按照《关于开展处方药与非处方药转换评价工作的通知》要求，开展了处方药与非处方药的转换工作。我们国家与西方国家相比，拥有大量的中成药，这些中成药同样纳入处方药和非处方药管理。

例如，2019年2月15日，国家药品监督管理局发布公告，将10种中成药的管理类别由处方药调整为非处方药。10种中成药分别是补肾润肺口服液、定坤丹、黄芪精颗粒、金银花软胶囊、人参蜂王浆咀嚼片、小儿柴桂退热颗粒、小儿柴桂退热口服液、小儿退热颗粒、心脑欣丸和银黄颗粒。其中，定坤丹、金银花软胶囊和心脑欣丸此前已是双跨品种。根据公告，除黄芪精颗粒、金银花软胶囊、人参蜂王浆咀嚼片3个品种为乙类非处方药外，其他均为甲类非处方药。

公告指出，相关企业应在2019年3月20日前，依据《药品注册管理办法》等有关规定提出修订药品说明书的补充申请报药品监督管理部门备案，并将说明书修订的内容及时通知相关医疗机构、药品经营企业等单位。非处方药说明书范本规定内容之外的说明书其他内容按原批准证明文件执行。药品标签涉及相关内容的，应当一并修订。自补充申请备案之日起生产的药品，不得继续使用原药品说明书。双跨品种的处方药说明书可继续使用。

第三节 非处方药管理现状

1. 非处方药市场活跃

由于非处方药具有以下基本特点：一般都经过较长时间的全面考察，质量可靠；药效一般都比较确定；药品按照说明书要求使用相对安全；毒副作用小，不良反应发生率低；使用方便，易于携带和储存等。

非处方药品直接面向消费者，以消费者为中心，消费者自行选购，不需要经过医生开具处方，比处方药显出更多的一般消费品的特征，对消费者愿望和需求反应比较敏捷，因而市场具有非常大的增长潜力。

另外，中国城镇人口每年以2000万左右的速度增长，而城镇居民对非处方药的需求将促进这个市场的发展；中国人口老年化趋势加快，这部分人群的医疗消费越来越大；城镇居民收入增加较快，其医药卫生费用也相应快速增加；基本医疗保险制度和医疗体制改革等都大大加快了非处方药品市场的壮大。随着农村"药品供应网和监管网建设"、医药保险和新型农村合作医疗制度的全面推广，农村药品市场逐渐成为新热点。

随着国家经济的发展和科技知识的普及，人们越来越重视自身的健康，也更乐于采用自我药疗的方式，如今，"大病去医院，小病去药店"的消费理念已日益得到人们的认同。"去药店"就是人们购买非处方药实行自我药疗的主要途径。因此，中国的非处方药市场前景十分广阔。

2. 非处方药管理企业责任

非处方药是消费者不需医生开处方即可自行购买使用的药品，这是不是意味着非处方药是一种不需管理，消费者可以随意使用的药品呢？事实上，非处方药仍然需要管理，而且这种管理责任不仅仅是国家职能部门的事情，它需要全社会的共同努力。否则有违药品分类管理的初衷，对人民的身体健康也起不到积极的作用。

随着人们自我药疗的比率越来越大，加强对非处方药的管理刻不容缓。从大的方面来说，加强民众自我药疗教育，全社会都应该担负起这个责任；但要切实地加强对非处方药的管理，有效保障人民的健康，相关企业也应积极参与。

一是非处方药的"源头"管理。中国自2000年开始实施药品分类管理制度以来，正在大跨步地赶上世界药品监督管理法制化、规范化的步伐。作为正在崛起的医药大国，中国正向医药强国迈进，众多的人口和快速增长的国民经济为医药产业的发展带来了前所未有的机遇，吸引着全世界的医药企业纷纷进入中国市场。

随着医药研发生产企业越来越多，各种各样的非处方药也"乱花渐欲迷人眼"，对普通民众来说，很难全面、正确地了解相关的药品知识，正因如此，药品研发生产企业必须加强自我管理，因为它们是非处方药的"源头"，这个"源头"把不好，保障人民的健康只能是空谈。所以研究机构和非处方药生产企业必须加强社会责任感，严格按国家有关职能部门要求研发和生产非处方药。这对医药企业和研发机构既提出了社会道德要求，又对它们的科研、生产能力提出了较高的要求。

二是药品说明书要说明白。一种好的非处方药，只能针对特定的病症和特定的患者，也有特定的使用方法，因此，指导消费者正确用药的一纸说明书无比重要。很多消费者都有这样的感触：一些药品的说明书就像"天书"，罗列的都是专业的术语和生物化学名词，让消费者看不懂。对医药企业来说必须重视这个问题，说明书应该通俗易懂，应该详细。一般的说明书应包含以下内容：产品名称、活性成分名称、适应证、禁忌证、用法用量、注意事项、不良反应、保存方法、有效期、生产批文、厂名地址、联系方式等。简言之，生产非处方药的医药企业责任重大，生产的药品既要让消费者放心，又要让消费者用得明白。

三是药品经营企业的服务要到位。从中国的情况来看，一方面消费者缺乏基本的医药常识，另一方面药品和医疗知识过于专业化。因此，作为直接与消费者沟通的环节，药店在消费者购买非处方药、实现自我治疗的过程中，处在一个非常重要的位置上，其责任不言自明。药店"把关"更重于"卖药"，也就是要求药店必须向患者提供用药服务。在销售药品时，店员须运用专业知识，为消费者提供促进健康、供给药品、指导用药、审核处方等方面的药学服务。在这个意义上来说，药店店员承担了医师的角色，成为消费者自我药疗的重要指导者。虽然执业药师队伍经过了20多年的建设，但社会药店的执业药师仍然不能满足药学服务的需要，这是不争的事实。不过，国家相关部门和行业协会都在极力推进药店店员业务知识培训，而且已经成为药店自觉的日常行为。

第四节　非处方药购买和使用

一、非处方药购用中存在的问题

由于非处方药无须医生处方，即可自购自用。虽然大大促进了自我药疗的发展，为实现"人人享有初级卫生保健"创造了良好条件，但是，在合理用药知识不够普及的今天，也会带来一些不合理购用非处方药的问题。

一是"老毛病"现象。有些患者凭着自我感觉不适，或个别症状表现，自我判断为"老毛病"，常常会选用过去曾用的某药。如此这样反复选用某药，将会造成一些不利于健康的问题。例如某种药的多次反复使用，而产生药源性疾病。而且老毛病复发，其诱发因素并非相同，某些临床症状并非完全一致，原来所用药物也难以兼治新出现的症状；反复长期使用某种药极易产生耐药性，使某药用量要加大，但效果并不佳，毒副作用反而增强，导致病情恶化。

二是随意增减药物用量。有些患者用药不能按时定量，疗程不分长短，忘服、漏服、乱服现象时有发生。究其原因有的病情稍有好转，不适感觉明显减轻时就不想再用药；有的因工作忙或其他原因，用药不便而忘服；有的为治病心切，急于求成而乱服，使用剂量随意加大，或在短时间内频繁更换品种。这些不规范用药，容易使病情复杂化，给治疗带来困难。因此，使用非处方药，应该参照药物说明书上的规定，严格掌握用量和疗程，这样才能保证用药安全有效。

三是自诊不明，模仿他人用药。有的患者自诊不明确，感到某种疾病症状与他人相似，就模仿他人用药，却忽视了一人会有多种疾病共存，同一种疾病会有多种症状同时出现的可能性。即使疾病相同，人与人之间还存在个体差异和不同诱发因素。如常见的细菌性肺炎，共同的临床表现为发热、咳嗽、咯痰、胸痛、白细胞数增高等，按病因不同，可分为链球菌性肺炎、金黄色葡萄球菌性肺炎、绿脓杆核菌性肺炎等，根据其致病菌种，症状性质、急缓程度等不同情况，所用药物也就必然不同；还应该注意到同一药物对不同的患者会产生不同的效果。因此，要因病、因人科学地使用非处方药物，才能达到预期的疗效。

四是多药并用。一部分患者对一时难以确诊的疾病，采取多药并用的方法，认为可防治兼顾，事实上无指征的多药并用，必定会搅乱人体正常防御功能，易引起药物与药物、药物与机体之间的相互作用，不良反应发生率明显增高，有时会产生并发症使病情加重，有时会掩盖病情症状，延误对疾病准确诊断和治疗的机会。所以可用可不用的药物不要用，能用单一药物就不要多药并用。

五是家庭备用药品不规范。有些患者喜欢多买些药作为家庭备用药，以便患病时随时取用。由于患者缺乏对药物基本知识的了解以及家庭保存条件的限制，不能按药物的特性加以储存保管，有些药物因吸潮、霉变、过期而造成浪费。因此家庭用药不宜久备，不宜多备，在保管上要按照药物的理化性质，采取避光、防湿、低温、密闭等相应措施，经常查看、更换，确保家庭备用药品的质量。

二、非处方药的正确购用

俗话说，"是药三分毒"，非处方药虽然是经过医药学专家的严格遴选，并经国家药品监督管理局批准，但它们仍然是药品，因此在使用时同样要十分谨慎，切实注意下述几点。

1. 购用非处方药的基本原则

（1）通过各种渠道充实、提高个人的用药知识，作为自我药疗的基础，便于小病的自我判断。

（2）正确选用有国家统一标识的非处方药，有非处方药标志的药物，是国药，质量比较可靠，药品安全系数更高一些，尽量选择这样的药品比较好。

（3）仔细阅读标签说明书，了解其适应证。注意事项及不良反应。比如风寒感冒的患者，应该买疏风散寒的感冒清热颗粒等中成药，不要买治疗风热感冒药。

（4）认真检查所选药品有无批准文号及非处方药"登记证书编号"。

（5）注意药品的内外包装是否有破损及是否超过有效期。一般自购药品治疗都在 3～5d，如果症状没有改善，应及时就医。因此，要根据用药时间购买药物，不要购买过多药品，防止长期不用导致药物变质浪费。

（6）严格按说明书用药，不得擅自超量、超时使用，若有疑问要向医师咨询。

（7）按要求贮藏药品，放置于小儿不可触及处。

（8）为提高自我保健能力，提倡建立自我保健用药记录卡，详细记录健康状况、所患疾病发展过程、所用药品名称、用法用量以及用药前后变化情况等内容，作为自身保健档案资料，对科学、合理使用非处方药物、提高健康素质将会有重要的参考价值。

2. 如何识别假药

民众在自购药品时，要正确识别假药，应注意如下几个问题。

（1）看药品批准文号。我国已经对药品的批准文号进行了统一的换发，如果格式不符合，就应进一步地鉴别药品批准文号格式：国药准字 H（Z、S、J）

+8位阿拉伯数字组成，其中H代表化学药品，Z代表中药，S代表生物制品，J代表进口药品分包装。药品批准文号都带有其"药"字样，如批准文号以"京健食准字"或"京食准字"为开头，则此产品不属于药品，而是保健食品或是食品。另外看有没有生产批号，生产批号一般都是该批药品的出厂日期，如200101001等。

（2）使用全国药品电码防伪系统查询。每盒药品的包装盒上都有一个唯一的识别代码。查询方法也很简单，用微信扫码功能，扫中国药品电子监管码即可。

（3）网站查询。在国家食品药品监督管理局网站中查找，找到"数据查询"，再点"基础数据"；然后输入药品名称或国药准字号就可查到该产品注册信息，查不到的就是假药。

（4）查看药品说明书。经批准合法生产的药品的说明书内容准确，治疗范围限定严格，附有详细的使用方法，毒副作用等，而在包装上出现了一些国家禁止在药品包装上印制的内容，如"正宗藏药""祖传秘方"或宣称包治百病的药往往是假药。

（5）查看包装盒。从外包装上看要有明确的品名、剂量、规格、生产厂家、生产批号及有效期等。另外，正品所用的纸盒比较硬，不易分层；外观颜色纯正，印刷字迹清晰，打印批号不透纸盒。假药包装盒所用的纸盒比较松软、稍厚，外观颜色不纯正，字迹有些模糊，易分层，打的钢印批号透过纸盒。包装药品的铝箔板：正品印刷字色纯正，字迹清晰，边缘整齐。假药边缘不整齐，印刷字迹有些模糊、重影、字色深浅不一。

（6）查看药片（胶囊）上的字体。正品药片表面光滑，片白色，片上所压字体深浅一致、清晰。正品胶囊上的字迹清晰，球形小丸大小均匀，如复方氨酚烷胺胶囊为淡黄色球形小丸，药色光亮颜色纯正。

第五节　非处方药品相关知识解答

1.什么是自我保健、自我药疗？

顾名思义，自我保健、自我药疗是在没有医生或其他医务工作者指导的情况下，恰当地使用非处方药物，用以缓解轻度的、短期的症状及不适，或者用以治疗轻微的疾病。由此可见，自我药疗是自我保健的一项重要内容，其前提和关键是非处方药的恰当使用。

自我保健和自我药疗古已有之，几千年来，我国人民在与疾病作斗争中积累了丰富的经验，在防治疾病时，配点中草药或买点中成药就把问题解决了，各种健身之道至今仍广为流传。随着经济、文化、卫生事业的飞速发展，世界卫生组织（WHO）在1978年提出了《阿拉木图宣言》，即"到2000年人人享有卫生保健"的宏伟目标。结合国情，我国政府提出了卫生工作的目标是到2000年基本实现"人人享有初级卫生保健"。与此同时，WHO还提出"人们有权利也有责任以个体和集体的方式参与他们的卫生保健的计划和实施"。这是第一次明确人们的卫生保健既有权利也有责任，即人们应当自己参与和关心自己的健康问题。为此，我国政府也提出做好卫生保健工作"应以国家、集体为主，其他社会力量和个人为补充"。

由上可知，现代卫生保健的概念已经发生了根本改变，由过去单纯依赖国家转变为"个人的权利和责任"；由被动转为主动积极参与。自我保健一方面为了防病治病，另一方面是为了提高生活质量。

2. 实施药品分类管理的重大意义是什么？

在我国上市的中西药品种数以万计，目前除了麻醉药品、精神药品、医疗用毒性药品、放射性药品以及戒毒药品外，其余药品均可在市场自由购买使用。

实行处方药与非处方药分类管理，其核心目的就是有效地加强对处方药的监督管理，防止消费者因自我行为不当导致滥用药物而危害健康。另外，通过规范对非处方药的管理，引导消费者科学、合理地进行自我保健。

概括起来说，重大意义有以下三个方面：① 有利于保障人民用药安全有效。药品是特殊的商品，它有一个合理使用问题，否则不仅浪费药品资源，还会给消费者带来许多不良反应，甚至危及生命。有的药品还会产生机体耐药性或耐受性给患者带来后续治疗的困难。② 有利于医药卫生事业健康发展，推动医药卫生制度改革，增强人们自我保健、自我药疗意识，促进我国"人人享有初级卫生保健"目标的实现；为医药行业调整产品结构，促进医药工业发展提供良好机遇。③ 有利于逐步与国际上通行的药品管理模式接轨，有利于国际间合理用药的学术交流，提高用药水平。

3. 我国实施药品分类管理的指导思想、目标和基本原则是什么？

指导思想是从保证人民用药安全有效和提高药品监督管理水平出发。结合国情，建立科学、合理的药品分类管理体系，在制定法规和政策时，先原则、后具体、先综合、后分类，实施工作要在充分调查研究的基础上，既要积极，又要做细，按照分步实施，逐步到位的方式进行。

目标是争取从2000年开始，初步建立起符合社会主义市场经济体制要求的处方药与非处方药分类管理制度和与之相适应的新的药品监督管理法规体系，再经过若干年，建立起一个比较完善、具有中国特色的分类管理制度。

基本原则是根据我国社会和经济发展的实际，采取"积极稳妥、分步实施、注重实效、不断完善"的方针，保证社会安定和秩序；加强处方药监督管理，规范非处方药监督管理，确保人民群众用药安全有效。

4. 为什么说实施药品分类管理必须群策群力、协调一致？

建立、实施药品分类管理制度，关系到药品监督管理的各个环节，涉及国务院有关部门的相关改革和政策配套，同时，这项制度也关系到药品生产、经营、使用者和广大人民群众已形成的利益现状。因此，这项制度的建立和实施会遇到许多困难，绝不是一朝一夕就能够解决和实现的。实施药品分类管理事关全局、意义重大，国务院各有关部门、各级药品监督管理部门必须群策群力、协调一致、共同推进，才能确保此项制度的建立与实施。

5. 生产企业在生产非处方药品时如何使用非处方药专有标识？

生产非处方药产品时，其包装和说明书必须使用非处方药专有标识，药品使用说明书和大包装可以单色印刷，但需在专有标识下方标示"甲类"或"乙类"字样。标签和其他包装必须按照公布的非处方药专有标识的色标要求印刷。专有标识应与药品的标签、使用说明书、内包装和外包装一体化印刷，其大小可根据实际需要设定，但必须醒目、清晰，并按照公布的坐标比例使用。药品标签使用说明书和每个销售基本单元包装在右上角是非处方药专有标识的固定位置。

6. 重复用药问题是怎么发生的？

患者在进行自我医疗时常会出现重复用药问题，这是由于对药品名称的认识不准确造成的。每个药品一般有两个标准名称，一个是国家药典委员会规定的通用名，另一个是化学名。如阿司匹林（Aspirin）为通用名，乙酰水杨酸为其化学名。另外不同厂家、不同剂型的产品有很多商品名，因此造成了同一药品会有不同名称的现象。最常见的是阿司匹林、扑热息痛等老品种，这种一药多名现象在复方制剂中更为常见。如扑热息痛的通用名为对乙酰氨基酚（paracetamol），化学名为 N 乙酰基 -P- 氨基酚，扑热息痛只是它的别名，而其商品名就更多了，在国内至少有十几个，比较知名的有必理通、百服宁、泰诺林、斯耐普、安佳热、静迪等，其中百服宁、泰诺等又有许多系列产品，分别冠以"婴儿×××""幼儿×××""儿童×××"。作为一般患者，大多看不懂、记不住化学名、通用名，更多人认同的是商品名，以为不同的商品名就是不同的药品，因此在生病时，有可能同时服用不同品牌的药品，无形中使同一药物的剂量增加了许多倍，容易造成对人体的伤害。

因此，在用药时，一定要分清哪些药可以一起服用，哪些药不能一起服用。当不清楚药品的主要成分时，可向药店或医院的专业人员咨询。

7.什么是药物剂型，它与用法有什么关系？

各种原料药物不是粉末，就是液体或半固体，有的还带有苦味或异臭，有的药物进入人体后作用时间太短，为了治疗需要和方便使用，把原料药制成各种不同性状的制剂，在药剂学上称为"剂型"，如打针用的注射剂，口服的片剂、胶囊剂，吸入用的喷雾剂，五官用的滴眼剂、滴鼻剂，外用的软膏剂、乳膏剂（霜剂）贴膜剂等。从片剂、胶囊剂中又发展出控释剂或缓释剂，肠溶片或肠溶胶囊，最后还有用于腔道的栓剂、灌肠剂等。作为非处方药，注射剂是不能入选的，它在使用时要求一定的技术和条件，否则易发生问题。口服片剂、胶囊剂、颗粒剂等，一定要用适量水送服，不要干吞，否则黏附在食管壁上可引起程度不同的刺激。喷雾剂使用时一定按说明书要求放准位置，手压喷雾钮与吸气应同步，否则药物多落在口腔而达不到治疗效果。肠溶片剂、肠溶胶囊，控释（缓释）片剂或胶囊剂不能掰开或嚼碎服用，否则会失去原有作用。

8.老年人使用非处方药应注意哪些问题？

随着年龄的增加，老年人用药的机会比年轻人要多，其中大多是非处方药，因此，正确使用非处方药，对老年人的健康是十分重要的。

（1）首先要明确用药目的，即"有的放矢"：既要知道自己的病情，又要了解所用药物的作用，如经常出现一些腰酸背痛：头疼脑热，经医院检查，未发现器质性疾病，此时可使用一些解热镇痛药。如果有器质性病变，则应去医院就医，不能任意使用镇痛药。

（2）严格按剂量要求，并按时用药：老年人记忆力有所衰退，容易忘记用药，有时因治疗心切，希望"立竿见影"，往往自行加量，这是非常危险的，有时漏服一次药后，下次服药时自行服用双倍剂量，结果很容易产生不良后果，服药过量造成的危害，可能比原疾病更为严重。为了做到按时用药，可以用定时钟并写一纸条置于明显位置，提醒自己准时用药。

（3）掌握好用药技巧：内服药片或胶囊时，至少应用半杯温开水（约250mL）送服，水量过少药片易滞留在食管壁上，既刺激食管，又延误疗效，服药的姿势以站立最佳，如情况允许，亦应坐直身体，吞下药片后约1min再躺下。此外，有的药片不宜嚼碎或压碎；有的药片则需要嚼碎或打碎后服用，都必须按说明书使用。一些控释片、缓释片，以及肠溶片等均不应打碎后服用。

（4）注意药物不良反应：这一方面即使是非处方药也不例外，只不过比处方药安全性高一些。首先要知道自己药物过敏史，尤其是在使用同类药物时更应谨慎，并留心观察用药后全身变化，如皮疹、瘙痒、红斑、头晕、无力等，一旦出现严重反应，应立即停药就医。

（5）警惕药物相互作用：老年人往往同时服用多种药物，不少人还中、西药合用。为此，在用药前应向医师或药师咨询，同服各药之间有无不良的相互作用，或有利的相互作用。如服用解热镇痛药时，同时饮酒易致肝、肾毒性。在服用处方药的镇静、安定剂时，再用非处方药的镇静助眠药则易引起过量而导致中毒。如有疑问应向医师或药师咨询。

（6）注意保存方法：一般中、西药的非处方药多是口服制剂，少数是外用或五官科用药，因此应按说明书要求存放。一般应放在阴凉处，糖浆、滴眼剂应放在冰箱（4℃左右），但勿放在冷冻层，以免药物变质。

9. 小儿使用非处方药应注意什么问题？

小儿患了小伤小病或已明确诊断的一些慢性病，家长可依据医生的意见使用非处方药，但应注意以下几点：

（1）辨明病情，有的放矢：小儿抵抗力较弱，对外界环境的调节能力也较差，因此容易患病，家长绝不要轻易给药，以发热为例，发热仅是一种症状，它是由多种原因所引起，用药不当就会掩盖病情、耽误治疗，因此，只有在可以辨明的情况下，如常见的感冒发热，注射预防针后的发热等才可以用解热镇痛药，且最多不能超过 3d，不见好转应及时就医。

（2）慎重选药，把握剂量：非处方药虽然较处方药安全性高，但也不能滥用。如有的解热镇痛药可引起血尿或有肝肾毒性；有的长期用药安全性未有定论，不能随便使用。即使已经是非处方药的维生素 A、维生素 D 也不能过量使用，否则可引起毒性反应，影响小儿生长发育。

（3）妥善保管，防止意外：所有药物均应放在小儿不能触及处。不少药物是糖丸（糖衣片）糖浆，小儿顺手拿来当"糖"吃而发生中毒的事例常有发生，甚至有小女孩把家长的一瓶口服避孕药（糖衣片）一次吃光的报道，这些都是沉痛的经验教训。另外，一般药物都应放在阴凉避光处；滴眼剂放在 4℃冰箱中保存，以免药物变质。

10. 孕妇使用非处方药应注意哪些问题？

孕妇是特殊生理时期，尤其要注意用药安全性。

（1）孕妇用药的最危险时期是妊娠开始的前 3 个月，此时胎儿正处于发育形成期，最易受药物影响，如引起胎儿畸形、流产，在此期间尽量不用任何药物，如必须用药应咨询医师权衡利弊后再用。

（2）因病情必须用药时，疗程尽量缩短，切勿长期服用。

（3）即使是妊娠 3 个月至出生前，也尽量少用或不用药物，必须使用时，尽量选择经临床长期应用而安全的药物。

11. 非处方药都是不良反应较小的药品吗?

不是。虽然非处方药具有应用安全、疗效确切、质量稳定、使用方便的特点,但非处方药的遴选是以适用于消费者易于自我判断、防止轻微病症用药为基本前提,只有列入国家公布的非处方药目录中的药品才是非处方药。虽然非处方药具有较高的安全性、不会引起药物依赖性、耐药性或耐受性,也不会在体内蓄积,不良反应发生率低等特性。但是,非处方药也是药品,具有药品的各种属性,虽然其安全性相对来说高一些,但药品不良反应还与患者个体和用药方法相关,绝非仅用不良反应大小来界定。

12. "因非处方药应用安全,加大剂量服用也不会有问题。"这种说法对吗?

不对。非处方药的"应用安全"是指在说明书指导下,按规定剂量服用是安全的,随意加大剂量使用会产生不良反应,例如维生素 C 通常被认为是安全的,用于补充人体所需营养,但是,一般是每日用量在 1g 以下,如超过此剂量长期应用即可引起腹泻等胃肠道不良反应,甚至引起尿酸盐或草酸盐结石。

13. 为什么一些常见病如高血压、糖尿病、冠心病的常用药没有被列入非处方药?

非处方药是用以治疗或减轻患者能自我判断、自我药疗的轻微疾病,如感冒咳嗽、消化不良、便秘腹胀等,都是非处方药的适应证,而治疗这些疾病的非处方药都是应用安全、不良反应较少、患者易于自己掌握的药物,而高血压、冠心病等虽是常见病,但常见病不等于是能自我医疗的疾病,这些病都比较复杂和严重,必须经医师诊治,应用处方药,药品的选择权在医生,药品应用时必须密切注意其疗效和不良反应,并根据病情调整剂量,因此这些药物不能列为非处方药,至少目前是如此。

14. 为什么头痛不要长期乱用止痛药?

"头痛脑热不算病"这种认识是不对的,虽然头痛只是一种症状,但在头痛的后面往往潜藏着许多疾病。散光、近视、远视、青光眼等症的患者,用眼时间过长会引起头痛、副鼻窦炎、中耳炎也会引起头痛;各种急性传染病,各种中毒、高血压、神经衰弱等也可引起头痛;脑卒中、脑血管痉挛、脑膜炎、脑肿瘤等也会引起头痛。

可见,引起头痛的原因很多,所以当头痛发作时,除非十分明确自己是感冒头痛,可以自购非处方药的解热镇痛药,一般的不宜长期自购止痛药随便服用,应在医生指导下,在针对病因治疗的同时,服些解热止痛药以缓解疼痛。

15. 使用解热镇痛药应注意什么?

发热时使用解热镇痛药使体温降低或恢复至正常水平,可谓人所共知,但有些人并不理解,发热从另一角度讲,并非坏事。

（1）发热，不仅告诉患者已经有病在身了，同时，不同的热型是某些疾病的特征，可以帮助医生做出正确诊断。

（2）发热是机体的一种防御反应，发热时机体的吞噬细胞功能加强，白细胞增加，抗体生成增多，这些都有利于杀灭细菌与病毒，所以，感冒发热如非高热一般不主张用解热镇痛药。因此，不应一有发热症状就盲目使用解热药。

16.服用非处方药时为什么应注意服用剂量和服用时间？

药品治病是根据病情和药物的特性按需要使用的，超剂量服用不能起到治疗的作用，长期服用也不能保证病症不再复发。药物必须按推荐剂量服用，儿童，尤其是婴幼儿的服药量应按年龄酌减，如果随意服用是会发生严重后果的。有不少药品说明书上指出，服药3天或1周后病情未缓解应停药并向医生咨询，以免病情发生变化，贻误治疗。

17.为什么在服用某些非处方中成药时应注意饮食的要求？

在服用非处方中成药时，由于某些饮食会影响药物的疗效，或产生身体不适，所以在说明书的"注意事项"中都有详细说明。如服治胃病药时，要求少吃生冷、辛辣、油腻食物；服用痛经药时要求忌服生冷饮食；治疗麻疹，湿疹等皮肤病时，也要求在服药期间避免饮酒、食用鱼虾等海鲜类食物，以免病情加重。

18.为什么注射剂不宜作为非处方药？

因为非处方药的遴选原则为："应用安全、疗效确切、质量稳定、使用方便"。其中的"使用方便"要求药物最好为口服和外用剂型，而使用注射剂型需要专业技术人员操作，因此不能入选非处方药。

19.不同剂型中成药的非处方药使用时应注意什么？

中成药的非处方药因不同的作用制成不同的剂型，通常分为内服和外用两大类，每类均应按规定的用法用量服用。中成药内服药中最多的为丸剂，丸剂又分为蜜丸（大、小蜜丸，水蜜丸）、水丸、浓缩丸和糊丸等。小颗粒的丸剂服用时，只需温开水吞服；大蜜丸因丸大不能整丸吞服，应嚼碎后吞服，或用洗净的手掰小后吞服；糊丸质极硬，整丸吞服不能吸收，必须在干净容器内捣碎后吞服。其他常用的内服剂型如片剂，颗粒剂，胶囊剂，液体制剂等无特殊规定时，按常规方法服用即可。

20.普通商业经营者可以销售非处方药吗？

《处方药与非处方药分类管理办法（试行）》第十一条规定："经省级药品监督管理部门或其授权的药品监督管理部门批准其他商业企业可以零售乙类非处方药"。

（王树平，雷晓庆）

第六章　合理使用中药

第一节　中药概述

什么是中药？这是最先需要回答清楚的通俗问题。

对于制药产业来说，按照目前正在执行的自 2007 年 10 月 1 日起施行的《药品注册管理办法》及其附件要求，中药是指在我国传统医药理论指导下使用的药用物质及其制剂。中药的药品批准文号的格式为：国药准字 Z+4 位年号 +4 位顺序号，其中 Z 代表中药。《进口药品注册证》证号的格式为：Z+4 位年号 +4 位顺序号，其中 Z 代表中药；《医药产品注册证》证号的格式为：Z+4 位年号 +4 位顺序号，其中 Z 代表中药。新药证书号的格式为：国药证字 Z+4 位年号 +4 位顺序号，其中 Z 代表中药。

对于大众来说，对中药的理解可以参照我国的《药品管理法》中药品的定义。《药品管理法》中明确指出："药品，是指用于预防、治疗、诊断人的疾病，有目的地调节人的生理功能并规定有适应证或者功能主治、用法和用量的物质，包括中药材、中药饮片、中成药、化学原料药及其制剂、抗菌药、生化药品、放射性药品、血清、疫苗、血液制品和诊断药品等"。结合药品的规范定义和大众日常生活，有助于我们理解中药材、中药饮片和中成药。

中药材是指未经加工或未制成成品的中药原料。中药饮片是中药材经过按中医药理论、中药炮制方法，经过加工炮制后的，可直接用于中医临床的中药。这个概念表明，中药材、中药饮片并没有绝对的界限，中药饮片包括了部分经产地加工的中药切片，原形药材饮片以及经过切制、炮炙的饮片。

中成药是以中药材为原料，在中医药理论指导下，为了预防及治疗疾病的需要，按规定的处方和制剂工艺将其加工制成一定剂型的中药制品，是经国家药品监督管理部门批准的商品化的一类中药制剂。因此，作为供临床应用的中成药，不但要具备相应的药名、用法用量、规格和特定的质量标准及检验方法，而且要有确切的疗效，明确的适用范围、应用禁忌与注意事项。

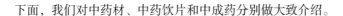
下面,我们对中药材、中药饮片和中成药分别做大致介绍。

一、中药材

全国有十七个大的中药材市场,我国最大的中药材市场在安徽省亳州市。

（一）中药材行业常用术语

中药材行业常用的术语概述如下,有助于大家理解中药材。

1. 皮刺　皮类药材表面的一种硬而少的突出物,称皮刺,如海桐皮。

2. 空泡　药材加工时用火烘烤过快而形成的中心空隙,称空泡。

3. 油头　药材根头部偶有黑色发黏的油状物称油头,如川木香。

4. 亮星　指药材横切后在阳光下透视,见到的黏液质小点,因能发亮称亮星,如土茯苓。

5. 菊花心　指药材横切面上维管束与较窄的射线排列形成细密放射状纹理,状似开放的菊花,称菊花心,如黄芪、甘草。

6. 枣皮　指药材果皮皱缩成枣皮状,如山萸肉。

7. 珍珠盘　指药材根头部膨大,具有多数隆起的茎基及芽痕,因状似珍珠散于盘中而称珍珠盘,如银柴胡。

8. 亮银星　指皮类药材由于表面有结晶析出,置光下显亮银光,如牡丹根皮、厚朴。

9. 花白点　指药材断面中心数个散生的放射状木质部,黄白相间,与周围形成色彩对比,如胡黄连。

10. 通天眼　指羚羊角的神经孔通过角塞顶端的角壳中心,向上呈一扁三角形的小孔直达角尖,习称通天眼。

11. 开口子　指青贝药材外层两枚鳞片大小相近,顶端不抱合,俗称开口子。

12. 月石坠　指硼砂加工时结在绳子上的干燥结晶,似石坠下,称月石坠。

13. 蜘蛛网纹　措在药材横切面上,木质部大型导管呈针孔状多层整齐排列,与类白色的射线相间而呈蜘蛛网状纹理,如木通等。

14. 胶口镜面　指僵蚕药材的断面平坦,外层白色粉性似胶,中间棕黑色发亮似镜。

15. 金井玉栏　指根类药材的断面外围白,内心黄,中间有一棕色的形成层环,俗称金井玉栏,如桔梗等。

（二）中药材的规格分类

根据药材的加工等级、加工方法、产地、颜色、包装、质量,可以分为以下规格。

1. 加工等级　初加工分级方面有统货、选货、大选、小选、特选、一级、二级、三级、四五混级、级外投料，其中统货就是大小货混在一起的一种规格。分级常见的品种有天麻、白芍、生地，另外像人参（包括红参和生晒参）、西洋参、三七、川芎也有类似分级。比如红参有 64 支、30 支、20 支、参须之分；生晒参有 25 支、40 支、60 支之分；西洋参有长支、短支之别；三七分 60 头、40 头、20 头、120 头、80 头、无数头等等级。

2. 加工净度和方法　如山药带有表皮者称"毛山药"，除去表皮并搓圆加工成商品的称"光山药"。其他的如毛香附与光香附；个茯苓与茯苓块；生晒参与红参；毛壳麝香与麝香仁等。

3. 加工方法　中药有清水、盐水、生统、熟统、净货、水洗等加工分类，如地黄有生地熟地之别（出自一种药材原料），全蝎有清水和盐水之分，王不留行、草决明、芦巴子有净货、含杂之分，菟丝子、车前子等小籽粒药材有水洗和净货之分。

4. 产地　就是以产地名来区别同一种药材，如麦冬有浙麦冬和川麦冬，白术有亳统和浙统，甘草有新统和内蒙统，防风有关统、西统和祁统等。

5. 生长采收期　三七因采收季节不同常分为"春七"和"冬七"两种规格。前者选生三年以下，在开花前打挖的，质地饱满、品质优；后者为秋冬季结籽后采收，体大质松品质次。连翘根据采摘早、晚不同时间的果实，将色黄老者称"老翘"，色青嫩者称"青翘"。

6. 颜色　连翘有青黄之分，丹皮分黑丹（没去外皮）和白丹（也称刮丹，就是刮去外皮），常见颜色规格有黄统、青统、黑统、白统、红统等。

7. 包装　以外在包装分为有机包、编织袋、散把、柳条把等。如袋装半枝莲和机器捆半枝莲，散把党参、柳条把当归等。

（三）中药材的采收原则

1. 植物药的采收

（1）根及根茎类一般在秋、冬季节植物地上部分将枯萎时及春初发芽前或刚露苗时采收，此时根或根茎中贮藏的营养物质最为丰富，通常有效成分含量也比较高。

（2）茎木类一般在秋、冬两季采收，此时有效物质积累丰富。

（3）皮类一般在春末夏初采收，此时树皮养分及液汁增多，形成层细胞分裂较快，皮部和木部容易剥离，伤口较易愈合。

（4）叶类多在植物光合作用旺盛期，开花前或果实未成熟前采收。

（5）花类一般不宜在花完全盛开后采收。花类中药，在含苞待放时采收的如金银花、辛夷、丁香、槐米等；在花初开时采收的如红花、洋金花等；在花盛开时采收的如菊花、番红花等。

（6）果实种子类一般果实多在自然成熟或近成熟时采收，有的采收幼果；种子类药材在果实成熟时采收。

（7）全草类多在植株充分生长，茎叶茂盛时采割；有的在开花时采收，如益母草、荆芥、香薷等。

2.动物类因原动物种类和药用部位不同，采收时间也不相同。以成虫入药的，应在活动期捕捉，如土鳖虫等。

3.矿物药类全年均可采收。

（四）中药材的鉴定

目前我国中药材的鉴定标准分为三级，即一级国家药典标准；二级部颁标准；三级地方标准。

1.国家药典标准

国家药典是国家对药品质量标准及检验方法所作的技术规定，是药品生产、供应、使用、检验、管理部门共同遵循的法定依据。《中华人民共和国药典》是我们国家控制药品质量的标准，收载使用较广、疗效较好的药品。中国药典自1953年版起至2000年版止，共出版7次。2000年版药典一部每种药材项下内容为：汉语拼音、拉丁名、来源、性状、鉴别、检查、含量测定、炮制、性味与归经、功能与主治、用法与用量、贮藏等。

2.部颁标准

中华人民共和国卫生部颁发的药品标准简称部颁标准。对药典未收载的常用而有一定疗效的药品，由药典委员会编写，卫生部批准执行，作为药典的补充。值得提出的是，如有国家食品药品监督管理局新机构的成立，省、市相应机构也将会在归属方面有所变动。有关部颁标准、地方标准制定、发布、修改也将会有新的条文出台。

3.地方标准

各省、直辖市、自治区卫生厅（局）审批的药品标准简称地方标准。此标准系收载中国药典及部颁标准中未收载的药品，或虽有收载但规格有所不同的本省、市、自治区生产的药品，它具有本地区性的约束力。

上述三个标准，以国家药典为准，部颁标准为补充。凡是在全国经销的药材或生产中成药所用的药材，必须符合药典和部颁标准，凡不符合以上两个标准或使用其他地方标准的药材可鉴定为伪品。地方标准只能在本地区使用，市场上经销的药材必须经各省、市、县药检所鉴定方有效。中药材的种植、采集和饲养过程，即是中药材的生产过程。一方面，中药材属于药品，从原则上说，对中药材的生产也应当依照相关法规定进行监督管理；但另一方面，中药材的生产，即中药材的种植、采集和饲养活动，又明显不同于一般药品的生产活动。一般药品的生产活动属于工业化生产，质量可控性强；而中药材的生产一般属于农业生产活动，质量可控性与工业化生产相比，影响因素更多，更为困难。相关法律对一般药品生产活动监督管理的规定，难以完全适用于中药材的种植、采集和饲养。同时又应当看到，要保证中药材、中药饮片和中成药的质量，也需要从中药材生产入手。

二、中药饮片

中药饮片是中国中药产业的三大支柱之一，是中医临床辨证施治必需的传统武器，也是中成药的重要原料，其独特的炮制理论和方法，无不体现着古老中医的精深智慧。随其炮制理论的不断完善和成熟，目前它已成为中医临床防病、治病的重要手段。

（一）中药饮片的历史和发展

对中药炮制的文字记载始于战国时代。我国现存最早的医学典籍《黄帝内经》，其治疗"目不瞑"的秫米半夏汤中就有"治半夏"的记载，表明当时预治疾病已经使用了药物常规炮制品。在南北朝刘宋时代，我国第一部炮制专著《雷公炮炙论》问世，记载的炮制方法主要有蒸、煮、炒、焙、炙、炮、煅、浸、飞等。该书对后世中药炮制的发展产生了极大的影响，某些炮制方法，现今仍有很大的参考价值。中华人民共和国成立以后，由于党和人民政府十分关心和重视，中药炮制事业发展很快。各地有关部门都对散在本地区的具有悠久历史的炮制经验进行了文字整理。在此基础上，全国大部分地区制定、出版了炮制规范。同时，国家在药典中也收载了中药炮制内容，并相继出版了一批炮制专著。如人民卫生出版社出版的《中药炮制经验集成》，江苏人民出版社出版的《中药炮制学》等。

在科研方面，目前全国有许多中医药研究机构都开展了对中药炮制的研究，已有一定的科研队伍。在生产方面，中药炮制的生产规模不断扩大，药物饮片质量逐步得到了提高。随着我国技术的革新，炮制生产设备已逐步机械化，如滚动式洗药机，去皮机、镑片机、切片机，各种类型的电动炒药锅等。这些将朝着自动化、联动化的方向发展。

在现代，中药饮片包括如下种类：

普通中药饮片 中医常用饮片，最能体现中医用药特点。已有数千年的应用历史。

中药免煎饮片　方便上班族人群，但不能体现中医用药特点。

中药颗粒饮片　体积小，调配方便。同样不能体现中医用药特点，不受中医界推荐使用。

中药破壁饮片　近年最新科技成果，价格昂贵。目前还不适合中国国情，无法推广使用。

中药精制饮片　即小包装饮片，属国家推荐使用饮片。称量准确，清洁卫生，规格统一，调配方便。价格相对较贵，有些品种不符合炮制和调配规范。

（二）中药饮片种类和规格

常见中药饮片有八个种类和规格：

极薄片　厚度为 0.5mm 以下。

薄片　厚度为 1 ～ 2mm。

厚片　厚度为 2 ～ 4mm。

斜片　厚度为 2 ～ 4mm。

直片（顺片）　厚度为 2 ～ 4mm。

丝（包括细丝和宽丝）　细丝宽度为 2 ～ 3mm，宽丝宽度为 5 ～ 10mm。

段（包括短段和长短）　短段长度为 5 ～ 10mm，长段长度为 10 ～ 15mm。

块　边长为 8 ～ 12mm 的立方块或长方块。

三、中成药

（一）中成药的命名方式

中成药的命名方式基本沿袭了传统方剂的命名法，即每种中药材、中药饮片及中药提取物职称的中成药命名，都由体现方药特征与表示剂型的两部分组成。由于中成药的历史悠久，方药特征多种多样，复杂繁多，制方命名的人则往往从各自的角度出发，因而中成药的命名方式是多元的。

1. 以方剂的来源命名。根据处方原再书籍命名，可知其来源出处，如局方藿香正气散（源于《太平惠民和剂局方》），金匮肾气丸（源于张仲景《金匮要略》）。

2. 以处方组成命名。以组成药物味数命名，如六味地黄丸由地黄为主的六位药物组成，二冬膏由天门冬和麦冬二药组成；处方简单，则直书组成药物，如磁朱丸、板蓝根颗粒、银黄口服液等；以主药名称命名，如良附丸、参芪丸、丁桂散等；以组成药物配比命名，如六一散，由滑石六份、甘草一份组成。

3. 以中成药的功效命名。如理中丸指其有调理中焦之功；养血安神糖浆指其有养血安神之效。

4. 以处方组成和功效命名。取主药和功效同用，如银翘解毒片以金银花、连翘为主要，具有散风解表之功；艾附暖宫丸以艾叶、香附为主药，有暖胞宫作用。

5. 以中成药的性状命名。如云南白药为白色粉末；紫雪丹形如霜雪而色紫。

6. 以所治疾病命名。如白带丸、流感茶、风湿骨痛酒、小儿惊风散等，为方便临床使用及患者选择，大量新研制药多直接采用治疗病症命名。

7. 以中成药的主要成分命名。如绞股蓝总苷颗粒、绞股蓝总苷片等。

8. 以服用剂量、炮制方法、服用方法命名。服用剂量命名的如十滴水、九分散，是指一次服用的常用量，并提醒患者注意用量，常含有剧毒成分；炮制方法命名的如十灰散、九制大黄丸等；服用方法命名的如珠黄吹喉散、川芎茶调散等。

（二）中成药的特点、配伍及剂型

中成药具有性质稳定，疗效确切，毒副作用相对较小，服用、携带、贮藏保管方便等特点。

1. 中成药的配伍

根据临床治疗需要，将两个或两个以上的中成药同用的用药方法。

（1）两个或两个以上功效相似的中成药同用，以增强药效的用药方法。

（2）功效不同的中成药配伍同用，一药为主，一药为辅，辅药能够提高主功效。

（3）其中一种药物能够明显抑制或消除另一种中成药的偏性或不良反应。

（4）也有些中成药的配伍是因为部分疾病的治疗必须采用不同的治疗方法。

2. 中成药的剂型

剂型是为适应诊断、治疗或预防疾病的需要而制备的不同给药形式，也是临床使用的最终形式，药物必须以一定的剂型给予人体才发挥疗效，一种药物可以制备成多种剂型，但剂型和给药途径不同可能产生不同的疗效。常见的剂型有注射剂、口服液体剂型（溶液型、混悬剂、乳剂）、口服固体剂型（散剂、胶囊剂、片剂、丸剂）等。

综上所述，日常我们大众了解、接触和使用的中药主要包括中药材、中药饮片和中成药，通过相关常识的介绍也对中药材、中药饮片及中成药有了适当了解。

第二节　中药合理使用的现状

合理应用中成药，可以有多种联合使用形式。

1. 中药汤剂配伍：即在汤剂的基础上加用中成药，如当归单味应用，或以当归为主的复方当归四物汤，配合适当的中成药妇科千金片等，对痛经及月经不调有显著作用，服药后可使月经期腹痛减轻，并能促进子宫发育，减少分泌物，减轻炎症，调顺月经。用二仙汤送服逍遥丸以调理冲任二脉，冲任二脉与妇女的经、带、胎、产有着密不可分的联系，冲任失调是导致各种妇科疾病的基本要素，所以把冲任学说作为治疗妇科疾病的纲要，疏肝解郁增强疗效。

2. 药引配伍：这种配伍是根据中药的归经理论，引导药物吸收，到达机体某一系统的组织或器官，从而增加其疗效。

3. 功效相似的中成药相配：可增强治疗效果。如肾阴虚证可用六味地黄丸加益肾补骨液。

4. 功能不同的中成药相配：可以互补治疗兼证。如气血不足之月经不调兼消化不良用八珍益母胶囊加香砂枳术丸；乳腺增生症用平消片加逍遥丸。

5. 中西成药配伍：可相互协同，增强疗效。如抗病毒口服液与利巴韦林合用，对病毒性感冒有显著的疗效；百令胶囊配依那普利使用，缓解低蛋白血症作用增强，起到取长补短的作用。

6. 中西成药合用可减轻不良反应，增强疗效。抗肿瘤药物氟尿嘧啶、环磷酰胺与中成药强力升白片配伍，可减轻抗肿瘤药物降低血细胞的不良反应。肝苏颗粒与甘草酸苷配伍使用，对慢性肝炎患者的转氨酶升高及黄疸的治疗作用增强。

一、中药饮片合理使用

中药饮片的合理应用主要包括掌握药物使用剂量、正确对待药物毒性、合理配伍、注意用药禁忌等。

（一）合理使用剂量

中药剂量是指临床使用时的分量，均指干燥后的生品或炮制品。用量是否得当直接影响临床疗效，药性峻烈或毒性药物需严格控制剂量，宜从小剂量开始，病大体已去，就要停用该药，或用他药调理，避免积累中毒；矿物类药或鲜品一般用量可偏大。中药饮片使用的最大特点是"因人制宜"，需结合患者年龄、性别、体质与病情调节用量。老年人、儿童及体质虚弱者用量需减少；妇女以血为本，以肝为先天，男子则以精气为主，以肾为先天，故治疗时需结合其各自生理特点调节用量。

（二）正确对待毒性药物

中药的毒性有广义和狭义之分，广义的毒性是指药物偏性及药物的寒、热、温、凉四性，广义的毒性与药物的治疗作用密切相关。狭义的毒性是药物对机体所产生的损害及不良反应。毒性有别于中药的不良反应，不良反应是指在常用剂量时出现的与治疗需要无关的不适反应，一般较轻微，而毒性对机体组织器官的损害剧烈，可产生严重甚至不可逆的后果。所以正确对待中药饮片的毒性是用药安全的保证。因此有毒药物需严格按照《中国药典》安全范围应用，必须严格控制其用量；毒性药物经过炮制后，能降低或消除毒副作用，增强疗效；因此对毒性药物的炮制工艺需严格要求，以使有毒药物毒性减低或相对消除毒性；合理配伍，亦能降低或消除毒副作用，因此可通过利用药物间的相互作用来降低或消除药物毒性，主要以"相畏"与"相杀"为主，例如半夏畏生姜，即是生姜可抑制半夏的毒性；生白蜜杀乌头毒，即是生白蜜可抑制乌头的毒性；此外安全范围应用稍有不慎即会导致中毒。

（三）正确配伍

配伍是指按照病情需要和药物属性，将药物组合在一起使用。亦有人认为，所谓配伍，即根据病情、治法和药物的性能，选择两种以上药物同用的用药方法。合理的配伍既可增强药物原有疗效，又可减低有毒药物的毒性。

1. 合理配伍、增强疗效

合理的配伍可增强药物原有疗效，如"相须""相使"可使药物原有疗效增强，例如麻黄与桂枝相配伍，可使发汗解表，祛风散寒的功效增强，即"相须"；白芍与甘草相配伍，甘草可增强白芍滋阴养血，柔肝止痛的作用，即"相使"。此外"相畏"与"相杀"可使药物毒性减弱。临床应用中合理掌握相关配伍规律，对指导治疗和提高疗效具有重大意义。

2. 避免配伍禁忌

配伍禁忌指某些中药与其他药物合用后会产生剧烈毒副作用或破坏疗效。例如甘草与甘遂、大戟、芫花不宜配伍应用；人参与五灵脂不宜合用；含有乌头类药物（草乌、附子）不宜与贝母、白及、半夏同用。因此在临床中需将"十八反""十九畏"这些药物配伍禁忌沿用到中成药的应用中，避免药物联合使用时发生配伍禁忌导致不良反应。

药物配伍禁忌在"十八反""十九畏"中累计共 37 种药物，临床应用时应按照此原则避免此类配伍方式。

（四）妊娠禁忌

某些药物对胎原具有损害作用，严重者可导致堕胎。孕妇所服用的药物一般都可以通过胎盘屏障，由于胎儿肝脏药物代谢能力低，肾脏发育未完全成熟，药物排泄缓慢，易造成胎儿器官损害。母体在没有任何反应的情况下可能已经对胎儿造成很大伤害甚至畸形。因此妊娠妇女用药需要谨慎，避免使用毒性药物，如砒霜、水银、斑蝥素、生附子、生半夏、生南星、斑蝥、生巴豆等。部分有毒中药经过炮制后毒性明显减小，如炮附子、制天南星、制川乌等，妊娠期可配伍谨慎使用。此外某些药物药性非常猛烈，虽无毒性，但易造成堕胎等不良后果，如三棱、莪术、马兜铃等，需谨慎使用。

二、中成药合理使用

中成药是在中医药理论指导下，以中药饮片为原料，按规定的处方和标准制成的具有一定规格的剂型，可直接用于防治疾病的制剂。辨证论治是中医的核心与基本特点，由于中成药的成分组成和各成分比例均是固定的，所以只能固定适用于某一证型，不可随证加减；中成药由于成分复杂，作用机制不明确，所以使用中药应该辨证分析病情。中成药有着悠久的历史，应用广泛，在防病治病、保障人民健康方面发挥了重要的作用。随着现代医药的不断发展，中成药所占的比重也在不断增加，相对于中药汤剂来说，中成药无须煎煮，可直接使用，尤其方便急危病症患者及需要长期治疗的患者使用，且中成药由于体积小、有特定的包装、存储携带方便等特点，得到了越来越多人的认可。合理用药是中成药应用安全的重要保证，对临床用药具有重要的指导意义。怎样使用中成药才能使其更好地发挥疗效，将临床应用中成药方面的几点注意事项总结如下：

（一）注意区分临床症状，对症下药

中成药的处方是根据中医理论，针对某种病症或症状制订的，因此使用时要根据中医理论辨证选药或辨证辨病结合选药。辨证是合理应用中成药的首要重要条件，它是依据中医辨证论治的原则，每一味药物有性味之不同，其适应证也有区别。一般来说，对恶寒发热、鼻流清涕、肢节酸痛等风寒表证用复方大青叶片较好，而感冒发热、鼻塞、咽喉肿痛等用西羚解毒丸效果好，当风热表证出现身热口渴、气逆咳嗽时可用桑菊感冒片，而流感可应用复方大青叶合剂。另外，在选药时也要注意季节的变化，如春季容易出现外感风邪为主的感冒，用防风通圣丸效果较好，而夏季感冒暑湿较重，宜用藿香正气丸（水）。由此可见，应用中成药时一定要注意辨证施治，只有对症下药，才能使其更好地发挥疗效。

（二）辨证辨病合理配伍用药

辨病用药是针对中医的疾病或西医诊断明确的疾病，根据疾病的特点选用相应的中成药。临床使用中成药时，可将中医辨证与中医辨病相结合，合理配伍用药。

1.中成药与西药合用可增强疗效，降低不良反应

例如金匮肾气丸与泼尼松同用，可增强治疗肾炎的疗效，有利于消除蛋白尿与水肿，而且能降低泼尼松的不良反应。抗肿瘤药物氟尿嘧啶、环磷酰胺与中成药强力升白片配伍可减轻抗肿瘤药物降低白细胞的不良反应。

2.与药引配伍

这种配伍是根据中药的归经理论，引导药物吸收，到达机体某一系统的组织或器官从而增加疗效，如用生姜汤送服中成药，治外感风寒，内伤肠胃之呕吐、腹泻等症状；用酒送服三七粉、云南白药等中成药治疗跌打损伤；用蜂蜜送服麻仁丸；酸枣仁汤送服养血安神丸等都是值得提倡的配伍方法。

3.中成药临床用药注意事项

中成药的用量是确保疗效的重要因素，含毒性中药材的中成药品种较多，分布于各科用药中，其中不乏临床常用品种。毒性中药材及其制剂具有较独特的疗效，但若使用不当，就会有致患者中毒的危险。而且其中的毒性中药材毒性范围广，涉及多个系统和器官，大部分毒性药材可一药引起多系统损伤，应引起重视。人们普遍认为中成药无不良反应而随意加大服用量，但事实上其用量必须根据药物性质、病情、个体差异等因素来进行综合分析而定。常言道"是药三分毒"，中药学理论也早有"中病即止"的说法，这就说明了一个道理，就是服药不能过量，以防中毒。如九分散中以马钱子为主要成分，极易引起中毒；镇静安神药中多数都含有朱砂成分，过量也极易引起中毒。特别是现在临床上少儿常用的中成药一般都具有疗效可靠、使用方便、毒副作用小等优点，因此深受家长们的欢迎，而且有些家长还误认为"中成药比西药安全，有病治病，无病健身"，以致应用不当，轻则贻误病情，重则可能危及生命。

（三）不要滥用滋补中药

长期以来，在人们的头脑里已经形成了一种观念，认为中成药的药性平和且没有毒副作用，而且滋补中药还有延年益寿强身健体的功效。然而人们却忽视了对立统一的另一个方面，即不同程度的不良反应。药物的两重性是药物作用的基本规律之一，中成药也不例外，中成药既能起到防病治病的作用，也可引起不良反应。对青少年特别是少儿的正常发育会产生很大的影响；有的甚至导致少儿早熟；损害人们的脾胃功能，造成营养过剩等。临床上曾多次报道过长期服用人参而致鼻出血的病例。

中成药的配伍禁忌本质上是中药饮片的配伍禁忌，但却相对隐形、难以发现。例如含有乌头类药物（草乌、附子）的中成药不宜与贝母、白及、半夏同用，或不宜与含有这些药物的中成药配合使用。

综上所述，我们在临床应用上只有本着辨证施治的思想，充分挖掘中成药的治疗潜力，扬长避短，方能更好地发挥中成药的治疗作用，把祖国的中医药事业不断壮大。

下面对临床常用几类中成药的合理用药做简单介绍，包括感冒类中成药、活血化瘀类中成药、补益类中成药等的合理用药。

1.感冒类中成药合理用药

中成药是在中医理论指导下，以中医方剂为依据，中药饮片为原料，按规定生产工艺和质量标准制成一定剂型，可供临床医生辨证使用或根据患者需要直接购买的一类药品。感冒是常见的病证，中医没有通治感冒的方药，需要辨清寒热表里，分清寒热症状，在功效上的表述就是发散风寒、疏散风热、化湿解暑等。

中成药大部分为西医所开，处方上的表述完全按照现代医学的病证表述，临床症状尚不得知，针对感冒类中药的使用误区和合理用药概述如下：

（1）药证不符：中医的外感分为外感风寒和外感风热，辨别点在于恶寒轻重和汗的有无。恶寒指患者自觉怕冷，多加衣被或近火取暖不能缓解，就是说恶寒是发热的前奏，外邪侵袭肌表，无论自觉发热与否，恶寒为必有之症。古人有"有一份恶寒就有一分表证"之说。表证无汗者因寒性收引，寒邪袭表，腠理致密，玄府闭塞所致，多属风寒表证；表证有汗者，由于风性开泄，热性升散，故风邪、热邪袭表，使腠理疏松，玄府不能密闭而汗出，多见于风热表证。

辛温解表药性味多属辛温，功效发散风邪，主治风寒表证，症见恶寒发热，无汗或汗出不畅，头身疼痛，鼻塞流涕，口不渴，舌苔薄白，脉浮紧。常见有正柴胡饮、九味羌活颗粒、通宣理肺胶囊。感冒清热颗粒，顾名思义当作外感风热药，其处方组成为荆芥、薄荷、防风、柴胡，应用于外感风寒，内有蕴热的恶寒发热、身痛、咽喉干燥、咳嗽、鼻流清涕、周身无力等普通风寒感冒。

辛凉解表药具有疏风散热之功，适用于发热微恶风寒、头痛、口渴咽干、咳嗽、舌淡红、苔薄黄等风热表证。如芙朴感冒颗粒、九味双解口服液、银翘解毒丸、连花清瘟胶囊、板蓝根颗粒、通窍鼻炎颗粒、小儿热速清颗粒。而感冒退热颗粒有别于感冒清热颗粒，处方组成是大青叶、板蓝根、连翘、拳参，辨证要点是发热、咽喉肿痛、舌红脉数，应用于上呼吸道感染、急性咽喉炎、急性扁桃体炎等外感风热证。

（2）表里不分：中医的八纲辨证是辨证论治的理论基础之一，将"望、闻、问、切"四诊所搜集的资料根据病邪的性质和疾病所在部位的深浅综合分析，归纳为"阴、阳、表、里、寒、热、虚、实"八类证候。恶寒和发热同时出现是表证的特征性症状。感冒类药表邪未解直接用清里药可引邪入里，对于表证未解又兼里证或表里证同时出现的证候，可选用表里双解的药物，如防风通圣丸、小柴胡片、葛根芩连片。

（3）重复使用：中成药的联合应用应遵循药效互补及增效减毒原则，功能相同及基本相同的中成药原则上不宜联用。如患者男，临床诊断为慢性咽炎，予九味双解口服液与芙朴感冒颗粒，同为治疗外感风热的药物，重复使用。其他如蒲地蓝口服液与复方双花、抗感颗粒与蒲地蓝口服液、九味双解口服液和清热灵颗粒等。

（4）感冒药与滋补类药物混用：表证未解擅自使用补药，中医有闭门留寇之说。临床常见六味地黄丸、八珍颗粒、胚宝胶囊等。有些是患者自己要求，有些属于医生不合理用药。如果确因体质虚弱又感受外邪所致的表证，症状有恶寒发热、头痛身重、无汗肢冷、倦怠欲睡、面色苍白、舌淡苔白、脉浮大无力等，可治以扶正解表如玉屏风口服、参苏丸、表虚感冒颗粒等，具有调节机体免疫功能的作用。

（5）感冒药与时令的关联：冬季外感风寒，春季外感风热，夏季夹有暑湿，秋季多为燥邪。

（6）异病同治现象：感冒药如玉屏风颗粒可用于气虚外感之感冒、咳嗽、哮喘、慢性肾炎复发、过敏性鼻炎和体虚自汗等。如防风通圣丸本方上下分消，表里同治，发汗不伤表，下不伤里，日通圣。临床应用于头痛、面布痤疮、单纯性肥胖、感染性疾病如急性结膜炎、大叶性肺炎初期、尿路感染、皮肤病等。

（7）使用注意事项：避免辛辣油腻、刺激性食物，服药后多饮开水或热粥，覆被保暖，取微汗，不可大汗，使得耗气伤津，汗出病瘥，即当停服，不必尽剂。一般老人用量低于成人，小儿使用成人类药，一般＜3岁可服成人剂量的1/4，3～5岁可服1/3，5～10岁可服1/2，10岁以上与成人无异。

（8）临床清热药与解表药混淆不分：对于表邪已入里者，不可使用解表药。清热泻火药：牛黄上清丸、黄连上清丸、牛黄解毒片；清热解毒药：板蓝根颗粒、清热解毒口服液；清脏腑热：双黄连口服液、鱼腥草合剂，银黄含片。清热解暑类药：午时茶颗粒、藿香正气丸、保济丸；开窍药：清开灵口服液。临床常见外感风热药与清热药物联合使用，应注意辨清表里，如果患者只发热无怕冷，但热不寒是里热证的特征。里热有汗出是风热内传或寒邪入里化热。

缺乏辨证论治滥用中成药的情况主要表现在以下几个方面：① 部分患者自行购买使用非处方类药，盲目使用中成药。② 部分医生在不辨证论治的基础上开具中成药。③ 未及时根据疾病发展过程中证候的变化改变中成药；随疾病的进展及药物的干预，部分医生不能根据疾病不同阶段的症状、体征变化，正确判断"谨守前方或更方换药"等现象。

综上所述，中成药治疗感冒，应该参照其临床症状，注意辨证论治，分清寒热表里，避免重复使用药物，并注意配伍禁忌。部分中成药还有镇痛、镇静、解痉、抗惊厥、利尿作用，含麻黄成分的中成药如连花清瘟胶囊，有收缩血管、加快心率、升高血压的作用，对于高血压合并心脏损伤的患者来说，易导致心绞痛发作和脑血管意外，使用时尤其注意。

2. 活血化瘀类中成药合理用药

目前可用于治疗冠心病的口服类活血化瘀中成药有近百种，由于中成药具有应用灵活、携带方便、疗效确切、毒副作用少等优点，被广大老年患者接受。大多数老年冠心病患者至少服用一种活血化瘀类中成药，有的服用二种甚至更多。随着中药现代化的迅猛发展，中成药品种不断增加，由于种种原因造成一些活血化瘀类中成药不规范应用的现象，不仅造成资源浪费，还带来了许多不良反应，对此应引起临床医生的高度重视。下面以老年冠心病患者临床如何合理选用活血化瘀类中成药做简要介绍。

（1）要了解药物成分：成分决定药物功效，了解药物成分才能判断其功能主治，口服类活血化瘀中成药按其组成大致可分为两类：单方制剂和复方制剂。

1）单方制剂的特点是由一味中药组成，或是单味药的提取物或其有效成分，这类药基本属于中药西制，基本失去了药物的寒、热、温、凉之性，其成分明确，作用机制清楚，一般使用需根据其药理作用及适应证灵活应用。如银杏叶滴丸成分为银杏叶提取物，其中有效成分为黄酮醇苷类和萜内酯类化合物，具有拮抗血小板活化因子（PAF）、抗脑缺血缺氧、降血脂、清除自由基等多重药理作用，可用于瘀血阻络引起的胸痹心痛、脑卒中、半身不遂、舌强语謇、冠心病稳定型心绞痛、脑梗死等；愈风宁心片的成分为葛根浸膏，有效成分为葛根素，属异黄酮类，能扩张冠状动脉、改善缺血心肌的代谢、减慢心率，可用于冠心病伴有心率较快者；地奥心血康有效成分为甾体总皂苷，具有扩张冠脉血管、改善心肌缺血的作用，可用于冠心病伴有眩晕、气短者；活血通脉胶囊有效成分为水蛭素，具有抗凝、抗血小板、抗血栓作用，可用于急性心肌梗死的预防、经皮冠状动脉腔内成形术后的抗栓及不稳定性心绞痛的治疗。

2）复方制剂一般由多味中药组成，其组方遵循中药方剂的配伍规律，每个方中的药物少则三、五味，多则十几味，甚则几十味，这些复方制剂有些药物组成标注明确，有些成分标注不全，药量比例不清，难分君、臣、佐、使，发挥作用是多成分、多靶点、多层次的综合作用。因此使用时应了解其成分、功能主治、明确适应证,在辨证清楚的基础上应用。如复方丹参滴丸由丹参、三七、冰片组成,具有活血化瘀、理气止痛的作用,用于气滞血瘀所致的冠心病、心绞痛,治疗冠心病、心绞痛发作期属实证者,舌下含服迅速起效,疗效确切;而对虚证患者不适用。益心舒胶囊由人参、黄芪、丹参、麦冬、五味子、川芎、山楂组成,具有益气复脉、活血化瘀、益气生津的功效,用于气阴两虚所致的冠心病心绞痛,对于气滞血瘀、寒凝心脉者则起不到作用。因此医生要了解药物组成,只有清楚药物成分才能判断其功能主治及适应证。可见了解药物成分是正确选用中成药的基础。

(2)要了解老年冠心病的临床特点:老年人是个特殊群体,老年冠心病多发作隐蔽,症状不典型,心绞痛或急性心肌梗死的无痛病例增多,80岁以上老人心梗无疼痛症状者可高达60%,极易误诊、漏诊而延误治疗。因此对老年冠心病患者要高度重视,根据其生理、病理特点、并存疾病及病情选用活血化瘀类中成药。

1)根据老年人生理、病理特点选择药物。增龄使机体多器官的生理功能发生改变,胃黏膜萎缩、胃酸缺乏、肝血流量减少、肾脏萎缩、肾小球滤过率下降,这些因素影响了药物的吸收、分布和排泄,并改变药物的作用强度、持续时间,甚至药物的作用性质。另外老年人多病共存,多药同用增加了药物间的相互作用。虽然并非所有药物的相互作用都能导致不良反应,但无疑增加了潜在危险。因此,老年冠心病患者选择活血化瘀中成药应根据其病理生理特点从小剂量开始,逐渐增加剂量,并根据疾病的不同阶段调整剂量。

2)按病情缓急用药。老年冠心病的各阶段其临床特点不同。心绞痛发作期基本病机为本虚标实,本虚主要表现为气、血、阴、阳的偏虚,标实则有血瘀、痰浊、气滞、寒凝的不同,此时要以治标为主,迅速缓解症状为主要目的。可选用速效救心丸、冠心苏合丸、复方丹参滴丸、麝香保心丸等。这些中成药中含冰片、麝香、苏合香等芳香类药物,可快速扩张冠状动脉、保护血管内皮,阻遏动脉粥样硬化进展,稳定斑块;对缓解心绞痛有较好的疗效,与硝酸甘油同时或交替应用可为进一步治疗赢得时间。在稳定期则要根据其临床特点、体质虚实、并存疾病等的不同,灵活选用活血化瘀类中成药。

3)按辨证分型用药。对于气滞血瘀型的老年冠心病患者要活血通脉行气止痛,选用心可舒片、冠心丹参胶囊、银丹心脑通胶囊、血栓心脉宁、保利尔胶囊等。对于气虚血瘀型者要益气活血、通络止痛,选用舒心口服液、通心络胶囊、养心氏片、正心泰胶囊、脑心通胶囊、心舒宝片、参芍片、山海丹胶囊、补心气口服液等。对寒凝心脉型要温通心阳、散寒止痛,选用活心丸、麝香保心丸、延寄参胶囊、心宝丸等。对心血瘀阻型则要活血化瘀、通络止痛,选用银杏叶滴丸、血府逐瘀丸(口服液)丹七片、心脑康胶囊、舒胸片、复方川芎胶囊、冠脉宁片、活血通脉胶囊等。

4)按并存疾病用药。老年冠心病患者多同时伴有几种疾病,如高血压、糖尿病、脑梗死、血脂异常、心律失常、肝肾功能减退等,选用活血化瘀类中成药最好能相互兼顾,一箭双雕,如伴高血压者可选心舒宝、丹七片、愈风宁心片、心可舒胶囊等;伴脑梗死可选用脑心通胶囊、银杏叶滴丸、血塞通片、银丹心脑通胶囊、通心络胶囊等;伴血脂异常者可选用心可舒片、保利尔胶囊等;伴有心律失常者可选用黄杨宁片、稳心颗粒、参松养心胶囊、心宝丸、益心舒胶囊等;伴有糖尿病者应避免用含糖的颗粒剂、口服液等;伴有肾功能不全者要慎重选用含有肾毒性的药物,如冠心苏合丸等。

(3)要了解药物不良反应及毒副作用:有些人认为中成药安全无毒副作用,可以长期服用,殊不知是药三分毒,临床医生要熟读说明书,了解中成药配伍禁忌、注意事项等,应用每一种药都要心中有数,有的放矢。如速效救心丸、麝香保心丸、复方丹参滴丸均含芳香温通药可耗伤正气,不宜长期服用;冠心苏合丸中的青木香含马兜铃酸有肾毒性应引起注意;麝香保心丸、血栓心脉宁所含蟾酥有洋地黄样强心作用,易引起心动过缓、束支传导阻滞、室性早搏等,应用洋地黄类药物或缓慢性心律失常者慎用;通心络胶囊含五味虫类药,过敏体质者应慎用;心宝丸含洋金花,青光眼患者禁用。另外活血化瘀中成药都具有明确的降低血黏度、改善红细胞变形性、抑制血小板功能、抑制体外血栓形成以及抗动脉硬化、预防冠脉介入治疗后再狭窄等作用,因此与抗栓西药联合应用要严格掌握药量、用药时间,并要定期监测血小板聚集率、凝血指标等以免发生出血等不良反应。

总之,活血化瘀类中成药由于药物成分复杂,毒副作用不清楚;而老年冠心病是慢性病,需长期甚至终身服药,因此应用时要辨证明确,谨慎选药。医生开具处方时也可根据指南、路径等权威推荐用药,如银杏叶滴丸进入了9个临床路径释义、临床指南和专家共识,是路径释义脑梗死、稳定型冠心病等多病种唯一推荐的口服银杏叶产品,其临床疗效具有充足的循证医学证据,推荐临床使用,这些临床佐证是医生开具处方的重要依据。同时,要关注老年人的体质及并存疾病,用药后要观察疗效,一种药不宜长期应用,同类活血化瘀中成药可交替使用,最大限度地减低毒副作用。与西药联合也要从小剂量开始,逐渐增加剂量,从而达到最佳治疗效果。

3. 补益类中成药合理用药

补益类中药习称"补药"，指能补益人体气血阴阳不足、增强体质、提高机体抗病能力，以治疗虚证为主的药物。中医学认为，疾病的发生、发展的根本原因是阴阳失调。调整阴阳、补其不足、泻其有余、恢复阴阳的相对平衡是治疗的根本原则。

补益药为虚证而设，以补充人体气血阴阳不足，提高机体抗病能力。虚证按证型一般分为气虚证、血虚证、阴虚证、阳虚证四大类。机体的气血阴阳在生命活动中互相依存，消长转化，关系密切；在病理状态下又互相影响，临床常见气虚与阳虚并现，血虚与气虚并存，以及气阴两伤、阴阳双亏等证。随着社会的进步、科学研究的不断深入，人们对"草药无毒""补药无害"的片面看法也正在转变。补益药在康复、保健、养生、美容、抗衰老方面也占有重要地位。但由于缺乏对中药药性知识的了解，不少人仍盲目进补，导致滥用而引起不良反应。本章就合理使用中药补益药体会如下。

（1）补益药的分类与应用：补益药多具甘味，甘温助阳益气养血，甘寒则养阴生津。根据药性和主治病证不同，补益药一般分为补气药、补血药、补阴药、补阳药等。

1）补气药。补气药能补益脏腑之气，用于气虚证。性味多甘温或甘平，尤其对肺、脾气虚证疗效显著。主要适用于脾气虚引起的神疲乏力，食欲不振，脘腹虚胀，大便溏薄，脱肛；肺气虚引起的少气懒言、语音低微、喘促、易出虚汗等症。补气药性多壅滞，令人中满，适当配伍理气药以除弊端。常用的补气药有人参、党参、西洋参、太子参、黄芪、白术、山药、甘草、大枣、饴糖等；传统补气方剂有四君子汤、生脉散、补中益气汤等。中成药有四君子丸、补中益气丸（口服液）人参养荣丸、香砂六君子丸、参芪片、消疲灵等。

2）补血药。补血药能补血养血，用于血虚证。其性味多甘温，质地滋润，能补肝养心或益脾。主治心肝血虚所致的面色萎黄、唇甲苍白、眩晕耳鸣、失眠健忘或经少色淡、延期或经闭等血虚亏损诸证。补血药大多滋腻，有腻胃之弊，凡脾胃有湿、脘闷腹胀、食少便溏者应慎用，必要时配伍健脾消食药以助运化。常用的补血药有熟地黄、当归、白芍、制何首乌、龙眼肉、阿胶等；传统补血方剂有四物汤、当归补血汤、归脾汤。中成药有四物合剂、归脾丸、养血安神丸、复方阿胶浆等。

3）补阴药。补阴药能滋养人体阴液，用于阴虚证，又称"养阴药"或"滋阴药"。性多甘寒质润，能补阴、滋液、润燥，而以治疗阴虚液亏之证。阴虚证多见热病后期及若干慢性疾病。

除用于阴液亏虚证外，也用于阴虚内热证和虚风内动证。补阴药甘寒滋腻，凡脾胃虚弱、痰湿内阻、腹胀便溏者则不宜使用。

常用的补阴药有北沙参、南沙参、麦冬、天冬、百合、石斛、玉竹、黄精、桑葚、枸杞子、女贞子、墨旱莲、龟甲（胶）鳖甲等。传统补阴方剂有六味地黄丸、大补阴丸、左归丸、虚潜丸等。中成药有六味地黄丸、知柏地黄丸、大补阴丸、天王补心丹、二至丸等。

4）补阳药。补阳药能扶助人体阳气，又称"壮阳药"，主要适用于阳虚证。其性多甘温、咸温或辛热，以温补肾阳、益精血、强筋骨为主要作用。适用于肾阳虚所致的畏寒肢冷、腰膝酸软、阳痿遗精、宫冷不孕、虚喘久咳、五更泻、脘腹冷痛及阴阳俱虚之眩晕、耳鸣、须发早白、小儿发育不良、阳虚水肿等。补阳药性多温燥，易伤阴助火，故阴虚火旺者不宜使用。常用的补阳药有鹿茸、鹿角、鹿角胶、巴戟天、淫羊藿、仙茅、海狗（豹）肾、黄狗肾、海马、肉苁蓉、锁阳、补骨脂、益智仁、菟丝子、沙苑子、杜仲、续断、韭菜子、葫芦巴、胡桃仁、蛤蚧、冬虫夏草、紫河车等。传统补阴方剂有肾气丸、右归饮等。中成药有桂附地黄丸（金匮肾气丸）、人参大补丸、十全大补丸（膏）、右归丸、壮腰健肾丸、人参鹿茸丸等。

（2）合理使用补益药："是药三分毒"，任何一种药物，如使用不当，均有可能引起不良后果，补药也不例外。自古就有"大黄祛病无功，人参杀人无罪"的警训。补药并不是"有病治病、无病强身"的万灵良药。因此，合理使用中药补益药应注意以下几点。

1）补药为虚证而设，误补则益疾。凡身体健康而无虚弱证者，不宜滥用，以免导致机体阴阳失调而"误补益疾"。使用补益药，必须根据气、血、阴、阳各种虚损证候的不同，选择相应的补气药、补血药、补阴药、补阳药。补气药多甘温，能壅滞中气中焦满闷不宜；补血药、补阴药味甘滋腻，易伤脾胃，有碍消化功能，湿阻中焦、脾虚便溏者不宜。补阳药性多温燥，有伤阴助火之虞，阴虚火旺者误用则阴愈虚虚火愈炽。

2）宜分清脏腑病位，照顾脾胃功能，补有节度。脾虚补脾，肺虚补肺，肾虚补肾为正补。兼顾五脏间的相互关系，如肺虚脾弱，用"培土生金"法；脾虚补肾，用"补火生土"法等，此为相生而补。沉疴初有起色，胃气初复或虚不受补者，当先调理脾胃，否则药难奏效，宜用平淡之品缓补，忌用峻补之品。亡阳证、气血暴脱等危急重症，当以峻补之药以挽回生机；慢性虚损或元气虽虚病邪未尽者当缓补；素体虚弱，别无大寒大热之证，当以和平之药调理气血，多选药食兼用之品。若妄用热药，犹釜中无水而进火；过用寒药，犹釜下无火而添水。

3）照顾兼证合理配伍。气虚兼气滞者，配行气药；兼痰湿者，配化痰利湿药；兼食积者，配消导药；气血双亏者，补气药与补血药同用；阴阳俱虚者，补阴药与补阳药配伍；气阴两伤者则需益气、养阴生津药相辅相成；阳虚内寒者，补阳药配温里药；阴虚内热者，补阴药需配清虚热药；阴虚阳亢者，补阴药配平肝潜阳药；肝肾阴亏、虚风内动者，滋阴药配熄风止痉药；血虚心神不安者，配养心安神药。

4）处理好邪正关系。实邪方盛，正气未虚者，以祛邪药为主，不宜使用补虚药，以免"闭门留寇"；实邪未尽，正气已虚，应以补虚药为主，配祛邪药可扶正祛邪。正处于某些疾病状态时不宜使用补益药。如正患有上呼吸道感染、感染性疾病等情况时不宜进补。体内有痰浊、食积、湿热等，不应使用补益药。

5）合理使用煎服法。补药多厚味，质润黏滞，入煎剂，宜文火久煎效佳。常服久用当以丸、散、片等剂型，且以饭前服用为宜。

总之，使用补益药要根据中医辨证论治的原则和虚证的不同类型，以及根据患者性别、年龄、体质的不同特点，选用相适应的补益药，并在医师的指导下使用。补益药勿随意乱服，只有掌握了其基本功效，合理使用，才能治病强身。除此之外，无论施以药补、食补或用其他补法，都要因人、因时、因地制宜，酌情把握使用，才能获得补虚强身的理想效果，因此使用中成药必须严格遵守辨证论治的原则，药证对应。例如银翘伤风胶囊的主要功效为疏风解表，清热解毒，适用感冒辨证为外感风热证着，若药不对证，用于风寒感冒或暑湿感冒，则可能导致延误病情或促进疾病的传变。

三、中西药联合使用

中西药联用由来已久，许多中西药复方制剂如维C银翘片、复方罗布麻片、感冒清胶囊等在临床应用极为普遍，这些复方制剂发挥着单独使用中成药或西药所不能取代的作用。但并不是所有的中西药都能联合使用，若配合不当，不但会降低疗效，甚至会出现不良反应，给患者造成危害。如含西药成分麻黄碱的中成药复方川贝精片、莱阳梨止咳糖浆、止咳糖浆等不宜与强心药联用，因其可使强心药的用途增强，毒性增加而导致心律失常及心力衰竭，也不宜与降压药联用，因麻黄碱具有兴奋 α 受体和收缩周围血管的作用，使降压作用减弱，疗效降低，甚至使血压难以控制，严重者可使高血压患者病情恶化。由此可见，中西药合用必须谨慎。为了避免药物间的相互作用，中成药和西药最好不要同时服用，间隔 1～2h 服用最好。

第三节 中药合理使用相关问题解答

普通大众对日常应用的中药材、中药饮片及中成药有不少困惑，现对典型问题进行概述。

一、经常听说道地药材好，各种药材到底产地哪里的好?

按照长期积累下来的常用的药材，各省市自治区品质相对好的中药材大致汇总如下。

【黑龙江】人参、龙胆、防风、苍术、赤芍、黄檗、牛蒡、刺五加、槲寄生、黄芪、知母、五味子、板蓝根等。

【辽宁】人参、细辛、五味子、藁本、黄檗、党参、升麻、柴胡、苍术、薏苡、远志、酸枣等。

【吉林】人参、五味子、桔梗、党参、黄芩、地榆、紫花地丁、知母、黄精、玉竹、白薇、穿山龙等。

【内蒙古】甘草、麻黄、赤芍、黄芩、银柴胡、防风、锁阳、苦参、肉苁蓉、地榆、升麻、木贼、郁李等。

【北京】黄芩、知母、苍术、酸枣、益母草、玉竹、瞿麦、柴胡、远志等。

【天津】酸枣、菘蓝、茵陈、牛膝、北沙参等。

【河北】知母、黄芩、防风、菘蓝、柴胡、远志、薏苡、菊、北苍术、白芷、桔梗、藁本、紫菀、金莲花、肉苁蓉、酸枣等。

【山西】黄芪、党参、远志、杏、小茴香、连翘、麻黄、秦艽、防风、猪苓、知母、苍术、甘遂等。

【山东】忍冬、北沙参、瓜蒌、酸枣、远志、黄芩、山楂、茵陈、香附、牡丹、徐长卿、灵芝、天南星。

【河南】地黄、牛膝、菊、薯蓣、山茱萸、辛夷、忍冬、望春花、柴胡、白芷、白附子、牛蒡子、桔梗、款冬花、连翘、半夏、猪苓、独角莲、瓜蒌、天南星、酸枣等。

【湖北】茯苓、黄连、独活、厚朴、续断、射干、杜仲、白术、苍术、半夏、湖北贝母等。

【湖南】厚朴、木瓜、黄精、玉竹、牡丹、乌药、前胡、芍药、望春花、白及、吴茱萸、莲、夏枯草、百合等。

【上海】番红花、延胡索、瓜蒌、菘蓝、丹参等。

【江苏】桔梗、薄荷、菊、太子参、芦苇、荆芥、紫苏、瓜蒌、百合、菘蓝、芡实、半夏、丹参、夏枯草、牛蒡等。

【浙江】浙贝母、延胡索、芍药、白术、玄参、麦冬、菊、白芷、厚朴、百合、山茱萸、夏枯草、乌药、益母草等。

【安徽】芍药、牡丹、菊、菘蓝、太子参、南沙参、女贞、白前、独活、侧柏、木瓜、前胡、土茯苓、苍术、半夏、杜仲、金钱草、黄精、山楂、金银花、白蔹、白薇、萆薢、地榆、防己、藁本、葛根、茜草、青木香、三棱、商陆、射干、天麻、乌药、香附、玉竹、紫菀、荜澄茄、金樱子、蔓荆、山茱萸、桑葚、葶苈子、紫苏子、合欢皮、淡竹叶、枸骨叶、莲须、夏枯草（球）野菊花、半边莲、大蓟、翻白草、鹿衔草、华细辛、淫羊藿、鱼腥草、龟甲、红娘子、蜈蚣等。

【福建】穿心莲、泽泻、乌梅、太子参、酸橙、龙眼、瓜蒌、金毛狗脊、虎杖、贯众、金樱子、厚朴、巴戟天等。

【江西】酸橙、栀子、荆芥、香薷、薄荷、钩藤、防己、蔓荆子、青葙、车前、泽泻、夏天无、蓬蘽等。

【广东】阳春砂、益智、巴戟天、草豆蔻、肉桂、诃子、化州柚、仙茅、何首乌、佛手、橘、乌药、广防己、红豆蔻、广藿香、穿心莲等。

【海南】槟榔、阳春砂、益智、肉豆蔻、丁香、巴戟天、广藿香、芦荟、高良姜、胡椒、金线莲等。

【广西】罗汉果、广金钱草、鸡骨草、石斛、吴茱萸、大戟、肉桂、千年健、莪术、天冬、郁金、土茯苓、何首乌、八角茴香、瓜蒌、茯苓、葛等。

【云南】三七、云木香、黄连、天麻、当归、贝母、千年健、猪苓、儿茶、草果、石斛、诃子、肉桂、防风、苏木、龙胆、木蝴蝶、阳春砂、半夏等。

【贵州】天麻、杜仲、天冬、黄精、茯苓、半夏、吴茱萸、川牛膝、何首乌、白及、淫羊藿、黄檗、厚朴、白术、麦冬、百合、钩藤、续断、菊花、山药、瓜蒌、黄柏、桔梗、龙胆、前胡、通草、射干、乌梅、木瓜、三七、石斛、姜黄、桃仁、百部、仙茅、黄芩、草乌、玉竹、赤芍、秦艽、防风、泽泻、独活、茯苓、白芍、白芷、黄连、玄参、大黄、栀子、葛根、雷丸、天花粉、夏枯草、西洋参、鱼腥草、石菖蒲、苍耳子、金银花、南沙参、木蝴蝶、天南星、云木香、薏苡、火麻仁、黔党参、五倍子等。

【四川】川芎、乌头、川贝母、川木香、麦冬、白芷、川牛膝、泽泻、半夏、鱼腥草、川木通、芍药、红花、大黄、使君子、川楝、黄皮树、羌活、黄连、天麻、杜仲、桔梗、花椒、佛手、枇杷叶、金钱草、党参、龙胆、辛夷、乌梅、银耳、川明参、柴胡、川续断、冬虫夏草、干姜、金银花、丹参、补骨脂、郁金、姜黄、

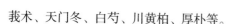

莪术、天门冬、白芍、川黄柏、厚朴等。

【重庆】黄连、杜仲、厚朴、半夏、天冬、金荞麦、仙茅等。

【西藏】羌活、胡黄连、大黄、莨菪、川木香、贝母、秦艽、麻黄、冬虫夏草等。

【陕西】天麻、杜仲、山茱萸、乌头、丹参、地黄、黄芩、麻黄、柴胡、防己、连翘、远志、绞股蓝、薯蓣、秦艽等。

【甘肃】当归、大黄、甘草、羌活、秦艽、党参、黄芪、锁阳、麻黄、远志、猪苓、知母、九节菖蒲、枸杞、黄芩、款冬花、菟丝子等。

【青海】大黄、贝母、甘草、羌活、猪苓、锁阳、秦艽、肉苁蓉、冬虫夏草等。

【宁夏】宁夏枸杞、甘草、麻黄、银柴胡、锁阳、秦艽、党参、柴胡、白鲜、大黄、升麻、远志等。

【新疆】甘草、伊贝母、红花、肉苁蓉、牛蒡、紫草、款冬花、枸杞、秦艽、麻黄、赤芍、阿魏、锁阳、雪莲等。

二、医院配好的需要自煎的中药,怎么样才能煎得更好?

正确地煎好中药能够发挥中药的最大功效,煎药方式不正确就会影响到中药的药效,严重的话还会损失中药药效。煎好中药要注意如下细节。

(一)容器的选择

煎煮容器以陶瓷、砂锅为最好,其次为不锈钢锅、搪瓷锅以及耐高温的玻璃器皿,因为这些容器具有稳定的化学性质,不易与所煎中药的成分发生化学反应。一定忌用铁锅、铜锅和铝锅等易腐蚀器皿,因为这些元素可与中药中的某些成分起化学反应,不利于疾病的治疗。

(二)浸泡预处理

第一步:"看"。煎煮中药前首先要查看中药的品质,如发现有虫蛀、霉变等问题时应及时进行处理;其次是查看有无须特殊处理的中药,如有应另置并按特殊方法处理。

第二步:"泡"。如同打豆浆前需要浸泡黄豆一样,煎煮中药前,将药店拿回的中药饮片加适量水浸泡 20 ~ 30min,轻质的中药、气温较高时浸泡时间宜短,重质中药、气温较低时浸泡时间宜长,用冷水将中药浸泡 1 ~ 2h(除用醋、酒泡的药),目的是使中药湿润变软,利于有效成分煎出。

(三)煎煮

煎煮用水:使用符合国家卫生标准的饮用水,不要用反复煮过的水或者隔夜开水煎煮中药。

加水量:煎煮开始时的用水量一般以浸过药面 2 ~ 5cm 为宜,花、草类药物或煎煮时间较长、药材过多或易吸水的应当酌量加水。理论计算是按每1g中药加水10mL计算，将总水量的70%用于头煎，剩下的30%用于第二煎。

煎煮用火：一般应遵循"先武火后文火"的原则，也就是煎煮时先用武火（大火）煮沸药液后，改用文火（小火）慢煎，保持微沸以减少水分的蒸发。

煎煮时间：煎煮时间从沸腾后计算，煎煮时间应当根据方剂的功能主治和药物的功效确定。一般药物煮沸后再煎煮20～30min；解表类、清热类、芳香类药物不宜久煎，煮沸后再煎煮15～20min；滋补药物先用武火煮沸后，改用文火慢煎40～60min。药剂第二煎的煎煮时间应当比第一煎的时间略缩短，煎药过程中要搅拌药料2～3次。控制煎煮时间是因为长时间高温煎煮会使植物细胞遭到破坏，使药液中不溶性的无效成分增加；而且长时间煎煮还有将药煎焦煳底的可能。

煎煮次数：煎药时要注意搅拌药料，让药液充分煎透。搅拌药料的用具应当以陶瓷、不锈钢等材料制作的棍棒为宜，搅拌完一药料后应当清洗再搅拌下一药料。每剂中药一般煎两次，第二次时间可略短。这样就能够熬出中药所含成分的80%～90%。熬好之后将中药水过滤出来，同时，将每次煎液混合后分次喝。有些药物需要区别对待，如先煎、后下、冲服等，中药师都会在抓药时讲明。每剂药一般煎煮两次，将两煎药汁混合后再分装。

煎药量：煎药量应当根据儿童和成人分别确定。儿童每剂一般煎至100～300mL，成人每剂一般煎至400～600mL，一般每剂按两份等量分装，或遵医嘱。

凡注明有先煎、后下、另煎、烊化、包煎、煎汤代水等特殊要求的中药饮片，应当按照要求或医嘱操作。

（1）先煎药应当煮沸10～15min后，再投入其他药料同煎（已先行浸泡）。

（2）后下药应当在第一煎药料即将煎至预定量时，投入同煎5～10min。

（3）另煎药应当切成小薄片，煎煮约2h，取汁；另炖药应当切成薄片，放入有盖容器内加入冷水（一般为药量的10倍左右）隔水炖2～3h，取汁。此类药物的原处方如系复方，则所煎（炖）得的药汁还应当与方中其他药料所煎得的药汁混匀后再行分装。某些特殊药物可根据药性特点具体确定煎（炖）药时间（用水适量）。

（4）溶化药（烊化）应当在其他药煎至预定量并去渣后，将其置于药液中，微火煎药，同时不断搅拌，待需溶化的药溶解即可。

（5）包煎药应当装入包煎袋闭合后，再与其他药物同煎。包煎袋材质应符合药用要求（对人体无害）并有滤过功能。

（6）煎汤代水药应当将该类药物先煎 15 ~ 25min 后，去渣、过滤、取汁，再与方中其他药料同煎。

（7）对于久煎、冲服、泡服等有其他特殊煎煮要求的药物，应当按相应的规范操作。

先煎药、后下药、另煎或另炖药、包煎药、煎汤代水药在煎煮前均应当先行浸泡，浸泡时间一般不少于 30min。

（四）锅盖

刚开始煎药时须盖紧锅盖，待水沸时可用两根筷子撑起锅盖，留些缝隙让蒸气排出。有些中药含有挥发成分，如薄荷、藿香等解表类药物以及西洋参等贵重药材，煎煮过程中其有效成分易发散到空气中，则须盖着盖子熬。

三、中药煎服时常常出现的错误

（一）不注重煎煮前浸泡，取药后直接加水煎煮

中药饮片经加工炮制后多较干燥，应经充分浸泡 45 ~ 60min 后再煎煮中药，浸泡时加水应超过药面。在浸泡过程中可翻动饮片，使其充分吸收水分，然后煎煮。

（二）患者煎药时难以掌握加水量，造成煎取药量，有时过多或有时过少

中药饮片在充分浸泡后，应适当加水超过药面 2cm。煎煮至规定时间，取第一次药汁，再次加水适量煎取第二汁，两次煎液合并混匀放置，取上清液 400 ~ 500mL 分两次服。以往煎服中药时第一次煎煮后，药渣放置至第二次煎煮前。这样两次煎液浓度不一，药渣在放置期间易滋生细菌，会影响药物的作用或产生毒副作用。

（三）患者难以掌握煎药时间，不同的方剂有不同的煎煮时间

一般药头煎 15 ~ 20min，二煎 10 ~ 15min。补益药头煎 30 ~ 35min，二煎 20 ~ 25min。煎药时间是从煮沸后算起，这一点医师和药房调剂人员应特别嘱咐，患者遵照执行。

（四）药液的服用和饮食禁忌：中药汤剂在服用方法上都有细致要求

解表药应热服，清热药应温服，滋补药应空腹服，安神药应睡前服等。同时服药要明确饮食禁忌，如服健脾胃药时，应少食滋腻难消化之物；服清热药时，应少服温热食品如生姜、胡椒、辣椒等。

总之，在服用中药时，尽量饮食清淡，吃一些易消化的食物，不再增加胃肠的负担。

四、服用中成药需要注意的常见情形

1. 辨证施治：辨证施治是传统医学治疗疾病的精髓，所以在使用中成药治疗常见病时必须遵循辨证施治的原则。例如感冒，传统医学就分多种类型，需认真加以区别，并选用相应的药物才能有疗效。风寒感冒需辛温解表治，宜选用参苏丸、九味羌活丸、通宣理肺丸等；风热感冒宜辛凉解表、宣肺清热治，选用银翘片、板蓝根冲剂等；暑湿感冒以清暑祛湿、解表治，选藿香正气软胶丸或藿香正气水、六合定中丸等。如果药不对症，服用后只会适得其反，使机体阴阳偏盛偏衰的病理症状更趋严重。感冒患者忌服十全大补丸，应等感冒痊愈后再服用。

2. 特殊人群根据生理特点用药：例如，孕妇慎用活血化瘀类的中成药；还应当避免使用一些剧毒药物、热性较强、峻泻药和一些芳香走窜的药物，以免伤害母体和胎儿，例如甘遂、巴豆、芫花、大戟、牵牛、商陆、三棱、莪术等应该被孕妇禁用。

3. 关注中成药服用时食物、药物禁忌：在服用中成药期间应忌食生冷、油腻、肥甘等食物；含有有机酸成分的中成药不宜与磺胺类的药物同用；含有黄酮类的中成药不宜与含铝、镁、钙成分的西药合用；含汞、砷的中成药，如牛黄解毒片、六神丸、至宝丹、安宫牛黄丸，中病即止，不宜久服，久服会出现中毒。

寒性病服温热药时，忌吃生冷食物；热性病服清热凉血、滋阴药时，应禁食酒类、辛辣等食品，因其能助长病邪，抵消该类药的功效；服解表渗透药时，宜少食冷及酸味食物，因其具有收敛作用而影响药物解表透散功能；服含有人参的中成药时不宜吃萝卜，萝卜有消食化痰、通气作用，而人参是滋补性药物，两者作用相抵。

服中成药还应忌以茶代水，因茶叶中含有鞣酸，能与药物中的蛋白质、生物碱或重金属盐等发生化学反应产生沉淀从而影响疗效。

五、服用中成药的特殊时间要求

中成药药效与服用时间有密切的关系，掌握科学的给药时间既可使药物产生最大疗效，又能减少药物用量，还能降低一些药物的不良反应。

（1）清晨：宜服补阳药、利水祛湿药和催吐药。如金匮肾气丸、壮腰健肾丸等滋补肾阳的药物宜清晨空腹服，祛湿药如四神丸等宜在天亮前服用。

（2）午前：宜服发汗解表药及益气升阳药。如治疗感冒的解表药、治疗脾气下陷的补中益气丸、参术调中丸等均应在午前服用。

（3）睡前：入夜宜服泻下药、滋阴养阴药，如六味地黄丸、知柏地黄丸等均应入夜时服用。安神养心药如安神补气丸、柏子养心丸等，在夜卧时服用较好。另外，驱虫药在空腹时服并忌油；对胃肠有刺激的药物宜饭后服；治疗肝、肾、胃疾病的药物，宜在饭前 20min 服用。

六、孕妇服用中药需特别需要重视的情形

某些药物对胎原具有损害作用，严重者可导致流产。孕妇所服用的药物一般都可以通过胎盘屏障，胎儿肝脏药物代谢能力低，肾脏发育未完全成熟，药物排泄缓慢，易造成胎儿器官损害。母体在没有任何反应的情况下已经对胎儿造成很大伤害甚至畸形可能。因此妊娠妇女用药需要谨慎，避免使用毒性药物，如砒霜、水银、斑蝥素、生附子、生半夏、生南星、斑蝥、生巴豆等。部分有毒中药经过炮制后虽然毒性明显减小，如炮附子、制天南星、制川乌等，妊娠期可配伍谨慎使用。此外某些药物在用药后药性非常猛烈，虽无毒性，但易造成流产等不良后果，如三棱、莪术、马兜铃等，需谨慎使用。

七、三七粉、三七产品、银杏叶制剂等活血化瘀中成药和抗凝类药物联合使用合理吗

活血化瘀中成药都具有明确的降低血黏度、改善红细胞变形性、抑制血小板功能、抑制体外血栓形成以及抗动脉硬化、预防冠脉介入治疗后再狭窄等作用，因此与抗栓西药联合应用要严格掌握药量、用药时间，并要定期监测血小板聚集率、凝血指标等以免发生出血等不良反应。

有些人认为中成药安全无毒副作用，可以长期服用，殊不知"是药三分毒"，应用每一种活血化瘀药都要心中有数，有的放矢，如速效救心丸、麝香保心丸、复方丹参滴丸均含芳香温通药可耗伤正气，不宜长期服用；冠心苏合丸中的青木香含马兜铃酸有肾毒性应引起注意；麝香保心丸、血栓心脉宁所含蟾酥有洋地黄样强心作用，易引起心动过缓、束支传导阻滞、室性早搏等，应用洋地黄类药物或缓慢性心律失常者慎用；通心络胶囊含五味虫类药，过敏体质者应慎用；心宝丸含洋金花，青光眼患者禁用。

八、不同厂家同一名称比如板蓝根颗粒的产品质量一样吗

由于历史的原因，我国中成药单品种批准文号多、生产厂家多，再加上复杂的中药材来源，造成市场上同一种中成药，不同厂家之间的质量差异较大，不同厂家之间产品往往无法代替，甚至有些企业自己不同批次质量也不一样。

板蓝根颗粒也是相同情况，我们比较容易在药店买到冲泡出来溶液颜色和气味都不一样的板蓝根颗粒，甚至有些非主流企业产品不同时期产品的颜色和气味也不一样。所以，购买中成药产品必须优先考虑生产企业，尽可能使用同一企业的产品。

九、中老年人长期服用阿托伐他汀或者氨氯地平，与常用中成药银杏类联合使用需要注意什么

银杏叶制剂是临床治疗心脑血管疾病的常用药物，是目前全球用量最大的植物来源药物品种，临床常与其他药物联合使用，尤其是在老年人群中常与通过 CYP450 酶、CYP3A4 代谢的阿托伐他汀钙片、氨氯地平片联合使用。随着研究的深入，人们发现银杏叶制剂中存在的银杏双黄酮类成分可能通过影响 CYP450 酶而引发临床联合用药的安全性问题，其中目前全球科学家已经发现的 7 个 P450 酶强抑制剂之一的穗花杉双黄酮（Amentoflavone）更是 CYP3A4、2C9 的强效抑制剂，因而银杏叶制剂中可变剂量的穗花杉双黄酮等双黄酮成分，在不加控制大幅波动的情况下引起阿托伐他汀或者氨氯地平药物联用安全性问题的可能性极大。建议优先选择双黄酮尤其是穗花杉双黄酮含量低的金纳多及国产银杏叶滴丸，远离双黄酮含量高的国内其他同类产品（国内大部分厂家没有把这个成分作为杂质控制）。

白藜芦醇是天然芪类化合物的代表，目前至少在 21 个科（如蓼科、百合科、松科、桃金娘科、山毛榉科、豆科、桑科、葡萄科等）31 个属的 72 种植物中被发现，其中不少含白藜芦醇药材的产品可能含白藜芦醇脱氢二聚体，该类产品如果不控制白藜芦醇脱氢二聚体这个 CYP450 酶强抑制成分，可能存在联合用药的安全性隐患。

十、清热解毒中成药和抗菌药联合使用对疾病治疗有帮助吗

一些研究表明，这类药物联用在很多场合还是有治疗意义的。例如：青霉素 G 与中药清热解毒口服液（鱼腥草、二花藤、板蓝根、蒲公英、芦根、青蒿、竹叶等）合用，用于治疗细菌感染引起的慢性肺源性心脏病急性发作，优于单用抗菌药对照组，且不良反应少。青霉素与金银花联用，可加强青霉素对耐药性金黄色葡萄球菌的抑制作用。黄连、黄芩、金银花等清热解毒中药汤剂加服磺胺甲噁唑，治疗急性细菌性痢疾治愈率高，较单用西药或中药疗效好。

十一、含芦荟的中成药可以长期服用吗

不可以！芦荟具有杀菌、消炎、健胃下泄、强心活血、解毒、镇痛等作用，是应用最广泛的个人护理、保健植物。① 杀菌作用。芦荟中含有雨中芦荟酊，是抗菌性很强的物质，能够杀灭一般的细菌、真菌，并能抑制病原体的繁殖。② 消炎作用。芦荟中的缓激肽酶能够抵抗炎症，对皮肤炎、支气管炎等慢性疾病有非常好的疗效。③ 健胃下泄作用。芦荟中的芦荟大黄素苷、芦荟大黄素等物质能够促进饮食、增加食欲，帮助肠胃消化，对大肠有缓泄作用，长期泡芦荟浴或者食用芦荟，能防治一般的疾病。④ 镇痛、镇静作用。芦荟有镇痛、镇静的作用，牙痛、手指肿痛的情况下，可以在患处敷上芦荟叶，即能够消除肿痛，此外对神经痛、痛风、肌肉疼痛均有效。内服芦荟还能治疗宿醉和晕车。

但值得注意的是，芦荟含有的芦荟大黄素有泄下通便之效，会导致腹泻，故不可多吃；体质虚弱者和少年儿童不可过量食用，否则容易发生过敏；孕经期妇女严禁服用，因为芦荟能使女性内脏器官充血，促进子宫运动；患有痔疮出血、鼻出血的患者也不可服用芦荟，否则会引起病情恶化；有个别人对芦荟过敏，不宜使用芦荟；有慢性腹泻患者也当禁用芦荟。芦荟有 500 多个品种，但可以入药的只有十几种，可以食用的就只有几个品种。

（张建兵，王青青，盛雪萍）

第七章　正确认识保健品

第一节　保健品概述

中国保健品行业兴起于20世纪80年代，包括保健药品、保健食品、补充食品、增强食品、保健用品、保健器械和特殊化妆品七大类。特别是保健食品由于高额利润和相对较低的政策壁垒和技术壁垒，涌现出了3000多家保健食品生产企业。1996年我国颁布了《保健食品管理办法》等一系列有关保健食品行业的制度规定，行业逐步规范。2000年卫生部正式撤销"药健字"（保健药品）批准文号，要求所有"药健字"号药品在2002年12月31日前停止生产，2004年1月1日起不得在市场流通。保健药品必须在"药"和"食"之间做出选择，凡经严格验证符合药品审批条件的，改发"国药准字"批准文号，正式纳入药品流通系统；不符合药品条件，但符合目前保健食品审批条件的，则改发"食健字"批准文号；两者都不符的，撤销其批准文号，停止生产和销售。目前的保健品只包括四大类，即保健食品、保健用品、保健器械和特殊化妆品。

保健用品是指具有调节人体功能、增进健康、预防保健作用的用品，大体上可分为男用保健用品、女用保健用品、中老年保健用品、婴幼儿保健用品、性保健用品等。保健器械和医疗器械的最大区别在于，一个是强身健体防病用，另一个是治疗疾病用，二者不宜混淆。特殊化妆品是化妆品当中具有特殊功能的一类化妆品的总称，是化妆品中的一个分支，包括育发类、染发类、烫发类、脱毛类、美乳类、健美类、除臭类、祛斑类（新增美白）和防晒类。

保健食品亦称功能性食品，是一个特定的食品种类。2016年7月1日《保健食品注册与备案管理办法》正式施行，此文件关于保健食品的定义是："保健食品是指声称具有特定保健功能或者以补充维生素、矿物质为目的的食品，即适宜于特定人群食用，具有调节机体功能，不以治疗疾病为目的，并且对人体不产生任何急性、亚急性或者慢性危害的食品。"在日常生活中，人们把"保健食品"俗称为"保健品"，本章重点介绍保健食品。

第二节　国外保健食品

保健食品的发展历史大体分为三个阶段或称为"三代"产品。第一代保健食品，包括各类强化食品，是最原始的保健食品，仅根据食品中各类营养素或强化营养素的功能来推断这类食品的功能，而这些功能没有经过任何实验予以证实，目前欧美各国已将这类产品列为一般食品。第二代保健食品须经过人体及动物实验，证明该产品具有某项生理调节功能，即欧美等国所强调的真实性和科学性。目前我国卫生部审批的保健食品绝大多数属第二代产品，也就是功能明确的保健食品。第三代保健食品不仅需要经过人体及动物实验证明具有某项生理调节功能，还需明确具有该功效的有效成分（或称功能因子）的结构和含量，以及有效成分在食品中应有的稳定形态。目前欧美、日本等国都在大力开发这一代产品，而且也只允许这类产品进入欧美市场。

一、日本

日本是迄今为止最早一个政府认可健康功能性食品的国家。在 1987 年，日本政府首次确立了"食品功能的系统分析与开发"国家研究计划。在该计划执行期间，许多食品科学家、营养学家、药理学家和医学专家对食品与人类健康的关系进行了有效而广泛的探讨，首次提出了"功能性食品"（functional food）的概念。这一概念的提出给日本的食品科学和工业以及相关法规带来了许多新的内容，并广泛为日本社会所接受。与此同时，这一概念的提出对其他国家也产生了广泛的影响。根据该计划的研究成果，食品的功能可以从三个方面被描述：第一方面是营养功能；第二方面是感官功能；第三方面是生理功能。

1988 年至 1991 年，日本政府第二次大规模基金资助了功能性食品的研究，基金项目名称为"食品的健康调节功能分析"。1992 年至 1995 年，以"功能性食品的分子设计及分析"为项目名称的第三个国家级研究功能性食品项目得以执行。通过这两个研究计划，日本在功能性食品科学研究中的许多内容得以充实，相应的法规在日本得以完善，如《健康增进法》《食品卫生法》《药事法》，由日本厚生劳动省负责管理。

2001 年 4 月，日本厚生劳动省制定并实施了有关"保健食品"新的标示法规——"保健功能食品制度"，是以营养补助食品以及声称具有保健作用和有益健康的产品为主要对象，将其大体分为三类：特定保健用食品（类似于中国的功能类保健食品）、营养功能食品（类似于中国保健食品中的营养素补充剂）

和功能性标示食品（如图7-1）。"保健功能食品制度"的颁布实施，在法律体系上将保健功能食品定位于一般食品和医药品之间的地位。

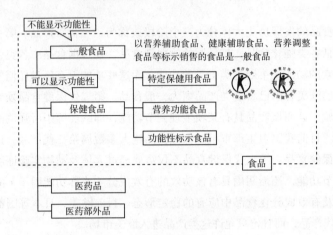

图7-1　日本保健食品分类示意图

特定保健用食品（foods for specified health users，FOSHU）是指能够调节机体功能作用或降低因生活习惯引起的健康风险，其安全性和有效性等相关科学依据经审查并经主管部门许可后，可以依法在包装上明确标识特定保健用途的食品。

特定保健用食品标识的许可需要听取消费者委员会关于安全性、功能性的评估意见，食品安全委员会关于新成分安全性的审查意见，以及日本厚生劳动省关于是否与《药事法》规定的医药品标识相抵触的意见，并经过日本国立健康营养所或官方认可的试验机构的定量试验分析，最后由消费者厅长官做出是否许可的审批，获得批准后可以在包装上标识保健功能。

特定保健用食品在上市前，生产商需向卫生劳动及福利部新开发食品健康政策办公室提交《健康增进法》之下的《标签批准申请书》和食品、食品添加剂等的法规（政府令）标准之下的《食品安全性和功效评价申请书》两份申请文件，并履行相关的注册程序。根据不同的结构、功能健康声称或者批准的改善健康的声称标注适当的警示语。

2005年特定保健用食品的范围扩大，除需要个别审查符合所标识的特定保健功能才予颁发许可的特定保健用食品标识之外，增加了附带条件的特定保健用食品、规格标准型特定保健用食品、可标识降低疾病风险的特定保健用食品三种标识管理形式。

截至2017年3月底，获得认定、批准的特定保健用食品有1127种产品，

2016 年市场规模达到 6463 亿日元。特定保健用食品注册制，需要一亿日元以上的注册费用，很多企业把注意力从特保转向低成本、周期短、快速商品化的功能性食品标示制度，受此影响，预测市场规模会持续缩小。

营养功能食品是指以补充特定的营养成分为目的保健功能食品。目前允许 13 种维生素、6 种矿物质、1 种脂肪酸的营养功能声称，其营养成分的种类及含量必须符合日本厚生劳动省制定的标准。该类食品需向日本厚生劳动省备案而不需要申请许可，可以自由地进行营养功能的标示，国家采取事后监督的方式进行监督管理。2015 年营养功能食品市场规模为 1029 亿日元。

《功能性食品标示制度》于 2015 年 4 月 1 日颁布实施。功能性标示食品无需人体试验，生产企业只需于上市销售前 60 日向消费者厅提交符合与其声称的功能相符的科学依据备案，即可声称具有一定的功能从而上市销售，但后续如有虚伪夸大或者误导则予以处罚。提交的科学依据主要是指：根据所有已有的能够证明有效成分有效性的报告进行综合评价，从而认为其具有功能性；备案产品的临床试验证明其具有功能性（需提前进行试验并形成报告）。

日本保健食品的分类与区别见表 7-1。

表 7-1　日本保健食品的分类与区别

	特定保健用食品	营养功能食品	功能性标示食品
创设时间	1991 年	2001 年	2015 年
认证方式	国家（消费者厅）许可，需要以最终产品进行临床试验	自行认证制度、符合国家订定的营养成分量基准值	申请制，需要系统性文献回顾或是临床试验
可标示成分	视相关成分而定	特定成分：13 种维生素、6 种矿物质、1 种脂肪酸	功能性相关成分（需为可定量定性的成分）
提取主要目的	视相关成分而定	补充平常饮食摄取不足的营养成分等	健康的维持、增进（不含降低疾病风险）
标示示范	减缓糖吸收	钙是骨骼和牙齿形成所必要的营养素	本产品含成分 A，据研究指出其有 B 功能

功能性标示食品涵盖了除酒精类产品的所有食品，包括既有的营养功能食品、加工食品以及生鲜食品等。例如，如果种植出的特殊番茄中番茄红素含量丰富，即可在包装上标注"可辅助改善血管功能"等内容。截至 2019 年 3 月底，日本共有 1894 件商品获得功能性标示食品许可，主要产品类型为补充品形态加工食品、非补充品形态加工食品和生鲜食品，黑醋、即食蒸煮大豆、柑橘、生

鲜黄豆芽都可以列为功能性食品。2015 年市场规模只有 344 亿日元，2016 年达 1113 亿日元，进入快速增长期，各公司以饮料类为中心纷纷推出各类产品，药妆店特设功能性标示食品专区，电视广告进行渗透，消费者购买欲提高。

与特定保健用食品不同的是：功能性标示食品不需要消费者厅长官的个别批准；功能性标示食品申请时间只需 60 天；可具体标注对于人体作用的器官部位，如"有益保护眼睛""有益改善关节不适"等。

二、美国

美国是全球最大的保健食品市场，保健食品产业是美国六大支柱产业之一。保健食品在美国称为膳食补充剂或饮食补充剂（dietary supplements）。膳食补充剂虽然不能像药品一样标明具体适应证，但可以标识声称对人体功能结构具有保健作用。

1994 年，美国颁布了《膳食补充剂健康及教育法案》（The Dietary Supplement Health and Education Act），简称"DSHEA 法案"，是美国食品药品监督管理局（U.S. Food and Drug Administration，FDA）管理市场上的各种保健食品的法律依据。DSHEA 法案特别将保健食品定义为膳食补充剂，是指以维生素、矿物质、草药（或其他草本植物）、氨基酸或以上成分的浓缩物、代谢物、组成物、提取物或是以上所列物混合后形成的产品。膳食补充剂是食品的一个特殊种类，以补充膳食为目的，不能代替普通食品或作为餐食的唯一品种。"DSHEA 法案"允许不经美国食品药品监督管理局的许可在标签上注明三类"营养支持的声明"，即这个声明是真实的，没有误导的倾向并且有文献支持；这个声明是用于注释那些在美国食品药品监督管理局没有不良记录的功能宣称的；这种物品不是药品（根据药品的定义）。也就是说，膳食补充剂可以作结构、功能宣称，这些宣称仅与维持生理功能或结构相关，还没有达到营养宣称的要求。

DSHEA 法案要求膳食补充剂必须是口服的，其服用形式可以包括丸剂、胶囊、粉、软胶囊、片剂、散剂，或溶液等各种形式，但不能以代餐或加工的产品、变通食品形式出现。美国食品药品监督管理局多次以此为法律依据判定口腔喷雾和外用涂膏等产品不符合保健品的定义。比如 2012 年，在美国食品药品监督管理局给一家名为"Breathable Foods"的公司发的警告信中就判定其销售的可吸入式的咖啡因产品因其不符合口服要求所以不能作为膳食补充剂销售。

膳食补充成分被 DSHEA 法案定义为包括维生素、矿物质、药草或其他植物类、氨基酸，以及其他可以添加到饮食中的物质。美国食品药品监督管理局对化学合成成分是否符合膳食补充成分的定义有着详细的规定。在 2016 年颁布的美国食品药品监督管理局指南文件《膳食补充剂：新膳食补充成分的申报和相关问题（草案）》中指出，在实验室和工厂生产出来的与天然植物活性成分完全相同的化学合成产品一般不符合膳食补充成分的定义。但是，对于在食品中已经有过应用的，香兰素和肉桂酸等，通常由化学合成生产并用于调味的食品成分，即使是化学合成，也可以被认定为符合 DSHEA 法案中膳食补充成分的定义。

为了保证制药行业在新药研发上的巨大投入不会受到保健品行业的不当侵犯，DSHEA 法案规定："如果特定的膳食补充成分在美国已经被作为药品的活性成分获批，或者还未获批，但已经作为药品在研而且经过了大量公开的临床研究，那么此成分除了下面列举的情况之外将不能作为膳食补充剂销售。具体来讲，对于已经被批准为新药的某特定成分只有在下面两种情况之下可以作为膳食补充剂销售：其一是美国食品药品监督管理局将其批准为新药前已经作为膳食补充剂合法销售；其二是美国食品药品监督管理局制定特别的法规授权其作为膳食补充剂销售。"此条款被称为"首先上市"条款。同理，对于作为药物在研，并经过大量的临床研究且已经公开的成分，也只有在类似的两种情况下可以作为膳食补充剂销售：在大量的临床研究开始以前已经作为保健品销售；得到美国食品药品监督管理局的特别法规授权。

保健食品的标识和宣传同时受到美国食品药品监督管理局和美国联邦贸易委员会（Federal Trade Commission，FTC）的监管，美国食品药品监督管理局也对保健食品良好生产加工规范（Current Good Manufacture Practice，cGMP）提出了更高的要求，对工厂的设计和建造、生产设备、质量控制、产品检测、处理消费者投诉、技术档案保存等都有一系列规定。2015 年底，FDA 成立了膳食补充剂项目办公室（Office of Dietary Supplements），专门负责对保健品的安全和标示宣传进行监督，新办公室的成立为美国食品药品监督管理局在监管保健品市场并确保产品合乎 DSHEA 法案方面提供了更多的资源。

三、欧洲

英国在 1932 年就成立了国家保健食品商店联合会，但作为现代最早提出保健食品的商业协会，它没有对保健食品的科学发展产生大的影响。20 世纪 70 年代中期，欧洲国家中出现了第一代具有功能性的食品，主要包括含有功能性的天然果汁、酸奶、全麦面包等，是消费者追求健康、方便饮食的产物。1989 年，欧盟定义了特殊营养食品，即含有特殊营养成分或经过特殊的生产加工工艺，使其营养价值明显区别于普通食品的一类食品，包括规定的膳食食品和满足婴幼儿健康需要的配方食品。欧盟科学界普遍认为只有掌握了食品与人类机体功能的相互作用，保持和促进健康以及降低发病风险等理论，才能进一步提高食品工业的竞争力。1995年前后，欧洲人民对营养健康食品的认知发生了巨大的转变，从"适当"营养学理念（围绕制定营养素推荐摄入量、膳食指南，以预防营养素缺乏，维持机体正常生长发育为目的），进一步发展为促进健康、降低慢性病风险的"最佳"营养学理念。人们认识到某种食物或某种食物成分与改善人体某方面功能、提高生命质量存在联系，越来越多的欧洲食品开始标识并宣传与健康相关的声称。1995年，欧洲委员会（European Commission）与欧洲国际生命科学研究所（International Life Sciences Institute Europe）联合发起了"欧洲功能食品科学研究项目"（Functional Food Science in Europe，FUFOSE），旨在对功能食品的概念、特征以及健康声称等问题进行系统地研究并提出建议。1999年提出的功能食品的草案定义："功能食品是指对机体能够产生有益功能的食品，这种功能应超越食品所具有的普通营养价值，能起到促进健康和（或）降低疾病风险的作用。"

在欧洲，健康声称分为两类：一类为一般性健康声称（generic health claims），又称为普通声称；另一类为特殊产品健康声称（product specific claims），又称为创新型声称。每一类声称又均可分为促进功能声称（enhanced function claims）和降低疾病风险声称（reduced risk of disease claims）（如图7-2）。

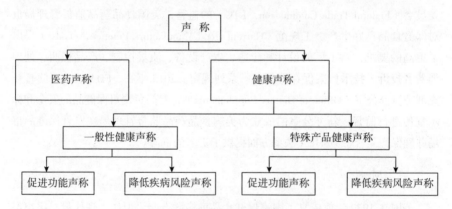

图7-2　声称的分类

一般性声称是建立在广泛而确定的科学共识和（或）权威的政府或学术机构确认和推荐基础上的，如食品法典委员会（CAC）、美国食品药品监督管理局（FDA）、欧洲食品科学委员会（SACN）等。一般性声称往往针对的是单一营养成分或食物成分。特殊产品声称是指某种食品的产品具有某种调节生理功能的作用，宣称者必须提供科学证据去证实食用推荐量的该产品能够获得这种好处，往往针对的是某种产品，一般性健康声称与特殊产品健康声称的区别见表 7-2。

表 7-2　一般性健康声称与特殊产品健康声称的区别

项目	一般性健康声称	特殊产品健康声称
科学基础	具有广泛而确定的科学共识和（或）权威的政府或学术机构的确认和推荐	需要提供科学证据证实
适用范围	单一营养成分或食物成分	某种产品
管理	不需要审批，所有企业均可使用	需要向有关部门提出使用申请
举例	"大豆蛋白有助于降低低密度脂蛋白胆固醇"；"膳食纤维有利于保持肠道健康"；"植物固醇有助于维持健康的胆固醇水平"等	"产品 X 有助于降低低密度脂蛋白胆固醇"；"产品 Y 有利于保持肠道健康"；"产品 Z 有助于维持健康的胆固醇水平"等

促进功能声称与降低疾病风险声称往往是通过科学证据的等级、标志物与疾病关联程度的不同来界定，促进功能声称与降低疾病风险声称的区别见表 7-3。

表 7-3　促进功能声称与降低疾病风险声称的区别

项目	促进功能声称	降低疾病风险声称
范畴	某种食物或食物成分具有改善生理、心理机能，促进健康的作用	某种食物或食物成分有助于降低某种疾病的风险
科学证据	基于有利于提高身体机能的标志物（Markers）、降低疾病风险的间接性证据	基于降低疾病风险的直接性证据
管理	是否需要审批取决于食物或食物成分与健康效应间联系的科学确定性和声称的类别、特别是特殊产品的声称、针对少年儿童的声称需要审批	一般需要有关部门的审批
举例	"咖啡因能够提高认知力表现"；"叶酸有利于维持健康的同型半胱氨酸水平"等	"充足的钙源有利于降低晚年患骨质疏松的风险"；"叶酸可以降低婴儿患神经管畸形的风险"；"摄入益生菌有助于降低婴幼儿发生肠道轮状病毒感染的风险"等

其中特别注意降低疾病风险声称与医药声称的区别，前者强调的是导致疾病因素的多样性和膳食的复杂性，后者强调的是治疗和预防疾病。功能食品通过标注特定的健康声称来界定和宣传，所以在某种意义上，功能食品就是一类具有健康声称的食品。

基于目前营养学、医学方面的科学证据，欧洲功能食品涉及以下 7 个主要领域：①促进生长发育：涉及的功能因子有促进细胞、组织生长的多不饱和脂肪酸、低聚糖、神经节苷脂、糖蛋白、铁、锌等；促进免疫防御效应的多种抗氧化性的维生素、微量元素、脂肪酸、精氨酸、核苷等；促进骨骼发育的钙、磷、镁、锌、蛋白质、维生素 D 和维生素 K 等。② 调节基础代谢：包括全麦面包、酸面包、燕麦、豆类、富含可溶性膳食纤维的意大利面食、低血糖生成指数的食物成分（主要包括各种膳食纤维、抗性淀粉、海藻糖等）。③ 抗氧化：食品中的某些成分是人体抗氧化系统的组成成分或本身具有抗氧化作用，构成了功能食品中的功能因子，如维生素 E、维生素 C、类胡萝卜素、多酚类（包括类黄酮），还有一些微量元素，如硒、铜、锰、锌等；这些成分主要存在于植物性食品当中。④ 促进心血管健康：富含多不饱和脂肪酸的食品以及低饱和脂肪酸和低反式脂肪酸的食品；含 ω-3 系列脂肪酸的食品；富含膳食纤维、大豆蛋白、植物固醇的食品；富含植物类黄酮的食品以及富含维生素 K 的食品。⑤ 改善胃肠道功能：含益生菌、益生原、共生原的食品。⑥ 维持良好认知和精神状态：胆碱、咖啡因、某些氨基酸（如色氨酸、酪氨酸）会对情绪及认知能力产生影响。⑦ 提高运动能力：该领域的功能食品多以运动饮料的形式存在。

在 FUFOSE 项目框架下提出的关于评价和评估健康声称科学证据的程序和标准，即食物声称科学证据评估程序（Process for the Assessment of Sciences Support for Claims on Foods），简称 PASSCLAIM 循证程序。PASSCLAIM 强调某项健康声称的成立是基于对该领域研究的全部科学证据的系统总结和评估，而科学的评价和评估应考虑科学证据的总量、科学证据的质量、科学证据的标志物 3 个原则。基于标志物与健康效应的联系来区别促进功能声称与降低疾病风险声称是 PASSCLAIM 循证程序的主要特色。

欧洲议会于 2006 年 12 月 20 日颁布了《食品营养与健康声称管理规章》（No 19242006 EC），该法案对营养与健康声称的定义、适用范围、申请注册、一般原则、科学论证等内容作出了明确的规定。2007 年欧洲委员会委托欧盟食品安全局（European Food Safety Authority，EFSA）起草了《健康声称申请注册科学与技术指南》。2010 年之后欧洲各个组织不断完善现有有关食品营养健康产业的法规，且继续大力发展食品营养健康产业。德国的《食品标志法规》在 2011 年 10 月颁布。《欧盟新奇食品条例》已经过 2008 年和 2011 年两次修改，主要是建立有效的评价和许可程序，尤其是对于非欧盟国家的传统食品。

第三节　中国保健食品

一、中国保健食品的主要发展历程

中国保健食品行业从 20 世纪 80 年代兴起以来，大致可分成起步发展期（1980—1995 年）、产业链形成期（1995—2002 年）、结构调整复兴期（2003—2008 年）和有序发展期（2009 年至今）四个阶段。

第一阶段是起步发展期（20 世纪 80 年代末至 90 年代中期）。初期出现了以民间处方、秘方为基础的蜂王浆、维生素和各种口服液产品。中后期保健产品功能结构有所改进，除传统的滋补类型产品外，开始出现调节免疫、抗疲劳、减肥、降血脂等功能产品。1987 年 10 月，原卫生部颁布《中药保健药品的管理规定》，各省级卫生行政部门开始审批中药保健药品，"药健字"制度开始实施。法规的出台极大鼓舞了行业的投资热情，中药保健药品进入高速发展阶段。由于高额利润驱动和相对较低的政策技术门槛，催生了大大小小 3000 余家生产企业，产品品种多达 2.8 万种，年产值约 300 亿元。

第二阶段是产业链形成期。1995—2002 年为保健食品的成型阶段，在此期间保健食品行业产业链形成。1995 年 10 月 30 日《食品卫生法》公布，首次确立了保健食品的法律地位。1996 年 6 月 1 日《保健食品管理办法》正式实施，对保健食品的定义、审批、生产、经营、标签、说明书及广告宣传、监督管理等做出了具体规范要求。同年 7 月卫生部又发布了《保健食品评审技术规程》和《保健食品功能学评价程序和检验方法》，保健食品的评审工作开始走向科学、规范。《保健食品管理办法》的实施，结束了保健食品准入无法可依的混乱局面，卫生部和省级两级审批，"食健字"号——蓝帽子诞生。随着政府监管的加强，中草药、生物制剂及营养补充剂的加入，保健食品在 21 世纪初又进入新一轮复兴阶段。

第三阶段是结构调整复兴期。2003—2008 年，针对保健食品市场的炒作营销和把保健食品当药卖的问题，国家对保健食品产业结构进行了深度调整。2003 年 6 月 13 日，卫生部停止受理保健食品审批；10 月起由原国家食品药品监督管理局正式受理。2005 年 4 月 30 日，原国家食品药品监督管理局公布新的《保健食品注册管理办法（试行）》，此办法自 7 月 1 日施行，保健食品再注册与退出机制确立，政府对保健食品的监管更主动、更合理。我国保健食品产业进入一个发展关键时期。

第四阶段是有序发展期。2009年至今,保健食品行业进入有序发展的新时期。2009年《食品安全法》开始实施,对声称具有特定保健功能的食品予以严格监管。保健食品行业也在困境中不断进取,在产品技术、营销模式、市场推广、社会责任等方面摸索转型,保健食品产业迎来了又一次繁荣。

2015年新施行的《食品安全法》历史性地明确了保健食品的法律地位。2016年7月《保健食品注册与备案管理办法》实施,国内销售的保健食品(国产、进口)调整为注册与备案相结合的管理模式,使用的原料已经列入保健食品原料目录的保健食品和进口的补充维生素、矿物质等营养物质只需要备案即可,其他则需要注册。实施注册备案双轨制产品许可,实施保健食品原料目录即功能目录管理制度等。政策制度不断完善,科学技术不断发展,健康需求持续增加,市场营销逐渐成熟,资本活力不断涌入,行业自律不断规范,舆论监督不断强化,多方发力,推动了保健食品产业的强劲增长。保健食品注册制、备案制的特点见表7-4。

表7-4　保健食品注册制、备案制的特点

类别	特点
注册制	食品药品监督管理部门根据注册申请人的申请,依照法定程序、条件和要求,对申请注册的保健食品的安全性、保健功能和质量可控性等相关申请材料进行系统评价和审评,并决定是否准予其注册的审批过程
备案制	保健食品生产企业依照法定程序、条件和要求,将表明产品安全性、保健功能和质量可控性的材料提交食品药品监督管理部门进行存档、公开、备查的过程

2018年,我国保健食品生产企业有2317家,从业人员近千万,产业规模超4000亿元。同期,食品工业总产值11.09万亿元,保健食品占食品工业总产值的3.6%。我国批准"蓝帽子"注册的保健食品17470个,其中国产保健食品16690个,进口保健食品780个,全国备案保健食品700多个。在政府准予申报的27项保健功能中,免疫调节、调节血脂和抗疲劳3种功能产品占全部产品一半以上。直销仍然是保健食品主要销售模式,截至2018年6月,我国共有91家企业获得商务部批准的直销牌照,其中外商投资企业33家。药店作为传统销售渠道的主体,近年来占比略有下降;电子商务渠道增长迅猛,复合增长率超过50%;会议营销仍然是中小企业热衷且有限的市场营销模式。

中国保健品产业经过多年快速发展,已经逐渐壮大。虽然仍面临发展中结构不合理、产品同质化严重、自主创新能力弱、技术水平不高、产业集中度低、虚假宣传等诸多突出问题,但是中国保健食品产业的发展前景是光明的。在市场需求、技术进步和管理更新的推动下，中国保健品产业发展空间巨大。未来发展将呈现消费者群体多元化、保健品销售模式专营化、宣传模式推陈出新以及保健品成日常消费四大趋势。

二、中药保健食品

中医药保健历史悠久，食补、药膳和食疗理论独特，药材资源丰富。最早在《黄帝内经》提出食养概念："五谷为养，五果为助，五畜为益，五菜为充，气味合而服之，以补精益气。"东汉时期《神农本草经》记载："人参久服安魂养神，不饥延年。"唐代孙思邈的《备急于金要方》、宋代陈直的《养老奉亲书》、元代忽思慧的《饮膳正要》等专著中都有关于食疗的记载，应用很多的都是药食两用的日常食物，这些食物具有的益气养血、舒经通络、疏肝理气、健脾和胃等传统功效，更是具有代表性的养生保健功能，为中药保健食品的发展提供了坚实的理论基础。

中药保健食品是中国特色保健食品，也是主流的保健食品。中药保健食品是以中医药理论为指导，采用以中药标准控制的中药或中药提取物为原料加工、生产而成的，经过安全性和功能性评价，由国家相关行政管理部门批准，具有调节人体某些生理功能的作用，有助于身体健康的保健食品。在我国，中药保健食品具有以下4个特点：使用中药或中药提取物为原料；在中医药理论指导下进行组方和配伍；原料的使用及用法、用量有相应的中药标准作为参考；经过国家相关行政管理部门批准。

中药保健食品根据成分不同，主要包括以药材、饮片或其粉末为主的产品，如人参、灵芝、鹿茸等；以中药某一功能部位为原料的保健食品，如银杏叶总黄酮、黄芪多糖胶囊等；以中药混合物或者中药复方为原料的保健食品。依据功效成分，中药保健食品的主要功效成分包括总多糖、总黄酮、总皂苷、生物碱、蒽醌、多酚类等。

中药保健食品是有特定适用人群范围的，那种百病皆治、老少皆宜的中药保健食品是夸大宣传和缺乏科学性的。由于人的体质有阴阳之别、虚实之偏，导致某些致病因子对人体的易感性有所不同。因此，针对不同的体质要采取不同的保健方法。

我国将既是食品又是药品的物品统称为"药食同源"。为了进一步明确药品与食品的范围，加强市场监管，原卫生部于2002年印发了《既是食品又是药品的物品名单》及《可用于保健食品的物品名单》，分别规定了91种和114种"药食同源"的中药材，并同时印发了《保健食品禁用物品名单》。

既是食品又是药品的物品名单：

丁香、八角茴香、刀豆、小茴香、小蓟、山药、山楂、马齿苋、乌梢蛇、乌梅、木瓜、火麻仁、代代花、玉竹、甘草、白芷、白果、白扁豆、白扁豆花、龙眼肉（桂圆）决明子、百合、肉豆蔻、肉桂、余甘子、佛手、杏仁（甜、苦）沙棘、牡蛎、芡实、花椒、赤小豆、阿胶、鸡内金、麦芽、昆布、枣（大枣、酸枣、黑枣）、罗汉果、郁李仁、金银花、青果、鱼腥草、姜（生姜、干姜）、枳椇子、枸杞子、栀子、砂仁、胖大海、茯苓、香橼、香薷、桃仁、桑叶、桑葚、橘红、桔梗、益智仁、荷叶、莱菔子、莲子、高良姜、淡竹叶、淡豆豉、菊花、菊苣、黄芥子、黄精、紫苏、紫苏子、葛根、黑芝麻、黑胡椒、槐米、槐花、蒲公英、蜂蜜、榧子、酸枣仁、鲜白茅根、鲜芦根、蝮蛇、橘皮、薄荷、薏苡仁、薤白、覆盆子、藿香。

可用于保健食品的物品名单：

人参、人参叶、人参果、三七、土茯苓、大蓟、女贞子、山茱萸、川牛膝、川贝母、川芎、马鹿胎、马鹿茸、马鹿骨、丹参、五加皮、五味子、升麻、天门冬、天麻、太子参、巴戟天、木香、木贼、牛蒡子、牛蒡根、车前子、车前草、北沙参、平贝母、玄参、生地黄、生何首乌、白及、白术、白芍、白豆蔻、石决明、石斛（需提供可使用证明）、地骨皮、当归、竹茹、红花、红景天、西洋参、吴茱萸、怀牛膝、杜仲、杜仲叶、沙苑子、牡丹皮、芦荟、苍术、补骨脂、诃子、赤芍、远志、麦门冬、龟甲、佩兰、侧柏叶、制大黄、制何首乌、刺五加、刺玫果、泽兰、泽泻、玫瑰花、玫瑰茄、知母、罗布麻、苦丁茶、金荞麦、金樱子、青皮、厚朴、厚朴花、姜黄、枳壳、枳实、柏子仁、珍珠、绞股蓝、胡芦巴、茜草、荜茇、韭菜子、首乌藤、香附、骨碎补、党参、桑白皮、桑枝、浙贝母、益母草、积雪草、淫羊藿、菟丝子、野菊花、银杏叶、黄芪、湖北贝母、番泻叶、蛤蚧、越橘、槐实、蒲黄、蒺藜、蜂胶、酸角、墨旱莲、熟大黄、熟地黄、鳖甲。

保健食品禁用物品名单：

八角莲、八里麻、千金子、土青木香、山莨菪、川乌、广防己、马桑叶、马钱子、六角莲、天仙子、巴豆、水银、长春花、甘遂、生天南星、生半夏、生白附子、生狼毒、白降丹、石蒜、关木通、农吉痢、夹竹桃、朱砂、米壳（罂粟壳）、红升丹、红豆杉、红茴香、红粉、羊角拗、羊踯躅、丽江山慈姑、京大戟、昆明山海棠、河豚、闹羊花、青娘虫、鱼藤、洋地黄、洋金花、牵牛子、砒石（白砒、红砒、砒霜）、草乌、香加皮（杠柳皮）、骆驼蓬、鬼臼、莽草、铁棒槌、铃兰、雪上一枝蒿、黄花夹竹桃、斑蝥、硫磺、雄黄、雷公藤、颠茄、藜芦、蟾酥。

另外，出于安全考虑，国家原卫生部强调，除已公布可用于普通食品的物品外，《可用于保健食品的物品名单》中的物品不得作为普通食品原料生产经营。

如需开发《可用于保健食品的物品名单》中的物品用于普通食品生产，应按照《新资源食品管理办法》规定的程序申报批准。

三、新资源食品和新食品原料

新资源食品和新食品原料的概念最初来源于西欧国家的新食品（novel food），包括所有没用过的、可以食用的纯天然的或人工合成的新型物质。为了确保新食品的安全性，各国在收录新食品时，对新食品的来源、特征、加工、营养、安全性和毒理性做了详细的描述和要求。我国从 1987 年开始对新资源食品实行审批制度。30 多年来，我国根据实际情况，制定并颁布了多个版本《新资源食品卫生管理办法》。

2007 年原卫生部颁布了第 56 号令《新资源食品管理办法》，新资源食品包括以下四类：在我国无食用习惯的动物、植物和微生物（动物是指禽畜类、水生动物类或昆虫类，如蝎子等，植物是指豆类、谷类、瓜果菜类，如金花茶、仙人掌、芦荟等，微生物是指菌类、藻类，如某些海藻）；从动物、植物、微生物中分离的在我国无食用习惯的食品原料（具体包括从动、植物中分离、提取出来的对人体有一定作用的成分，如植物甾醇、低聚糖、糖醇等）；在食品加工过程中使用的微生物新品种（例如加入到乳制品中的双歧杆菌、嗜酸乳杆菌等）；因采用新工艺生产导致原有成分或者结构发生改变的食品原料（例如转基因食品等）。

我国新资源食品的安全性评价和审批危险性评估，是指对人体摄入含有危害物质的食品所产生的健康不良作用可能性的科学评价，包括危害识别、危害特征的描述、暴露评估、危险性特征的描述四个步骤。

卫生部新资源食品专家评估委员会负责新资源食品安全性评价工作。评估委员会由食品卫生、毒理、营养、微生物、工艺和化学等方面的专家组成。评估委员会根据新资源食品来源、传统食用历史、生产工艺、质量标准、主要成分及含量、估计摄入量、用途和使用范围、毒理学、微生物产品的菌株生物学特征、遗传稳定性、致病性或者毒力等资料及其他科学数据进行安全性评价。

新资源食品审批的具体程序按照《卫生行政许可管理办法》和《健康相关产品卫生行政许可程序》等有关规定进行，卫生部门对批准的新资源食品以名单形式公告。根据不同新资源食品的特点，公告内容一般包括名称（包括拉丁名）、种属、来源、生物学特征、采用工艺、主要成分、食用部位、使用量、使用范围、食用人群、食用量和质量标准等内容；微生物类食品应同时公告其菌株号。新资源食品与保健食品的区别见表 7-5。

表 7-5　新资源食品与保健食品的区别

项目	新资源食品	保健食品
定义	指在我国新发现，新研制（含新工艺和新技术）或新引进的无食用习惯或仅在个别地区有食用习惯的食品或食品原料	指声称具有特定保健功能或者以补充维生素、矿物质为目的的食品。即适宜于特定人群食用，具有调节机体功能，不以治疗为目的，并且对人体不产生任何急性、亚急性或者慢性危害的食品
审批部门	国家卫生部	国家食品药品监督管理局
批文格式	卫新食准字 0 第××号	国食健字 G ××××
功能限定	新资源食品的标签和说明书禁止以任何形式宣传或暗示疗效及保健作用	保健食品的功能只能在限定的 27 种功能范围内，不能任意扩大
适用人群	新资源食品适宜任何人群食用	只适宜于某个或几个功能失调的特定人群食用；对该项功能良好的人没必要食用
审批要求	新资源食品生产经营企业在投产半年前必须提出该产品卫生评价和营养评价所需的资料，包括：理化性质（成分分析、杂质、有害物质的鉴定），安全性毒理学评价，质量标准草案，生产工艺，使用范围，用量、残留（或迁移）量及检验方法；营养评价包括：营业成分、消化吸收和生物学效应	保健食品生产企业在投产半年前必须将该保健食品向国家食品药品监督管理局注册审批。注册前必须在国家食品药品监督管理局确定的检验机构进行安全毒理学实验，包括：动物实验／人体试验、稳定性试验等，产品的说明书内容必须真实，该产品的功能和成分必须与说明书一致

第四节　保健品相关问题解答

1. 如何识别保健食品？

保健食品外包装上必须印有由国家食品药品监督管理局批准的保健食品专用标志，标志与批准文号上下排列或并列。保健食品专用标志图案为天蓝色，呈帽形，俗称"蓝帽子"，也叫"小蓝帽"（如图 7-3）。

图 7-3　保健食品专用标志图案

批准文号为：卫食健字（4 位年代号）第（4 位顺序号）号，如卫食健字（2001）第 0005 号；进口产品为：卫食健进字（4 位年代号）第（4 位顺序号）号，如卫食健进字（2001）第 0009 号。2003 年 7 月以后批准的，批准文号为：国食健字 G+4 位年代号 +4 位顺序号，如国食健字 G20040048；进口产品为：国食健字 J+4 位年代号 +4 位顺序号，如国食健字 J20040002。

2. 保健食品标志图应标于哪个部位？

主要展示版面的左上方。

3. 保健食品与一般食品有什么区别？

保健食品与一般食品的共性是保健食品和一般食品都能提供人体生存必需的基本营养物质（食品的第一功能），都具有特定的色、香、味、形（食品的第二功能）。

保健食品与一般食品的区别是：① 保健食品含有一定量的功效成分（生理活性物质），能调节人体的功能，具有特定的功能（食品的第三功能）；而一般食品不强调特定功能（食品的第三功能）。② 保健食品一般有特定的食用范围（特定人群），而一般食品无特定的食用范围。③ 保健食品一般都具有规定的每日服用量，而一般食品无规定的食用量。

在一般食品中也含有生理活性物质，由于含量较低，在人体内无法达到调节功能的浓度，不能实现功效作用。保健食品中的生理活性物质是通过提取、分离、浓缩（或是添加了纯度较高的某种生理活性物质），使其在人体内达到发挥作用的浓度，从而具备了食品的第三功能。

4. 保健食品与药品的区别是什么？

保健食品与药品有着十分严格的区别：药品是治疗疾病的物质，但保健食品的本质仍然是食品，虽有调节人体某种功能的作用，但不能治疗疾病；药品一般都具有毒副作用，但保健食品不能有任何毒副作用，不能对人体产生任何急性或者慢性的危害；一般药品不能长期服用，但保健食品却可以长期食用；药品一般是针对有疾病症状的人群，但保健食品针对的是特定人群；药品的形态一般是片剂、丸剂、胶囊等，但保健食品可以是食品形态。

保健食品不以治疗疾病为目的，因此保健食品不能单独用于治疗人体疾病。

5. 保健食品能代替药品使用吗？

保健食品既不是用于治疗疾病的药品，也不是普普通通用于充饥的食品，而是天然营养成分和特殊活性物质构成的对人体具有某种或多种特定功能的食品，有些可以保护机体的正常功能，有些可以促进机体功能的正常或超常发挥，有些能延缓机体各项功能的下降趋势，有些可以调节机体出现的不正常生理指标，有些能对抗或抑制外界不良因素对机体的侵害，有些能作为某些疾病治疗过程中的良好辅助食品，有些能改善生理上的不适状态，有些能增强机体的应急能力，有些产品还具有美容功能。但是，保健食品都不可代替药品使用。

6. 保健食品可以随意使用吗？

保健食品有适宜和非适宜的使用人群，选用保健品也应遵循"辨证施治"的原则。特别是正在进行某种疾病药物治疗的人群需谨慎使用保健品，切忌多种保健品同时使用，进行药物治疗时必须告诉医生或药师正在使用的保健品品名和主要成分。

7. 保健食品的功能有哪些？

2016 年国家食品药品监督管理局依法批准注册的保健食品允许声称的保健功能主要有 27 类：增强免疫力功能、辅助降血脂功能、辅助降血糖功能、抗氧化功能、辅助改善记忆功能、缓解视疲劳功能、促进排铅功能、清咽利喉、辅助降血压功能、改善睡眠功能、促进泌乳功能、缓解体力疲劳功能、提高缺氧耐受力功能、对辐射危害有辅助保护作用、减肥功能、改善生长发育功能、促进骨密度功能、改善营养性贫血功能、对化学性肝损伤有辅助保护作用、祛痤疮功能、祛黄褐斑功能、改善皮肤水分功能、改善皮肤油分功能、调节肠道菌群功能、促进消化功能、通便功能、对胃黏膜损伤有辅助保护功能。凡是超过上述27种保健功能范围的宣传，无论是在商超等线下实体店销售，还是通过网络、会议、电视、广播、电话和报刊等方式销售都是违法的。

8. 保健食品能宣传"疗效"吗？

用于治疗疾病的物质是药品，所有保健食品都不是药品，都不能用于治疗某种特定的疾病。但是部分保健食品在宣传其自身作用时言过其实，宣传"疗效"，违反了《保健食品广告审查暂行规定》中的相关规定，有的甚至打擦边球，误导消费者。2018 年 12 月 20 日，国家市场监督管理总局关于进一步加强保健食品生产经营企业电话营销行为管理的公告发布，明确规定，保健食品企业不得宣传保健食品具有疾病预防或治疗功能。

9. 选购保健食品要注意哪些要素？

选购保健食品要注意：① 看标志和批号：保健食品预包装食品容器上（食品标签）应有批准文号和保健食品标志。② 看包装标签：保健食品应注有生产日期、保质期等，还应注明适宜人群，食用量及食用方法。③ 注意产品的禁忌：保健食品只适宜特定人群调节机体功能时食用，因此要合理选购，要详细查看产品标签和说明书，判断自己是否为该产品的"特定人群"，或者"不适宜人群"；老年人、体弱多病或患有慢性疾病的患者、儿童及青少年、孕妇要谨慎选择。

④ 不要以价格来衡量保健食品效果。因为产品剂量、添加物质和品牌的不同，价格不同；不要相信任何百分比，比如吸收率、沉积率、使用率、有效率、治愈率等。⑤ 要正确对待广告宣传。人的个体差异很大，不要相信广告里的绝对性用语，不要轻信张三、李四食用结果如何有效的证言。一些企业很愿意采用个别案例作为普遍现象广为宣传；不要轻信明星在广告里的宣传，不要轻信药店、商场、超市里"穿白大褂"的所谓专家的夸大宣传。

10.哪个部门负责保健食品广告的审查？

省、自治区、直辖市食品药品监督管理部门负责本辖区内保健食品广告的审查。

11.如何识别虚假保健食品广告？

依据我国《保健食品广告审查办法》的有关规定：① 保健食品广告批准文号为"× 食健广审（×1）第 ×2 号"。其中"×"为各省、自治区、直辖市的简称；"×1"代表视、声、文；"×2"由十位数字组成，前六位代表审查的年月，后 4 位代表广告批准的序号。② 保健食品广告必须标明保健食品产品名称、保健食品批准文号、保健食品广告批准文号、保健食品标识、保健食品不适宜人群。③ 必须说明或者标明"本品不能代替药物"的忠告语；电视广告中保健食品标识和忠告语必须始终出现。④ 不得以新闻报道等形式发布保健食品广告。⑤ 食品广告中有关保健功能、产品功效成分 / 标志性成分及含量、适宜人群、食用量等的宣传，应当以国务院食品药品监督管理部门批准的说明书内容为准，不得任意改变。不符合以上五项要求的，均可视为虚假广告。

12.如何识别保健食品虚假宣传？

① 消费者在自行购买非处方药时，不能只听信商家的宣传，一定要仔细查看产品包装和说明书，认准药品批准文号。药品必须有药品批准文号，批准文号的格式为：国药准字 +1 位字母（H- 化学药，Z- 中药，S- 生物制品，J- 进口药）+4 位年号 +4 位顺序号。保健食品必须有保健食品批准文号，格式为：国食健字 +1 位字母（G- 国产，J- 进口）+4 位年号 +4 位顺序号。② 保健食品的包装和相关广告上应标明以下忠告语："本品不能代替药物"。消费者如果没有发现上述忠告语，在购买保健食品时一定要慎重。③ 保健食品的包装上若含有以下"禁忌语"则很可能是假冒的产品：宣称产品为祖传秘方；含有"安全""无毒副作用""无依赖"等承诺；含有"最新技术""最高科学""最先进制法"等绝对化的用语和表述的。④ 保健食品广告中如果出现医疗机构的名字和形象，或者以医务人员的名义和形象为产品功效作证明；如果明示或者暗示适合所有症状及所有人群，宣称产品有治疗效果的，也应谨慎购买。

消费者如果无法确认所购买的保健食品是否合法或所看到的保健食品广告是否真实，可登录国家市场监督管理总局官方网站（http：//www.samr.gov.cn/），进入基础数据库查询相关信息，如果确实发现非法产品或虚假宣传，可向当地药监部门举报。

13. 保健食品标识和产品说明书必须标示哪些内容？

保健食品名称；保健食品标志与保健食品批准文号；净含量及固形物含量；配料；功效成分，必须注明含量；保健作用，只能注明被批准的功能的标准表达用语；适宜人群，标注方式为：适宜某某人群；不适宜人群（视具体情况决定注否），标注方式为：不适宜某某人群；食用方法；日期标示；贮藏方法；执行标准；保健食品生产企业名称与地址；特殊标识内容。

14. 保健食品标识与产品说明书的所有标识内容的基本原则是什么？

① 保健食品名称、保健作用、功效成分、适宜人群和保健食品批准文号必须与《保健食品批准证书》所载明的内容相一致。② 应科学、通俗易懂，不得利用封建迷信进行保健食品宣传。③ 应与产品的质量要求相符，不得以误导性的文字、图形、符号描述或暗示某一保健食品或保健食品的某一性质与另一产品的相似或相同。④ 不得以虚假、夸张或欺骗性的文字、图形、符号描述或暗示保健食品的保健作用。⑤ 不得描述或暗示保健食品具有治疗疾病的功用。

15. 保健食品标识与产品说明书的标示方式有什么具体要求？

① 保健食品标识不得与包装容器分开，所附的产品说明书应置于产品外包装内。② 各项标识内容应按规定标识于相应的版面内，当有一个"信息版面"不够时，可标于第二个"信息版面"。③ 保健食品标识和产品说明书的文字、图形、符号必须牢固、持久，不得在流通和食用过程中变得模糊甚至脱落。④ 以规范的汉字为主，可以同时使用汉语拼音、少数民族文字或外文，但必须与汉字内容有直接的对应关系，并书写正确且不得大于相应的汉字。

16. 保健食品标识中的适宜人群有什么要求？

适宜人群的分类与标示应明确；当保健食品不适宜于某类人群时，应在"适宜人群"之后，标示不适宜使用的人群，字体应略大于"适宜人群"的内容。

17. 进口保健食品标识有什么要求？

必须标示原产国、地区（港、澳、台）名称及国内进口商或经销商代理商的名称。

18. 购买保健食品时应注意哪些事项？

购买保健食品时，务必要注意产品的生产日期和有效期，如产品质量有问题或产品发霉、变质，切不可食用。

　　为了降低买到假冒或掺假产品的概率，建议消费者一定要到信得过的药店、商场、超市或保健品专卖店购买，同时切记保留购物发票，千万不要贪图便宜而在街头摊贩处购买。

　　19.日常常见补药人参、阿胶、玛卡、灵芝、螺旋藻等是不是长期服用，服用越多越好？

　　俗话说"是药三分毒"，任何一种药物，如使用不当，均有可能引起不良后果，补药也不例外。自古就有"大黄祛病无功，人参杀人无罪"的警训。补药并不是"有病治病、无病强身"的万灵良药，因此合理使用中药补益药应注意以下几点：

　　补药为虚证而设，误补则益疾。凡身体健康而无虚弱证者不宜滥用，以免导致机体阴阳失调而"误补益疾"。使用补益药，必须根据气、血、阴、阳各种虚损证候的不同，选择相应的补气药、补血药、补阴药和补阳药。补气药多甘温，能壅滞中气中焦满闷不宜；补血药、补阴药味甘滋腻，易伤脾胃，有碍消化功能，湿阻中焦、脾虚便溏者不宜；补阳药性多温燥，有伤阴助火之虞，阴虚火旺者误用则阴愈虚火愈炽。

（刘芳，武勇）

第八章 孕期及哺乳期妇女合理用药

为了应对中国逐渐进入老龄化社会的情况，我国"全面二孩"政策于 2016 年 1 月 1 日起正式实施，这是振兴中华民族，兴邦强国的国策。随着全面二孩政策的实施，孕期及哺乳期妇女合理用药的科普教育问题摆在公众面前。

第一节 孕期及哺乳期妇女安全用药原则

孕期就是怀孕周数，医学上的孕期是指从末次月经的第一天开始，到分娩结束，通常为四十周。哺乳期是指产妇在产后用自己的乳汁喂养婴儿的时期，就是开始哺乳到停止哺乳的这段时间，一般为 10 个月至 1 年左右。孕期和哺乳期是妇女一生中的特殊时期，孕期妇女身体各系统因怀孕发生了一系列的变化，药物代谢与非孕期有很大的差别。大多数药物均能通过胎盘和乳汁进入胎儿体内，有些药物有明显的致畸作用；所以，孕期及哺乳期用药安全性越来越受到人们关注。

一、孕期母体药物代谢的特点

1. 孕期母体血容量增加、血液稀释，生理性血浆蛋白低下，药物蛋白结合能力下降，游离药物增多，使药物的药理作用和不良反应增强。

2. 孕期母体胃平滑肌张力降低，胃排空时间延长，胃酸及蛋白酶分泌减少，口服药物吸收减少。

3. 孕期母体肾血流量增加，肾小球滤过率增加，药物从肾脏排泄速度加快。

二、孕期胎儿的药物代谢特点

1. 胎儿的肺循环尚未建立，到达肺部的药量很少。

2. 胎儿的肾血流量较丰富，到达胎儿肾脏的药量较多并随胎儿的尿液排到羊膜腔中。

3. 胎儿血脑屏障的渗透性较高，药物易在脑中蓄积。

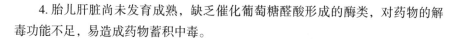

4.胎儿肝脏尚未发育成熟，缺乏催化葡萄糖醛酸形成的酶类，对药物的解毒功能不足，易造成药物蓄积中毒。

三、孕期用药对胎儿的影响

1.受精后的2周内，孕卵着床前后，药物对胚胎的影响是"全"或"无"的。"全"表现为胚胎早期死亡导致流产；"无"则表现为胚胎继续发育，不出现异常。

2.致畸高度敏感期

受精后3～8周（停经5～10周）称"致畸高度敏感期"。此期间是器官组织形成期，譬如：神经组织于15～25日、心脏于20～40日、肢体于24～46日、眼在24～39日、外生殖器在36～55日为致畸高度敏感期。

值得注意的是，由于许多器官是同期形成的，所以一种药物可造成多发畸形。受精后第九周至足月是胎儿各器官生长发育、功能完善的阶段，但神经系统、生殖器官和牙齿仍在继续分化，特别是神经系统的分化、发育和增生是在妊娠晚期和新生儿期达最高峰，在此期间受到药物作用仍可对上述三系统造成影响。

四、孕期主要用药原则

1.用药须有明确指征，只有药物对母亲的益处多于对胎儿的危险时才考虑在孕期用药。

2.孕期可用可不用的药物尽量少用(尤其是在妊娠的前3个月)，必须用药时，应选用有效且对胎儿比较安全的药物。

3.能用单药，就避免联合用药；能用结论比较肯定的药物，就避免用尚未肯定对胎儿是否有不良影响的新药。

4.严格掌握用药剂量，及时停药。

5.如孕妇已用了某种可能致畸的药物，应根据用药剂量、用药时的妊娠月份等因素综合考虑处理方案。

6.烟、酒、麻醉药，可对胎儿造成危害。

五、孕期用药注意

1.避免"忽略用药"：所谓"忽略用药"，是指可能受孕或已受孕的妇女，在用药时忽视自己的月经史或未发现自己已受孕，而误用一些对胎儿有害的药物，这些病例在优生咨询门诊屡见不鲜。孕妇服用后会对胎儿产生有害影响的常用药物有抗病毒药物，如利巴韦林（病毒唑）；抗菌药物，如氧氟沙星、环丙沙星等；止吐药物，如苯海拉明、甲氧氯普胺（灭吐灵）等。所以，准备要孩子的女性，在用药时切记不要忽视是否受孕，以免"忽略用药"给孕妇带来精神上的负担或人工流产的痛苦。

2. 不要"延误用药"："延误用药"是指孕妇需要进行药物治疗时，因担心药物对胎儿产生影响而耽误用药，导致病情恶化，危及孕妇和胎儿的生命。如患有严重感染性疾病的孕妇，由于没有及时使用有效的抗菌药导致病情恶化，从而导致败血症、感染性休克等。一些妊娠合并甲亢的患者，由于没有及时进行抗甲亢治疗，导致病情进展，甚至出现甲亢危象，危及患者的生命。又如抗癫痫的药物大多对胎儿有影响，但癫痫发作频繁的孕妇如不及时使用抗癫痫的药物，癫痫发作对胎儿的影响可能更大。孕妇患病应及时明确诊断，并给予合理治疗，包括药物的治疗和考虑是否需要终止妊娠。

3. 依照药物对胎儿的危险性等级分类选药，需要咨询临床药师和医生了；孕期用药最好不要自购药品服用。

六、哺乳期用药注意事项

哺乳期女性用药的原则有三条：第一，尽量减少药物对子代的影响；第二，由于乳汁是持续地分泌并在体内不潴留，母亲如须服药，要在服药后 6h（常规药物的 5 个血浆半衰期）再哺喂孩子；第三，如药物对孩子影响太大则必须停止哺乳，暂时改由人工喂养。

1. 谨慎用药：所有药物都会不同程度地转运到乳汁中，但大多数药物的转运量都相当低。婴儿吃奶的同时把药物也吃了下去，由于婴儿对药物的吸收代谢功能还不成熟，药物在体内的代谢、排泄较慢，容易在体内蓄积。几乎所有的药物都能通过血浆乳汁屏障转移至乳汁，而婴儿每日可吸吮乳汁 800 ~ 1000mL，故哺乳期用药亦应重视。至于药物对哺乳儿的影响，主要取决于药物本身的性质，有些药物对宝宝是安全的，有的药物却会产生不良反应甚或非常严重的反应，如病理性黄疸、发绀、耳聋、肝肾功能损害或呕吐等，因此，哺乳妈妈一定要慎重使用药物。明智的做法是需要用药时，应向医生说明自己处于哺乳期，请医生斟酌后开药，切不可自己随意乱服药。

2. 持续哺乳：除了少数药物在哺乳期禁用外，其他药物在乳汁中的排泄量很少超过妈妈用药量的 1% ~ 2%，这个剂量不会损害宝宝的身体，对于使用安全的药，不应该中断哺乳。

3. 掌握合理的用药时机：使用药物时，为了减少宝宝吸收药物的量，可在哺乳后马上服药，并尽可能推迟下次哺乳时间（至少要隔 4h），以便使更多的药物排出妈妈体外，使乳汁中的药物浓度达到最低。

4.禁用避孕药：避孕药中含有睾酮、黄体酮以及雌激素类衍生物等，这些物质会抑制泌乳素生成，使乳汁分泌量下降，分泌的乳汁不够宝宝吃。而且，避孕药物中的有效成分会随着乳汁进入宝宝体内，使男婴乳房变大及女婴阴道上皮增生。因此，哺乳期的女性不宜采取药物避孕的方法。

5.慎用中药：有些中药有滋阴养血、活血化瘀的作用，产后的妈妈服用可增强体质，促进子宫收缩和预防产褥感染；但有些中药会进入乳汁中，使乳汁变黄，或有回奶作用，如大黄、炒麦芽、逍遥散、薄荷等。

6.以下问题应格外警惕：① 长期服用镇静催眠药可导致小儿嗜睡和生长发育迟缓；② 服用治疗"甲亢"的硫氧嘧啶可以导致婴儿甲状腺功能减退；③ 服用甲苯磺丁脲类药物可使孩子的胰岛功能下降；④ 服用四环素可诱发小儿过敏反应和耐药菌株的产生，同时四环素会与儿童新形成骨和牙齿中所沉积的钙相螯合，引起牙色素沉着、牙釉发育不全，进而易形成龋齿；⑤ 异烟肼的乙酰化代谢物对婴儿有肝毒性；磺胺药可引起小儿溶血性贫血；⑥ 在动物实验中，发现喹诺酮类药能造成幼犬的承重关节损伤，所以儿童和乳母都不能服用诺氟沙星、环丙沙星、氧氟沙星、左氧氟沙星等喹诺酮类药物。此外，哺乳期女性绝对不能应用抗精神病药、抗癌药，不能酗酒或吸毒。

第二节　正确理解药品说明书中的"孕妇禁用"

一、药物孕妇风险级别分类情况

妊娠前三个月是胎儿发育的敏感期，能不用药尽量不用药，能不各种检查尽量不检查，努力避开各种危险因素。但不意味着有病硬扛着，当治疗疾病需要时还是必须用药的。因为不用药治疗，随着疾病发展，对胎儿发育可能造成更大的伤害。妊娠前三个月是危险期，后三个月是相对安全期。

受精卵刚形成的第一周，由于还没有着床，这时母亲身体内的药物没有经胎盘和胎儿建立血液循环，不会对受精卵有影响，第二周受精卵着床后，由于细胞数量很少，这时药物如果对细胞有影响，称"全"影响，那么胚胎被破坏，停止发育了，就不存在"怀孕"的事了；如果这时药物对细胞没有影响，即度过了这个药物影响的时期，称"无"影响，过关了，用不着为药物损害胚胎而担惊受怕了。

全球现有 3 个妊娠期用药危险性分级方法，且存在争议。分别为：美国食品药品监督管理局（Food and Drug Administration，FDA）；澳大利亚药品评估委员会（Australian Drug Evaluation Committee，ADEC）；瑞典药典（Farmacevtiska Specialiteter i Sverige，FASS）。FASS将药物分为A、B、C、D四个级别，从A到D，危险性逐渐增加，又将B类分为B1、B2、B3三个亚组。澳大利亚药品评估委员会（ADEC）分级系统，包含了A、B、C、D、X五个分级，同时将B类药物分为B1、B2、B3三个亚组。这三个目录差别大的药物集中于美国食品药品管理局分级中X级和C级。

1979年，美国建立了五级风险分类法，根据动物实验和临床用药经验对胎儿致畸的相关影响，将药物分为A、B、C、D、X五类，这就是五字母系统，我国参照这个标准，协助医生为孕妇提供安全的药物处方。A级：安全级别最高。B级：安全级别稍低。C级：动物研究证明有危害，人类没有获得数据证实。大部分药属这一类。D级：对胎儿有明确的危害，但救治疾病更需要，风险先服从治病第一需要。X级：动物或人的研究都证明对胎儿有风险。本类药物禁用于妊娠或将要妊娠的患者。不过美国食品药品管理局的分级很粗，美国已经开始淘汰这一分级方式。

中国没有自己的妊娠用药风险资料库，全部引用美国的资料。2018年我国启动了对50万孕妇用药追踪的国家课题研究项目，不久我国将会有孕妇用药安全数据库。

二、民众应遵照说明书"孕妇禁用"，提高用药安全门槛

非处方药可以自购用药，民众缺乏医药专业知识，须遵照说明书注意事项中"孕妇禁用"提示，谨防药物滥用误用，防范用药风险。对于普通消费者而言，这种做法是对的；但对于医务人员，则不适宜生搬硬套。因为医药人员治病救人过程中，药是他们的武器。孕妇用药原则，能不用药就不用药，能推迟到孕期3个月以后用的药，就延期到3个月以后用药，包括保健品的使用也应慎重。

三、非处方药说明书上"孕妇禁用"的专业解读

非处方药的说明书上要求"孕妇禁用"，是提醒大家别乱用药，这样可以先防范乱用药的风险。如果治疗疾病确实需要此药，还是应该使用。如果有疑问，可咨询医生或药师，经医药专业人员分析后再决定用与不用，如果下级医药专业人员确定不了，可以请专门研究孕妇用药安全的专家来解答。这种理解，类似河边警示牌："水深危险，切勿靠近！"也类似公共场所电器开关边上标示"小心有电！"

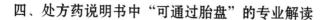

四、处方药说明书中"可通过胎盘"的专业解读

这是一般警示语，临床治疗不需要严格遵循"孕妇禁用"。例如阿莫西林钠 / 克拉维酸钾说明书，其中标明的"本品可通过胎盘，脐带血中浓度为母体血药浓度的 1/4 ～ 1/3，故孕妇禁用。"这实际上是青霉素类药物的体内代谢特征，所有的青霉素类、头孢菌素类药物都是能透过胎盘的，并且大多数抗菌药都能透过胎盘；妊娠 28 周后几乎所有药物均能透过胎盘。因为公众不懂医药学专业知识，看到"孕妇禁用"就恐慌害怕，这也说明需要加强对公众安全用药的科普教育。

第三节　加强孕期及哺乳期妇女合理用药教育

一、对社会公众的教育

1. 动员民众，加强宣教，让人们认识到优生优育是一项系统工程

媒体宣传、司法审理多涉及专业学术问题，应多向医药专业人士请教，做到客观公正，减少公众误解。另外应教育人们理性看待药品说明书中的"孕妇禁用"。

2. 加强药物不良反应发展史教育

药物不良反应是疗效的"孪生兄弟"。新药审批"挡"不住不良反应，所有药品上市前的研究都有局限性，完善监测才能防范"药害"。监测孕妇用药安全，是药品不良反应监测工作的一个分支。孕妇用药安全数据，只有通过药品上市后的积累、全民动员、人人参与才能逐步积累完善。

二、对医药专业人员教育

1. 对医药专业人员开展思想方法学的继续教育

孕妇用药安全，是药品上市后一项持久的跟踪随访工程。前期的药品说明书信息主要来自动物实验数据，但动物实验不等于人体实验数据。医药专业人员应立足本地，放眼世界，胸怀大局，才能心明眼亮，对孕妇用药安全问题进行解释时思路清晰，准确分析，促进创建和谐医患关系，使大家成为一条战壕里的战友。

2. 提升医药专业人员对孕妇用药安全评估能力的教育

美国取消 ABCDX 妊娠风险分类法后，新版特别强调风险背景：看 2015 年

版新的妊娠期和哺乳用药的时候，每一个药物的后面，没有 ABCDX 标注了。但每个药对临床大夫来说，临床使用起来有更好参考，它主要是给大家强调一个观念：即使你妊娠不用药，妊娠期都有发生胚胎和胎儿缺陷这样一个背景风险。

3. 药学人员应充分研读药品说明书

为了适应孕妇安全用药技术咨询的需求，药师应充分研读药品说明书，为做好人文医学打下理论基础。这完全有别于临床医务人员。药学专业人员应结合药品不良反应展史研究，深入发掘，加强理论建设，形成具有药学特色独有风格专业学术队伍。

目前各地开展围产期临床药学门诊咨询服务，从无到有，铺开了局面，创建了为孕妇安全用药服务的药学团队组织基础。下一步如何发展壮大，提升学术水平和解决实际问题能力，加强交流协作，应继续深入探索和研究，政府在政策上要积极扶持。

第四节　热点问题问答

一、社会各界之间对药品说明书的认识应该怎样协调

1. 不同专业人士看药品说明书应"内外有别"

不同的社会群体有不同的专业需求和处置方法，但保护公众健康目标是一致的。非处方药说明书"孕妇禁用"，对公众而言是警示语，它筑起用药安全门槛，防范用药风险，公众执行"孕妇禁用"，是正确的。它首先保证公众孕妇不滥用药，才有可能后续治疗疾病时谨慎用药。但对医务人员，药品是治病救人武器，对孕妇治疗需要，必须使用。　　正如在火灾面前，公众是远避；消防战士是前进灭火。同理，在疾病面前公众是隔离；医务人员是治病救人，绝不会因"孕妇禁用"一语放弃治疗。因此，根据工作需求必须"内外有别"。

2. 临床治疗需求与法律解读、媒体宣传导向协调问题

"红灯停，绿灯行"，是交通基本法规。但特种车辆执行任务，可以越过基本法规，不受红灯限制。药品说明书"孕妇禁用"，临床治疗需要应用"孕妇禁用"的药物，就是执行特别任务。

司法部门审理案件、媒体宣传，是保护公众基本权益。不了解专业知识，请教专业人员，是为了更好保护公众权益。如偏离专业学术规范，曲解医务人员专业处置，会误导公众科学理念，造成公众健康损害。

二、医药专业内的专科间在合理用药方面应该怎样协调

1. 妇科与其他临床专业之间内的认识统一和协调。涉及妇科用药，妇科意见为主导；安全用药问题，药学专业参与协调。

2. 妊娠治疗用药专题涉及孕产妇用药，应以产科专科意见为主。安全用药专题，由药学专业参与意见。

三、怎样看中药的"孕妇用药"

目前中药基本没有妊娠风险级别资料，影响大多是胎儿流产风险。

孕妇服中药也需谨慎，理血类、清热类、泻下类、消导类、开窍类、驱虫类、敛疮类中药易导致流产；祛风湿痹痛类易致胎儿发育障碍，孕妇禁用；理气类中药因下气破气、行气解郁力强，孕妇的禁忌药；祛湿类有化湿利水、通淋泄浊功效，孕妇不宜。

金代医家张元素有"胎前三禁"之说，即禁发汗、禁攻下、禁利小便，因为过汗会亡阳伤气，过下则亡阴伤血，过利小便则损伤津液，所以，对于孕妇而言，有发汗、攻下和利小便作用的中药必须在有经验的中医师指导下服用，若使用不慎会影响妊娠。孕妇禁用或慎用的中药如下七类：① 辛散大热药物，如生麻黄、细辛、肉桂、干姜、胡椒等。② 破瘀药物，如桃仁、红花、益母草、三棱、莪术、水蛭、虻虫、穿山甲、乳香、没药、土鳖虫、干漆、苏木、刘寄奴、茜根等。③ 滑利攻下药物，如大黄、芒硝、巴豆、滑石、木通、牵牛子、冬葵子、芫花、商陆、大戟、甘遂、牛膝、皂角等。④ 芳香走窜药物，如丁香、降香、麝香等。⑤ 催吐药物，如常山、藜芦等。⑥ 有毒药物，如马钱子、附子、草乌、川乌、南星、半夏、蜈蚣、两面针、雄黄等。⑦ 其他，如鸦胆子、九里香、漏芦等。

四、ABCDX 系统不用了，妊娠哺乳期安全用药相关信息如何查找

美国也不是完全不用，有一个过渡过程，我国还是要参考使用的。妊娠哺乳期安全用药相关信息，建议上美国食品药品管理局网站，下载最新的药品说明书，查看特殊人群用药信息。

五、美国食品药品管理局颁布的关于妊娠期用药标签有哪些新内容

新标签分三部分：① 妊娠部分（风险概述；临床考虑；数据）；② 哺乳部分（风险概述；临床考虑；数据）；③ 男女可能的生殖毒性部分。

这些副标题将对人及动物，该药物使用的数据及有关妊娠或哺乳期妇女特

定不良反应，提供更加详细的信息。

新的标签格式和要求对信息进行了整理汇总，可以分层次帮助告知卫生保健专业人员的处方决策，及患者使用处方药的咨询。

新体系将代替上述的字母分类法，它不仅更详细地标明了药品的效益与风险，而且还包含了药品对于受孕、妊娠、哺乳等涉及生殖各方面影响的信息。制药厂商被要求定期报告其产品在妊娠期或哺乳期妇女身上使用时发生的相关不良反应。

六、评价乳母用药能否母乳喂养的基础理论依据有哪些

多数情况下，母亲血浆药物浓度是药物向乳汁转运最重要的决定性因素。母亲血药浓度上升，乳汁中的药物浓度也会上升。药物进出乳汁的过程反映了母亲血药浓度的变化。一旦母亲血药浓度开始下降，平衡力将驱动药物从乳汁转运回母亲血液，以完成消除排泄过程。

比较常用的评估风险之一，是确定婴儿从乳汁获取的剂量，除以母亲剂量的比值（RID）。RID= 婴儿剂量 / 母亲剂量。只有婴儿剂量＞母亲剂量的 10%以上，才有可能存在风险。一般来说，相对婴儿剂量＜ 10% 的药物被认为在哺乳期是安全的。仅仅因为焦虑加重或无知就停止哺乳，对临床医生来说并不可取。

因此，母亲停用药物后，经过 5 个半衰期的消除，药物基本排泄完，乳汁药物更趋向极低限，从理论上也支持母乳喂养的安全性。

七、部分常用药物孕妇用药咨询案例

1.孕妇怀孕 2 个月，需抗厌氧菌治疗，能否用甲硝唑？

能用甲硝唑。现美国定其妊娠风险为 B 级，但国内说明书仍标示"孕妇慎用"或"孕妇禁用"。与患者如能够顺利沟通，可选用。如沟通不顺利，心理上转不过来，先选其他抗厌氧菌药，如克林霉素、哌拉西林。但必须告知抗厌氧菌强度，最强还是首选甲硝唑。

2.哺乳期用药喹诺酮类药停用多久可以哺乳？

停药后过 5 个半衰期，体内药基本排完，可以哺乳。

3.孕妇服用环丙沙星、新康泰克 2d，胎儿安全性如何？

喹诺酮类药，目前国际上未见孕妇致畸报告。环丙沙星在治疗中无药选用时，常作为治疗替代药物。新康泰克对胎儿未见有不良影响报告。

4.利巴韦林用药后发现怀孕，怎么办？

利巴韦林，动物实验明确致畸药。长期用药达 4 周以上，体内排泄慢，半

衰期达300h；短期使用，半衰期较短，容易排泄。但人类致畸情况尚缺乏数据，有个例报告，孕妇在应用利巴韦林后产下健康婴儿。分析原因，可能与少量短期临时应用，发现怀孕后即停用药，存在剂量相关性因素。

利巴韦林所有相关文献均强调，男女双方必须在"利巴韦林开始治疗前、治疗期间、和停药后至少6个月，均应避免怀孕"。要减少利巴韦林对人类生育造成危害，必须举国整治利巴韦林滥用，清本溯源。

特别要强调，对于孕期使用利巴韦林的妇女，应结合自身和家人的期望值和自己主观、客观条件，综合评估，自己作决定继续妊娠或放弃。

5. 利巴韦林用药后多久能哺乳？

可以哺乳，不必停止哺乳。

6. 聚维酮碘溶液药品说明书"孕妇禁用"，医生如需应用，应该怎么解释？

本质是公众与专业人员对药品说明书认知水平差异，对公众是警示语，对专业人员是治疗所需。聚维酮碘溶液（非处方药），说明书上注明"孕妇禁用"，孕妇提出疑问，难倒全院上下。北京大学一院妇产科杨慧霞教授回应："我们也都在用！"。药企厂家解释不了说明书为什么"孕妇禁用"！在《聚维酮碘溶液"孕妇禁用"解读》后续，山西太原某妇保院"聚维酮碘孕妇禁用"纠纷案中双胞胎流产，归罪于聚维酮碘"孕妇禁用"。中国医学论坛报头版头条对聚维酮碘溶液"孕妇禁用"进行了解读，认为聚维酮碘溶液对孕妇是安全的。

7. 孕期服用艾司唑仑，这个孩子能要吗？

不能要，艾司唑仑在美国食品药品管理局孕期用药风险分级中为X级。

8. 孕期可以服用苯巴比妥钠吗？

对孕妇而言，苯巴比妥钠只在用于控制癫痫发作，才获益较大。苯巴比妥钠可显著增加胎儿各种先天畸形和新生儿出血风险。如不是用于控制癫痫发作，对胎儿影响很大。

9. 孕期哺乳期应如何选用抗菌药？

孕妇可安全应用的抗菌药有青霉素类、头孢菌素类、红霉素（依托红霉素除外）克林霉素等，应避免应用的抗菌药有喹诺酮类、链霉素和四环素等，妊娠晚期避免应用磺胺类药物、呋喃妥因等。

哺乳期可安全应用的抗菌药有青霉素类、头孢菌素类、红霉素、四环素、呋喃妥因等。

10. 孕期妇女接种疫苗的安全事项有哪些？

马丁代尔药物大典有关孕妇接种疫苗有如下建议，一般应等到分娩后接种疫苗，如果怀孕期间不慎接种了疫苗，建议不要终止妊娠。马丁代尔药物大典、英国和美国均明确建议妊娠期不应接种风疹疫苗，并且接种后一个月内不要怀孕。但怀孕期间如果误种风疹疫苗，均不建议中止妊娠。

一般认为孕妇可以接种的疫苗有乙肝疫苗、狂犬病毒疫苗、破伤风类毒素和破伤风抗毒素。

孕妇禁用、忌用疫苗有风疹疫苗、麻疹疫苗、甲肝活疫苗。

（辛学俊，王东兴）

第九章 儿童合理用药

第一节 儿童合理用药概述

近些年来，世界卫生组织（WHO）及一些国家越来越重视儿童用药安全问题，并在保护儿童安全用药方面采取了行之有效的措施。2005 年，由英国医学会、英国皇家药学会编写出版了第一部《英国国家处方集（儿童卷）》（British National Formulary for Children，BNFC）。2010 年 6 月，WHO 发布首个《儿童标准处方集》。包括 240 多种基本药物和治疗 0 ~ 12 岁儿童疾病的信息，世界各地的执行者将可获得与这些儿童药物有关的推荐用法、剂量、不良反应及禁忌证等方面的标准信息。

我国国家统计局数据显示，2015 年我国 0 ~ 14 岁儿童数量约 2.42 亿人。儿童用药安全是目前在全世界受到广泛关注的安全问题之一，也是我国重大民生问题。儿童合理用药是保障儿童用药安全的一道屏障。

儿童合理用药就是以药物和儿童疾病系统知识为基础，安全、有效、经济、适当地使用药物。儿童处于生长发育期，身体各个器官发育尚未成熟，对药物的反应与成人不同，如若使用不当，将会造成严重后果。目前，我国市场上的儿童药品种类少，大多数处方药的药品说明书和相关资料中缺乏儿童用药的充足数据，儿童用药多用成人量减半或者 1/4 成人量，容易导致儿童用药不良反应增加。所以儿童用药需更加注意其合理性，避免发生药品不良反应或者毒副作用，如 2005 年春晚舞蹈《千手观音》的聋哑演员，多数是因为用药不合理造成的。

儿童用药不合理主要表现在抗菌药、解热镇痛药、维生素类辅助用药、中成药等药品的使用中，儿童患者的滥用现象较为普遍，已引起社会的广泛关注。有文献资料显示，在对 50 余家医院的处方进行统计分析后发现，儿童患者的抗菌药物使用率居高不下，儿童用药的不合理现象屡见不鲜。儿童患者的注射剂滥用等不合理现象在基层医疗机构中也较为常见，无论是医务人员还是患儿家长，均缺乏对滥用注射剂危害的足够认识。因此，如何针对儿童患者进行安全、合理、有效地用药成为一个亟待解决的重要问题。

我们国家高度重视儿童用药的供应保障和合理使用。国家卫健委"国卫妇幼发〔2018〕9号《关于印发母婴安全行动计划（2018—2020年）和健康儿童行动计划（2018—2020年）的通知》中正式提出《健康儿童行动计划（2018—2020年）》，2020年我国将全面建成小康社会，保障母婴安全和儿童健康，这是亿万家庭小康社会美好生活的目标之一。

第二节　儿童生理特点

一、儿童生理分期

根据儿童的解剖生理特点，儿童分期为以下六个时期。

1. 新生儿期　自胎儿娩出结扎脐带时开始至满28天。出生后7天内为新生儿早期，7~28天为新生儿晚期。

2. 婴儿期　出生至1周岁，包含新生儿期。

3. 幼儿期　自1周岁至3周岁。

4. 学龄前期　自3周岁至6~7周岁（入小学前）。

5. 学龄期　自6~7周岁至青春期（女11~12周岁，男13~14周岁）。

6. 青春期　又称少年期，为儿童过渡到成年的发育阶段，女性11~12周岁至17~18周岁，男性13~14周岁至18~20周岁。

二、儿童药代动力学特点

（一）给药途径及吸收的影响因素

药物的吸收有口服、透皮、肌内、直肠给药等途径。药物必须经过化学、物理、机械和生物屏障才能被吸收。胃肠道、皮肤、黏膜等具有吸收功能的人体表面处于不同的发育阶段可影响药物的生物利用度。不同给药途径机体药物吸收介绍如下。

1. 口服给药

（1）呕吐：新生儿食管下端贲门括约肌发育不成熟，控制能力差，常发生胃食管反流，一般在9个月时消失。婴儿胃幽门括约肌发育良好，因自主神经调节差，易引起幽门痉挛而出现呕吐。

（2）胃排空时间：新生儿胃排空时间较长，可达6~8h，因此主要在胃内吸收药物的吸收更完全。6~8月婴儿的胃排空时间缩短至接近成年人。

（3）肠道长度：新生儿肠道长度约为身长的8倍，幼儿为6倍，成人为4～5倍。新生儿小肠长度约为大肠长度的6倍，成人为4倍。

（4）胃酸分泌：新生儿刚出生时，胃内含有碱性羊水，其pH＞6；24h内胃液酸度显著增加，pH降为1；随后胃酸分泌明显减少，出生后10d基本处于无酸状态；以后酸度又逐渐增加，2～3岁达到成人水平。新生儿、婴儿口服对酸不稳定的药物破坏较少，生物利用度较高，如青霉素G、氨苄西林；弱酸性药物（苯妥英钠、苯巴比妥、对乙酰水杨酸）吸收较慢。

（5）胆汁分泌：胆道功能具有年龄依赖性，婴儿时期胆汁分泌较少，婴幼儿胆盐向肠腔内转运功能不成熟，导致十二指肠内的胆盐水平低（尽管血液中水平超过成人），影响亲脂性药物的溶解和吸收。

2.透皮给药

婴幼儿以及儿童有较强的药物透皮吸收能力。早产儿、新生儿和婴幼儿皮肤角化层薄，药物穿透性高；婴幼儿体表面积与体重的比率远超过成人；婴幼儿局部外用糖皮质激素、抗组胺药和抗菌药物时，全身相对用量较成人大，潜在危险性较大，可出现全身性毒性反应。例如，婴幼儿皮肤上敷贴磺胺类药物，吸收后可引起高铁血红蛋白血症等毒性反应。阿托品滴眼液等药物在透皮吸收过多时，可能引起严重的全身性不良反应。

3.肌内注射给药

新生儿骨骼肌血流量小，肌肉收缩无力影响药物扩散，肌内给药的药物吸收率较低。此外，由于可致局部感染和硬结，所以新生儿应避免肌内给药。

4.直肠给药

常用于呕吐及不愿意口服药物的婴儿和儿童，通过直肠给药可部分避免首过消除。直肠静脉血流量的个体差异使直肠给药的吸收不稳定，导致血药浓度低于治疗水平或高达毒性水平，故治疗指数小的药物不宜采用直肠给药。

5.皮下注射

新生儿皮下脂肪含量少，皮下注射容量有限，注射后吸收较差。

（二）药物的分布

（1）水分和脂肪含量：不同年龄段人体结构的差异，改变了药物可能分布到的生理空间。体内脂肪含量多少影响脂溶性药物的分布与再分布。婴幼儿脂肪含量较成人低，地西泮等脂溶性药物不能充分与之结合，血浆中游离药物浓度较成人高，容易发生过量中毒。脑富含脂质，占体重百分比大，加之婴幼儿血脑屏障发育不完善，因此脂溶性药物易分布入脑，故而可出现神经系统不良反应。随着年龄的增长，脂溶性药物的分布容积逐渐增大，水溶性药物的分布容积逐渐减小。表 9-1 中列出的是人体的水分和脂肪含量随年龄的变化。

表 9-1　人体的水分和脂肪含量变化

	水分	脂肪
早产儿	——	1% ~ 3%
新生儿	80%	12% ~ 15%
12 月龄儿	65%	30%
成年	60%（年轻男性）	18%

与成人相比，儿童有相对较大的细胞外液和体液空间，体液量较大，且年龄越小，体液总量占体重的百分比越大，其结果是水溶性药物血浆峰浓度降低，同时药物代谢与排泄减慢。新生儿、婴幼儿体液及细胞外液容量大，头孢拉定、阿莫西林等水溶性药物在细胞外液被稀释，血浆中游离药物浓度较成人低，而细胞内液浓度较高。

（2）血浆蛋白水平：婴幼儿血浆蛋白与药物的结合力低于成人，药物在血液中的游离浓度增高，较多药物分布于组织之中，如果达到与成人相当的血药浓度，则进入组织的药物更多，极易引起中毒。儿童期血脑屏障不完善，多种药物均能通过，有可能引发不良反应。

（3）生物屏障的影响：药物通过被动扩散进入中枢神经系统具有年龄依赖性，新生儿和婴儿血脑屏障不完善，对药物通透性较高。婴儿对吗啡、可待因、哌替啶（杜冷丁）等特别敏感，这些药易导致呼吸中枢抑制。

（三）药物的代谢

不同发育阶段的儿童肝血流量供应、肝细胞对药物的摄取、药物代谢酶的活性均与成人有差异，而与发育有关的药物代谢酶活性是影响药物生物转化特异性的直接因素。儿童期药物代谢的主要酶系已经成熟，加之肝脏的相对重量（肝脏重量 / 体重）约为成人的 2 倍，因此婴幼儿和儿童药物的代谢速率高于成人，若不注意会导致给药剂量偏低。

（四）药物的排泄

儿童肾功能一般在 1 ~ 2 岁时达到成人水平。新生儿出生后一周肾小球滤过率为成人的 1/4；3 ~ 6 个月为成人的 1/2，6 ~ 12 个月为成人的 3/4，故过量的水分和溶质不能有效地排出。

新生儿及婴幼儿肾脏浓缩功能在应激状态下保留水分的能力低于年长儿和成人。婴儿每由尿中排出 1mmol 溶质需要水分 1.4 ~ 2.4mL，而成人仅需 0.7mL，脱水时婴幼儿血浆渗透压最高不超过700mmol/L，而成人可达1400mmol/L，故婴幼儿水摄入量不足或因呕吐、腹泻导致短时期水分流失，如不能及时补充水量时易发生脱水甚至诱发急性肾功能不全。新生儿及婴幼儿肾脏稀释尿液的功能接近成人，可将尿稀释至40mmol/L，但利尿速度慢，大量水负荷或输液过快时易出现水肿。新生儿及婴幼儿易发生酸中毒。

新生儿的肾小球滤过率及肾小管排泄、分泌功能均低于成人。而婴幼儿的肾小球滤过率、肾小管排泄能力和肾血流量迅速增加，在6～12个月时就接近成人水平，在之后的儿童期，肾功能超过成年人，若不注意，会导致剂量偏低。

三、新生儿对药物反应的特殊性

迅速变化的生理过程是新生儿期（出生后28d内）的显著生理特点，药物的吸收、转运、分布、代谢、排泄等体内过程均有其特殊性。以胃生理容量变化为例，图9-1可以看到在新生儿出生后10d内胃生理容量急剧增大。

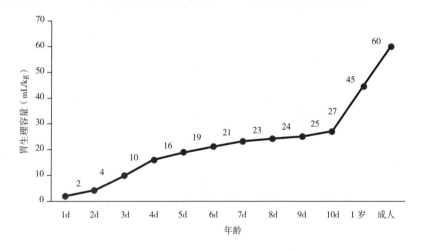

图9-1　胃生理容量变化

新生儿剂量不能单纯参照成人剂量机械地换算，也不能原样照搬年长儿童剂量，必须考虑新生儿的实足年龄所反映的成熟程度。新生儿的药代动力学过程随日龄而变化，应根据药物特性并按照日龄、体重、体表面积等进行计算，才能使剂量不至于不足或过大而影响疗效或发生毒性反应。

1.灰婴综合征

早产儿和新生儿肾小球（排出游离氯霉素），肾小管（排出结合型氯霉素）功能均低下，肝脏缺乏葡萄糖醛酸转移酶，对氯霉素解毒能力差，药物剂量过大可致中毒，表现循环衰竭、呼吸困难、进行性血压下降，皮肤苍白和发绀，故称为灰婴综合征。氯霉素的 $t_{1/2}$ 在新生儿体内为 24 ~ 36h；成年人体内为 4h。早产儿、新生儿禁用氯霉素。

2. 高胆红素血症

新生儿期胆红素与血浆蛋白结合不牢固，某些与血浆蛋白结合率高且竞争力强的药物可夺取血浆蛋白，使游离胆红素增高，即使在血清总胆红素水平不太高的情况下也极易发生高胆红素血症甚至胆红素脑病（核黄疸）。

竞争力最强的药物有新生霉素、吲哚美辛、水溶性维生素 K、毛花苷丙、地西泮等；竞争力较强的有磺胺类药物、水杨酸盐、安钠咖等；竞争力较弱的有红霉素、卡那霉素、氯丙嗪、肾上腺素等。以上药物在新生儿有黄疸时应慎用或禁用。

3. 高铁血红蛋白血症

血红蛋白分子的辅基血红素中的亚铁离子被氧化成三价铁离子，即成为高铁血红蛋白，同时失去带氧功能。

新生儿的高铁血红蛋白还原酶活性低，某些有氧化作用的药物可能引起新生儿高铁血红蛋白血症，如磺胺类、氯丙嗪类、对氨基水杨酸及其他硝基化合物类等。

4. 溶血

先天性葡萄糖 -6- 磷酸脱氢酶缺乏的新生儿可在某些有氧化作用的药物存在条件下引起溶血，这些药物包括水溶性维生素 K、抗疟药、磺胺类、呋喃类、对氨基水杨酸、阿司匹林、氯霉素、新生霉素等。

四、儿童给药剂量的计算方法

（一）已知儿童体重剂量或体表面积剂量

1. 已知儿童体重剂量

如果已知儿童体重剂量，则儿童用量 = 儿童剂量 × 体重。但是，要注意有些药物用药目的、给药途径不同，体重剂量可能不同。有一定剂量范围的药物剂量一般选中间值，年长儿童特别是学龄儿童，可采用体重剂量的偏下或下限值；年幼儿童，可采用体重剂量偏上或上限值；但总剂量不得超出成人剂量。

称量体重有困难时，体重估算方法为：

≤ 1 岁：1 ~ 6 个月　体重（kg）= 出生时体重 + 月龄 ×0.6

　　　　　7 ~ 12 个月　体重（kg）= 出生时体重 + 月龄 ×0.5

＞ 1 岁：体重（kg）= 实足年龄 ×2+8

视儿童的营养状况适当增减。Ⅰ度营养不良，用药剂量减 15% ~ 25%；Ⅱ度营养不良，减 25% ~ 40%；肥胖患儿应酌情增加剂量。

2.已知儿童体表面积剂量

由于很多生理过程（如基础代谢、肾小球滤过等）与体表面积的关系比其与体重、年龄更为密切，因此按体表面积计算剂量更为合理，适用于各个年龄段，即任何年龄，其每平方米体表面积的用药剂量是相同的。根据体表面积计算的方法适用于安全范围窄、毒性较大的药物，如抗肿瘤药、激素等。

药品说明书按体表面积（body surface area，BSA）推荐儿童用量时，儿童剂量 = 儿童体表面积（m^2）× 每平方米剂量

儿童 BSA 的计算方法如下：

（1）根据体重计算 BSA：

体重 ≤ 30kg 的儿童：BSA（m^2）=0.035 × 体重（kg）+0.1。

体重 > 30kg 的儿童：BSA（m^2）=（体重 kg–30）× 0.02+1.05。

（2）根据儿童年龄 – 体重折算 BSA（表 9-2）。

表 9-2　儿童年龄 – 体重 – 体表面积换算表

月龄或年龄	体重 /kg	体表面积 /m^2	月龄或年龄	体重 /kg	体表面积 /m^2
出生	3.0	0.21	4 岁	16	0.66
1 月龄	4.0	0.24	5 岁	18	0.73
2 月龄	4.5	0.26	6 岁	20	0.80
3 月龄	5.0	0.27	7 岁	22	0.89
4 月龄	5.5	0.28	8 岁	24	0.94
5 月龄	6.0	0.31	9 岁	26	1.00
6 月龄	6.5	0.33	10 岁	28	1.08
7 月龄	7.0	0.35	11 岁	30	1.15
8 月龄	7.5	0.36	12 岁	33	1.19
9 月龄	8.0	0.38	13 岁	36	1.26
10 月龄	8.5	0.40	14 岁	40	1.33
11 月龄	9.0	0.42	15 岁	45	1.43
12 月龄	10.0	0.44	16 岁	50	1.50
2 岁	12.0	0.52	17 岁	55	1.55
3 岁	14.0	0.59	18 岁	60	1.60

（二）无儿童推荐剂量，根据成人剂量进行换算

如果不知道儿童剂量，只知道成人剂量，就需要根据成人剂量进行换算。方法主要有按年龄换算、按体重换算、按体表面积换算，基本思路是以成人剂量为标准进行换算，但未考虑各种药物在儿童体内的药效学和药代动力学特点，也没有考虑儿童自身的一些生理功能特点。另外，新生儿用药的特有反应在使用时应综合考虑。

1.年龄换算法

表9-3　按年龄换算药物剂量表

月龄或年龄	占成人剂量分数	月龄或年龄	占成人剂量分数
新生儿	1/24	4～7岁	1/4～1/3
1～6个月	1/24～1/12	7～11岁	1/3～1/2
6个月～1岁	1/12～1/8	11～14岁	1/2～2/3
1～2岁	1/8～1/6	14～18岁	2/3～全量
2～4岁	1/6～1/4		

备注：剂量偏小，个体差异大，不同药物的用药剂量根据说明书而定

用药剂量简易计算式：

婴儿剂量＝[0.01×（14+月龄）]×成人剂量（≤1岁）

儿童剂量＝[0.04×（5.5+年龄）]×成人剂量（1～14岁）

根据年龄计算用药剂量的方法不太实用，但对某些剂量不需要十分精确的药物，如营养类药、助消化药，仍可以按年龄计算。

2.体重换算法

$$儿童剂量 = 成人剂量 × \frac{儿童体重（kg）}{成人体重（70kg）}$$

如所得结果不是整数，为便于服药可稍做调整。用体重计算年长儿童的剂量时，为避免剂量过大，应选用剂量的下限。反之，对婴幼儿可选择剂量的上限给药以防药量偏低。

3.体表面积换算法

儿童剂量＝成人剂量×儿童体表面积（m^2）/1.73m^2（成人（按体重70kg计算）的体表面积为1.73m^2）

4.三种剂量换算方法的比较

患儿，1.5岁，体重12kg，因发热达39.8℃来院，既往有高热惊厥史。入

院后给予苯巴比妥钠肌注预防，说明书给定儿童剂量是 3 ～ 5mg/（kg·d①），125mg/m²，成人剂量 100 ～ 200mg/d，试用三种方式计算并比较给药剂量。

4.1 按照说明书儿童推荐剂量计算

（1）按照体重计算：12kg×3 ～ 5mg/（kg·d）=36 ～ 60mg/d

（2）按照体表面积计算：BSA（m²）=0.035×12+0.1=0.52（m²）

$$125mg/（m²·d）×0.52m²=65mg/d$$

4.2 按照说明书成人推荐剂量换算

（1）按年龄换算：0.04×（5.5+1.5）×100 ～ 200mg/d=28 ～ 56mg/d

（2）按体重换算：100 ～ 200mg/d×12/70=17 ～ 34mg/d 需要注意的是如果计算的用药剂量超过成人规定剂量，则儿童实际用量不能超过成人使用剂量。

（三）按药代动力学参数给药

根据年龄、体重、体表面积及成人剂量按比例换算儿童的用药剂量，实际上仍是将儿童当作按比例缩小的"小大人"来看待，未充分考虑不同年龄阶段儿童的生理特点。按药代动力学参数计算儿童剂量，相对最为科学和准确，但是比较复杂。

按药代动力学参数给药是从药物疗效个体差异与基因多态性入手，根据儿童药代动力学研究得到的参数设计儿童的个体化给药方案，估算体内药物浓度，并结合实际测得的儿童体内药物浓度（治疗药物监测）结果调整给药方案，临床常规进行治疗药物监测的药物见表9-4。

表 9-4　临床常规进行治疗药物监测的药物

种　类	药　物
抗菌药物	氨基糖苷类（庆大霉素、妥布霉素、卡那霉素）万古霉素
强心苷类	地高辛、洋地黄毒苷
抗心律失常药	胺碘酮、利多卡因、奎尼丁、普鲁卡因胺、丙吡胺
抗癫痫药	苯妥英钠、卡马西平、苯巴比妥、丙戊酸钠
平喘药	茶碱
三环类抗抑郁药	阿米替林、去甲替林、丙咪嗪、地昔帕明
抗躁狂药	碳酸锂
抗肿瘤药	甲氨蝶呤
免疫抑制药	环孢素 A、他克莫司

① d 表示天。

第三节 儿童合理用药基本原则

一、不要盲目地凭经验用药

儿童由于体质原因最常见的症状是发热、咳嗽、呕吐等，但是每次引起这些症状的病因很可能不同，因此不能因为这次的症状与上次的相同，就凭经验给予上次用过的药物，应该做最基本的病因分析。比如上次是因为受凉后引起发热，用了两次布洛芬混悬液后治愈，这次还是洗澡后受凉引起发热，那么可以再次给布洛芬混悬液退热，但是如果效果差或者这次新出现了咳嗽等症状，就需要就医了。

二、尽量避免使用有肾毒性、耳毒性的药物

儿童的器官发育尚不完全，对毒性物质更加敏感。特别是某些具有听神经和肾脏毒性的药品，应尽量避免使用。有两类抗菌药的耳毒性、肾毒性比较大，一类是氨基糖苷类，常见的有庆大霉素、链霉素、阿米卡星、妥布霉素等；另一类是糖肽类，比如万古霉素、去甲万古霉素等。一般的儿童细菌性感染应尽量避免使用，但是这些药物对某些细菌感染的效果又非常好，所以当其他药物无效时，在严密监测的情况下也是可以使用的；吸收少的给药途径，儿童也是可以使用的，如妥布霉素滴眼液用来滴眼，因为吸收入血的量极少，可以忽略其毒性；儿童腹泻时常用"颠茄合剂"配上"庆大霉素注射液"口服，由于庆大霉素在消化道吸收很少，也是可用的。

三、根据说明书用药时考虑年龄和体重因素

治疗疾病时除了选择"正确的药品"外，"正确的剂量"也是非常重要的。用少了达不到治疗浓度可能无效，用多了可能因浓度过高导致严重的毒副作用。无论哪一种药品，说明书都是最主要的用药依据，但是有些说明书的内容过于简单，有疑问时应当咨询医生或药师。

当说明书中以年龄大小来划分用药剂量时，在应用时还要考虑体重因素，对于超重或超轻体重的患儿，要在其年龄段用药剂量的基础上，适当增加或减少用药剂量。值得注意的是，当说明书中是按照千克体重"×× mg/kg"给药时，对于超重的儿童应适当降低给药剂量。

对于没有儿童用法用量的药品，给药应当慎重。因为药物的作用机制各不

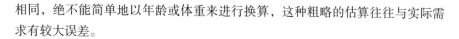

相同，绝不能简单地以年龄或体重来进行换算，这种粗略的估算往往与实际需求有较大误差。

四、选择合适的给药剂型

专为儿童开发的药物在设计时既考虑了用药剂量的准确性，也考虑了儿童使用的方便性和依从性，在味道、口感等方面针对不同年龄段的儿童均有不同侧重。有些软膏、气雾剂等是有儿童专用规格的，浓度比成人用的要低一些。

轻中度儿童在治疗时尽量选择口服和肌注，要充分认识到静脉输液对人体不利的一面，长期输液的患者可能会受到输液中微粒的损害，这种损害短期内难以察觉，通常要累积十几年后才会被发现。所以，除了新生儿和重症、急症的患儿，当可以选择口服用药途径时，要尽量避免静脉给药。

不同的药物剂型，在使用前一定要仔细阅读说明书。注意用药技巧，比如"混悬剂"应在给药前轻轻摇晃、使药品混匀后再给药；"泡腾片"绝不能直接放入口中。

五、注意给药的时间间隔

药物之所以会起作用与其在血液中的浓度直接相关，浓度过低不起作用，浓度过高会引起毒副作用。正确的剂量、正确的用药时间是保证疗效的前提，每日3次的药物，尽量间隔8h用药，每日1次的药物尽量在每天的同一时刻用药，才能获得最佳疗效。漏服的药物尽量不要补服，应先征求医生或药师的意见。

常用的退热药如"布洛芬混悬液（美林）"需要间隔4～6h用一次，每日（24h）不超过4次。

六、理性看待说明书中的"儿童禁用"

有些药品因其毒副作用明显，儿童是禁止使用的。如四环素类，现在常用的有多西环素、米诺环素，因能导致"四环素牙"所以8岁以下的儿童是禁止使用的；沙星类如环丙沙星、氧氟沙星、莫西沙星，因为在动物试验中观察到对软骨发育有影响，所以18岁以下的儿童也是禁用的。

还有一些药品，说明中有"禁用"表述，但是并不清楚具体原因，比如"痰热清注射液"在说明书中注明"24个月以下婴幼儿禁用"，那么对24个月以下幼儿的危害是什么呢？只因生产企业缺乏"24个月以下婴幼儿"的临床使用资料，公众也就无从所知。

儿童"禁用"的药品，如果不慎使用了一两次也不要过于担心。一般只有长期或大剂量地用药才会真正导致不可逆的损害。

七、用药后注意观察患儿的体征

儿童疾病的发展过程往往很快。刚刚还只是轻微发热，可能突然就抽搐昏迷了。病毒性脑炎、病毒性心肌炎等都是发展过程快速且致命的疾病，因此这种情况下家长不能掉以轻心，不能怀疑医生的话是"小题大做""另有目的"。毕竟，从网络上学来的知识是有限的，有时甚至是错误的。

八、不要急于给患儿退热

"退烧药"是家庭常备药品，孩子发热时家长的第一反应是给孩子吃"退烧药"。但是，"发烧"本身不是疾病，只是疾病引起的一种体征，烧退了并不意味着病好了。在儿童急诊，经常会给患儿的输液中加入"地塞米松"，患儿一会儿就"退烧"了，家长很高兴。如果不加激素，患儿"退烧"就很慢，有些家长就指责医生水平低。这种认知是错误的！只有高热的患儿并且出现精神萎靡等症状时，医生才会主动使用"地塞米松"等激素。

对于感染性疾病如细菌、病毒等引起的发热，体温升高有利于抑制细菌、病毒等的繁殖，同时能够增加体内白细胞等的数量使免疫系统功能显著增强。对儿童来说只有高热才是需要及时处理的，因为高热可能引起儿童体温失控。一般情况下，对于38.5℃以下的发热，不主张应用退热药物，而是直接针对病因用药，同时持续观察体温变化；在不应用退热药物的情况下，针对病因用药（比如抗菌药）后能够观察到退热，说明治疗药物有效，可以继续用药。

九、不要急于见到治疗效果

俗话说"病来如山倒，病去如抽丝。"疾病的治疗需要一个过程，不是一剂药下去就能药到病除。许多儿童家长将孩子送到医院后刚用了一天药甚至是一次药，然后就觉得病没有治好，马上换一家医院诊治。这样频繁转换医院，导致用药不停变换，药物的疗效无法持续，就不能取得好的治疗效果。对于细菌感染，真正取得治疗效果一般需要72h以上。

十、联合使用复方制剂时要避免重复用药

复方氨酚甲麻口服液、复方氨酚美沙糖浆、小儿氨酚黄那敏颗粒等复方制剂均含有"对乙酰氨基酚"的成分。而"对乙酰氨基酚"和"布洛芬"都是常用的"退烧"药物。同时服用多个药物时要看清楚里面是否有相同的成分，避

免重复用药导致用药过量。

十一、注意药物之间的相互作用

小儿常用的"益生菌类"药物如宝乐安、金双歧、益君康等，属于活菌制剂，不应与抗菌药物如头孢类、青霉素类同时服用，两类药物应间隔 2h 服用以避免抗菌药物对活菌的杀灭。

具有强吸附作用的药物，如"蒙脱石散""药用炭片"与其他药物也应间隔 2 个 h 服用，避免其他药物疗效下降。

十二、注意用药的疗程

用药的具体天数是根据疾病特点来定的。如盐酸羟甲唑啉喷雾剂、呋麻滴鼻液一般不宜超过 5d，长期使用易引起鼻黏膜萎缩。治疗细菌性扁桃体炎时，抗菌药物至少要服用 10d，以彻底清除细菌。

十三、不要过度给予营养补充剂

铁、锌、钙、维生素，都是家长经常给孩子补充的营养成分。儿童的营养应主要来源于食物，对于不偏食的孩子，不应过多给予营养补充剂。对人体来说，任何过量的物质都是有害的；儿童补充过多的维生素 D 和钙可以导致软骨过早骨化，影响身高，还可能导致结石。

十四、正确看待药品的有效期

药品的有效期是指药物保证"足够有效含量"的一个时间，过了有效期的药品，应当避免使用。需要指出的是，即使在有效期内的药品，也并不保证一定有效。打开的瓶装药品，有效期会大大缩短，如果发现药品有吸潮、变色、开裂、霉斑等情况就不要使用。需要在冷藏条件（比如 2 ~ 8℃）保存的药品，如果放在温度过高的地方或长时间放在室温下也会很快失效。

经常会有儿童家长开完药后，为了方便把药放在家用轿车里。夏天车里的温度可以高达 60 ~ 70℃，冬季可以低至零度以下，大大超出药品的存储温度要求，容易导致药品失效。

所以，药品的有效期不但要看包装上标明的"有效期"，更要看保存的条件是否符合说明书上的规定。

第四节　儿童常用药物的合理使用

一、儿童常用抗菌药物的合理使用

（一）儿童抗菌药物使用原则

1. 尽早确定致病原，有针对性地选择抗菌药物。

2. 依据儿童的病理生理特征合理选用抗菌药物。

3. 根据儿童病情选择给药途径和适合的给药剂量。

4. 依据抗菌药物作用机制合理进行选用。

5. 依据抗菌药物的药代动力学特征选择合理的给药频次。

（二）儿童常用抗菌药物简介

1. 阿莫西林克拉维酸钾

【商品名】君尔清、铿锵

【适应证】用于治疗细菌感染，包括呼吸道、泌尿道、皮肤及其他部位的感染，本药属于半合成青霉素类抗菌药。

【儿童用法用量】

（1）8∶1制剂：9个月至2岁儿童严重感染时，一次281.25mg，每12h 1次；2～7岁儿童，一次281.25mg，每12h 1次，严重感染时可增至一次562.5mg，每12h 1次；7～12岁儿童，一次281.25mg，每12h 1次，严重感染时可增至一次843.75mg，每12h 1次；12岁以上或体重大于40kg的儿童用法用量同成人。

（2）7∶1制剂：9个月至2岁儿童，一次114.25mg，每12h 1次；2～7岁儿童，一次228.5mg，每12h 1次；7～12岁儿童，一次342.75mg，每12h 1次；12岁以上或体重大于40kg的儿童用法用量同成人。

（3）4∶1制剂：3个月至1岁儿童，一次78.125mg，一日3次；1～7岁儿童，一次156.25mg，一日3次；7～12岁儿童，一次234.375mg，一日3次；12岁以上儿童用法用量同成人；严重感染时剂量可加倍。

（4）2∶1制剂：3个月至1岁儿童，一次93.75mg，一日3次；1～7岁儿童，一次187.5mg，一日3次；7～12岁儿童，一次281.25mg，一日3次；12岁以上儿童用法用量同成人；严重感染时剂量可加倍。

【用药注意事项】

（1）请在用餐时服用本药，有助于预防恶心。

（2）一天中尽量以间隔相等时间进行服药。

（3）如果服用的是干混悬剂，请用温水溶解后服用。

（4）如果服用的是咀嚼片，请充分咀嚼后咽下。

（5）如果服用的是分散片，可以直接用水送服，也可以放入温水中，搅拌至溶解后服用。

（6）阿莫西林克拉维酸钾的口服制剂有多种不同的配比比例，分别有不同的治疗效果，是不能随意使用的，请按照医生的指导用药。

（7）阿莫西林克拉维酸钾会降低活菌制剂（如乳酶生）伤寒活疫苗的疗效。如果用药期间需要服用活菌制剂，请间隔3h；如果需要接种伤寒活疫苗，请停药至少24h后再接种。

（8）药物可能引起腹泻、恶心、皮疹、头痛等不良反应，若用药后感觉不适，请及时就诊。

（9）对本药或其他青霉素类药物过敏者禁用。

（10）传染性单核细胞增多症患者禁用。

（11）曾出现本药相关的胆汁瘀积或肝功能损害患者禁用。

（12）对头孢菌素类药物过敏者、有过敏性疾病史者、肝功能不全者慎用。

（13）请在阴凉、干燥避光处，密封保存本药。

2. 头孢氨苄

【商品名】力欣奇、福林、先锋Ⅳ号

【适应证】用于治疗细菌感染，包括链球菌咽峡炎、皮肤软组织感染及其他轻、中度感染，本药属于头孢菌素类抗菌药。

【儿童用法用量】

（1）普通制剂：一次 12.5 ~ 50mg/kg，每 12h 1 次。

（2）缓释制剂：体重为 20kg 以上的儿童，一日 1 ~ 2g，分 2 次给药；体重为 20kg 以下的儿童，一日 40 ~ 60mg/kg，分 2 次给药。

【用药注意事项】

（1）感染症状严重时不适合口服头孢氨苄，请及时就诊。

（2）为了达到最佳吸收效果，请空腹服药。但如果有较强的胃肠道刺激，也可以在饭后 1h 服药。

（3）如果服用的是缓释制剂，请完整吞服药物，不要掰开或咀嚼，以免产生毒副作用。

（4）头孢氨苄可能影响伤寒活疫苗的免疫效果，如果需要接种伤寒活疫苗，请在停药24h后进行接种。

（5）乙酰半胱氨酸可降低头孢氨苄药效，如果在服用头孢氨苄期间需要服用乙酰半胱氨酸，请间隔 4h。

（6）用药后较为多见的不良反应包括恶心、呕吐、腹泻和腹部不适，服药期间如有不适，请及时就诊接受相关治疗。

（7）对本药或其他头孢菌素类药过敏者、有青霉素过敏性休克或即刻反应史者禁用。

（8）肾功能减退者、有胃肠道疾病者慎用。

3. 头孢克洛

【商品名】希刻劳

【适应证】用于治疗细菌感染，主要用于呼吸系统、泌尿系统、耳鼻喉、皮肤、软组织等多个部位的感染，本药属于头孢菌素类抗菌药。

【儿童用法用量】口服给药，一日 20mg/kg，分 3 次服用，严重感染时可增至一日 40mg/kg，但日剂量不应超过 1g。

【用药注意事项】

（1）一天中尽量以等间隔时间进行服药。

（2）宜空腹口服，如果用药后出现胃部不适的症状，可以与食物一起服用。

（3）如果服用的是干混悬剂，请加入 20 ～ 30mL 常温水中摇匀后服用，请不要使用热水。

（4）如果服用的是颗粒剂，请用 20 ～ 30mL 热水溶解后服用。

（5）如果服用的是咀嚼片，可以直接吞服，也可以咀嚼后服用。

（6）抗酸药（如氢氧化铝、钙剂、氢氧化镁）可能降低头孢克洛的疗效。如果服用头孢克洛期间需要服用抗酸药，请间隔 1 ～ 4h。

（7）乙酰半胱氨酸可能降低头孢克洛的疗效。如果服用头孢克洛期间需要服用乙酰半胱氨酸，请间隔 4h。

（8）对本药或其他头孢菌素类药过敏者禁用。

（9）有过敏史（尤其药物过敏史）者、严重肝肾功能不全者、有胃肠道疾病（尤其是结肠炎）者慎用。

（10）1 个月月龄以下婴儿用药的安全性及有效性尚不明确。

（11）头孢克洛可能引起胃部不适、皮疹、荨麻疹、休克、间质性肺炎等严重的不良反应，服药期间如有不适请及时就诊。

（12）请在阴凉、干燥避光处密封保存本药。

4. 头孢地尼

【商品名】希福尼

【适应证】用于治疗细菌感染，包括呼吸系统、泌尿系统、耳鼻喉、皮肤、妇科感染等，本药属于头孢菌素类抗菌药。

【儿童用法用量】口服给药，一日 9 ~ 18mg/kg，分 3 次服用。

【用药注意事项】

（1）一天中尽量以等间隔时间进行服药。

（2）如果服用的是分散片，可以直接吞服，也可以用温水溶解后使用。

（3）用药期间可能出现红色尿，与含铁的食物（如奶粉或肠营养剂）合用可能出现红色粪便。这是正常现象，请勿担心。

（4）铁盐类药物（如枸橼酸铁、氢氧化铁、硫酸亚铁）抗酸药（如氢氧化铝、钙剂、氢氧化镁）乙酰半胱氨酸可能降低头孢地尼的疗效。如果服用头孢地尼期间需要服用抗酸药，请间隔 3 ~ 4h。

（5）用药后可能导致腹泻、腹痛、皮疹、瘙痒等不良反应，服药期间如有不适，请及时就诊。

（6）对本药有休克史者禁用。

（7）对青霉素或头孢菌素类药物有过敏史者、本人或亲属为过敏体质者、严重肾功能损害者慎用。

（8）体重过低的早产儿、新生儿用药的安全性尚不明确。

（9）请在阴凉、干燥避光处密封保存本药。

5. 头孢克肟

【商品名】立健克、世福素、西复欣

【适应证】用于治疗细菌感染，包括呼吸系统、泌尿系统、消化系统等部位的感染，本药属于头孢菌素类抗菌药。

【儿童用法用量】

（1）普通感染：口服给药，体重不超过 30kg 的儿童：一次 1.5 ~ 3mg/kg，一日 2 次，可根据症状适当增减；体重 30kg 以上儿童用法用量同成人。

（2）严重感染：口服给药，体重不超过 30kg 的儿童：一次 6mg/kg，一日 2 次；体重 30kg 以上儿童用法用量同成人。

【用药注意事项】

（1）一天中尽量以等间隔时间进行服药；可与食物同服。

（2）如果服用的是分散片，可以直接吞服，也可以用温水溶解后使用。

（3）如果服用的是干混悬剂，请加入 20 ~ 30mL 常温水中摇匀后服用。

（4）如果服用的是咀嚼片，可以吞服，也可以咀嚼后服用。

（5）乙酰半胱氨酸可能降低头孢克肟的疗效。如果服用头孢克肟期间需要服用乙酰半胱氨酸，请间隔 4h。

（6）头孢克肟可能降低伤寒活疫苗的疗效。如果服用头孢克肟期间需要接种伤寒活疫苗，请在结束治疗至少24h后接种。

（7）用药后可能导致腹泻、腹痛、皮疹、瘙痒等不良反应，服药期间如有不适，请及时就诊。

（8）对本药或头孢菌素类药物过敏者禁用。

（9）对青霉素类有过敏史者、本人或亲属为过敏体质者、严重肾功能障碍者慎用。

（10）6个月以下儿童用药的安全性与有效性尚不明确。

（11）请在阴凉、干燥避光处密封保存本药。

6. 罗红霉素

【商品名】太儿欣、泰罗、天凯、维曼、西适宁

【适应证】用于治疗多个部位的感染，包括咽炎、扁桃体炎、鼻窦炎、中耳炎、肺炎、急性支气管炎、尿道炎、宫颈炎、皮肤感染等，本药属于大环内酯类抗菌药。

【儿童用法用量】

（1）普通制剂：一次2.5～5mg/kg，一日2次。疗程通常为5～12日。

（2）干混悬剂、颗粒制剂：体重为6～11kg，一次25mg，一日2次；体重为12～23kg，一次50mg，一日2次；体重为24～40kg，一次100mg，一日2次。

【用药注意事项】

（1）一天中尽量以等间隔时间进行服药。

（2）食物会影响本药吸收，需空腹服用（餐前1h或餐后3～4h），但可用牛奶送服或溶解。

（3）如果服用的是分散片，可以直接吞服，也可以用温水溶解后使用。

（4）用药期间请尽量避免驾驶或操作机器。

（5）用药后可能引起腹痛、腹泻、恶心、呕吐等不良反应，服药期间如有不适，请及时就诊。

（6）对大环内酯类药物过敏者禁用。

（7）肝肾功能不全者慎用。

（8）请在避光、干燥处密封保存本药。

7. 阿奇霉素

【商品名】希舒美

【适应证】用于治疗细菌引起的呼吸道感染（如鼻窦炎、咽炎、肺炎）、

皮肤感染、中耳炎，沙眼衣原体或细菌引起的尿道炎、盆腔炎、生殖器感染（如宫颈炎）等，本药属于大患内酯类抗菌药。

【儿童用法用量】总量为 30mg/kg。一日 10mg/kg，顿服，连用 3 日；或第 1 日 10mg/kg，第 2 ~ 5 日 5mg/kg，均顿服。

【用药注意事项】

（1）每日服用一次。

（2）食物可降低阿奇霉素的吸收，最好在餐前 1h 或餐后 2h 服用；部分厂家的片剂和干混悬剂允许与食物同服，请按照说明书使用。

（3）本药肠溶片应整片吞服。

（4）本药分散片可直接服用，亦可用约 100mL 水振摇分散后服用。

（5）如果服用的是干混悬剂、颗粒剂、细粒剂、散剂，请将药物加入到适量凉开水中，溶解摇匀后服用。

（6）如果服用的是分散片，可直接吞服，也可将药物加入约 100mL 水中，溶解摇匀后服用。

（7）如果服用的是软胶囊，可直接吞服，也可以剪开胶囊外壳将药液滴入饮料或牛奶中服用。

（8）抗酸药（如碳酸氢钠、碳酸镁、铝酸铋）可能降低阿奇霉素疗效。用药期间如需服用这类药，请间隔 1 ~ 4h。

（9）如果曾经使用阿奇霉素后出现过胆汁淤积性黄疸或肝功能损害的情况，不可使用阿奇霉素。

（10）曾有新生儿用药后出现肥厚性幽门狭窄的报道。如果婴儿用药后出现哺乳时呕吐的情况，请及时就诊。

（11）用药后可能出现恶心、呕吐、腹泻、腹痛、消化不良、头晕、头痛、皮疹和阴道炎等不良反应。如果出现肝炎症状（如食欲减退、腹胀、厌油腻食物、恶心、呕吐、易疲倦）或皮肤过敏症状，请立即停药就诊。

（12）对本药（其他大环内酯类药或酮内酯类药）过敏者、有使用本药出现胆汁淤积性黄疸或肝功能不全史者禁用。

（13）严重肾功能不全（肾小球滤过率 < 10min）者、肝功能不全者慎用。

（14）请在避光、阴凉干燥处密封保存。

8. 氟康唑

【商品名】大扶康

【适应证】用于预防和治疗真菌感染，如念珠菌病、隐球菌病、皮肤真菌病等。

【儿童用法用量】

（1）黏膜真菌感染：口服给药，小于2周的儿童，一次3mg/kg，每3日1次；2～4周的儿童，一次3mg/kg，每2日1次；大于4周的儿童，一次3mg/kg，一日1次。

（2）深部系统真菌感染：口服给药，小于2周的儿童，一次6mg/kg，每3日1次；2～4周的儿童，一次6mg/kg，每2日1次；大于4周的儿童，一次6mg/kg，一日1次。

（3）严重危及生命的感染：口服给药，小于2周的儿童：一次12mg/kg，每3日1次；2～4周的儿童，一次12mg/kg，每2日1次；大于4周的儿童，一次12mg/kg，一日1次。

【用药注意事项】

（1）本药可空腹服用或与食物同服。

（2）氟康唑治疗不同疾病时用药疗程不同。疗程不足可能导致感染复发，请按处方或说明书用药。

（3）分散片请用温开水溶解后服用或直接吞服。

（4）胶囊请完整吞服，不要掰开或咀嚼。

（5）氟康唑有肝毒性。连续用药2周以上、大量用药或合用有肝毒性的药物时，需要每2周检查1次肝功能；因主要从肾脏排出，还需定期检查肾功能。此外还需要监测血清钾，评估药物影响或调整治疗方案。

（6）对本药或其他唑类药过敏或有过敏史者禁用。

（7）肝肾功能不全者、有心律失常发生风险者慎用。

（8）用药后主要引起头痛、腹痛、腹泻、恶心、呕吐和皮疹。偶有患者在用药后出现严重肝损害，如果您出现严重乏力、食欲减退、持续恶心、呕吐和黄疸等症状，请立即停药并就诊。

（9）请在避光、阴凉干燥处密封保存。

（三）使用中常见的热点问题和解答

1. 抗菌药等于消炎药吗

抗菌药不直接针对炎症发挥作用，而是对引起炎症的微生物起到杀灭的作用。消炎药是针对炎症的，比如常用的阿司匹林等消炎镇痛药。多数人误以为抗菌药可以治疗一切炎症，实际上抗菌药仅适用于由细菌引起的炎症，而对由病毒引起的炎症无效。人体内存在大量菌群，如果用抗菌药治疗无菌性炎症，这些药物进入人体内后将会抑制和杀灭人体内有益的菌群，引起菌群失调，造成抵抗力下降。日常生活中经常发生的局部软组织的瘀血、红肿、疼痛、过敏

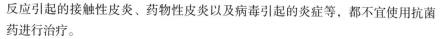

反应引起的接触性皮炎、药物性皮炎以及病毒引起的炎症等，都不宜使用抗菌药进行治疗。

2.儿童使用哪些抗菌药更为安全

一般来说，应针对儿童感染性疾病细菌谱选用抗菌药物，青霉素类（如阿莫西林）头孢菌素类（如头孢克洛、头孢克肟、头孢吡肟等）大环内酯类（如红霉素、罗红霉素、阿奇霉素等）等药物安全性相对较高，可遵医嘱使用。

3.哪些儿童常见疾病一般不需要使用抗菌药

感冒、腹泻、水痘、疱疹性咽峡炎、急性胃肠炎、过敏性疾病等若无明显细菌感染征象，无须使用抗菌药物；若患儿反复高热或惊厥等症状时，请及时就医。

4.为避免不良反应，可以给孩子小剂量、间歇使用抗菌药吗

在明确细菌感染的情况下，需规范地使用抗菌药。为保证疗效，应以足够剂量、足够疗程进行治疗，否则容易出现病情反复或使细菌产生耐药性。一般情况建议抗菌药物使用至体温正常、症状消退后 72 ～ 96h，特殊情况下需要延长疗程时，请遵医嘱。

5.是不是抗菌药输液比口服效果好

很多老百姓认为输液比口服效果好，输液确实起效快，但易产生不良反应。《国家药品不良反应监测报告（2017）》显示，静脉输液药物引起的不良反应占 64.7%，儿童患者输液面临着更高的风险。因此，非必要情况下，尽量避免不必要的抗菌药静脉使用。

二、儿童激素类药物的合理使用

（一）激素类药物使用的基本原则

儿童常用的激素主要指糖皮质激素。糖皮质激素在临床应用广泛，在超过生理剂量时，这类药物具有抗炎、抗过敏、抗病毒、抑制多种炎症细胞、增加人体对有害刺激的抵抗能力、控制气道高反应性、免疫抑制和对抗表皮细胞增生等诸多作用，是肾内科、血液科、风湿免疫科、变态反应科、眼科、耳鼻喉科和皮肤科等多个专科的主要治疗药物之一。正确、合理应用糖皮质激素是提高其疗效减少不良反应的关键，合理应用主要取决于治疗适应证掌握是否准确；品种及给药方案选用是否正确、合理。

1.严格掌握适应证　糖皮质激素适应证范围较广，这也是造成这类药物临床应用随意性较大、未严格按照适应证给药情况较普遍的原因。糖皮质激素有抑制自身免疫作用，但并不适用于所有自身免疫病治疗。

2.合理制订治疗方案 糖皮质激素治疗方案应综合患者病情及药物特点选择品种、剂量、疗程和给药途径等。

（1）品种选择：各种糖皮质激素的药效学和人体药代动力学（吸收、分布、代谢和排出过程）特点不同，各有不同的临床适应证，应根据不同疾病和各种糖皮质激素的特点正确选用糖皮质激素品种。

（2）给药剂量：生理剂量和药理剂量的糖皮质激素具有不同的作用，应按不同治疗目的选择。应根据儿童年龄、体重、体表面积更佳、疾病严重程度和患儿对治疗的反应确定糖皮质激素治疗方案。

（3）疗程：不同疾病糖皮质激素疗程不同，一般可分为冲击治疗、短程治疗、中程治疗、长程治疗和终身替代治疗。

冲击治疗：疗程一般少于 5d。适用于危重症患者的抢救，如暴发型感染、过敏性休克、严重哮喘持续状态、过敏性喉头水肿、狼疮脑病、重症大疱性皮肤病、重症药疹、急进性肾炎等。冲击治疗须配合其他有效治疗措施，可迅速停药，若无效大部分情况下不可在短时间内重复冲击治疗。

短程治疗：疗程少于 1 个月，包括应激性治疗。适用于感染或变态反应类疾病，如结核性脑膜炎及胸膜炎、剥脱性皮炎或器官移植急性排斥反应等。短程治疗须配合其他有效治疗措施，停药时需逐渐减量至停药。

中程治疗：疗程 3 个月以内。适用于病程较长且多器官受累性疾病，如风湿热等。生效后减为维持剂量，停药时需逐渐递减。

长程治疗：疗程大于 3 个月。适用于器官移植后排斥反应的预防和治疗及反复发作、多器官受累的慢性自身免疫病，如系统性红斑狼疮、溶血性贫血、系统性血管炎、结节病、大疱性皮肤病等。维持治疗可采用每日或隔日给药，停药前亦应逐步过渡到隔日疗法后逐渐停药。

终身替代治疗：适用于原发性或继发性慢性肾上腺皮质功能减退症，并应于各种应激情况下适当增加剂量。

（4）给药途径：口服、肌内注射、静脉注射或静脉滴注等全身用药；吸入、局部注射、点滴和涂抹等局部用药。

3.重视疾病的综合治疗 在许多情况下，糖皮质激素治疗仅是疾病综合治疗的一部分，应结合患者实际情况，联合其他治疗手段，如对严重感染患者的治疗。在积极有效地抗感染治疗和各种支持治疗的前提下，为缓解症状或确实需要的患者可使用糖皮质激素进行治疗。

4.测糖皮质激素的不良反应 糖皮质激素的不良反应较多，尤其在大剂量及长疗程应用时。不良反应与用药品种、剂量、疗程、剂型及用法等明显相关，在使用中应密切监测不良反应，如感染、代谢紊乱（水电解质、血糖、血脂）体重增加、出血倾向、血压异常、骨质疏松、股骨头坏死等，儿童应监测生长和发育情况。对长期应用糖皮质激素者，应定期进行以下监测检查：

（1）血糖、尿糖或糖耐量试验，尤其是有糖尿病或糖尿病倾向者。

（2）儿童应定期监测生长和发育情况。

（3）眼科检查，注意白内障、青光眼或眼部感染的发生。

（4）血清电解质和大便隐血；高血压和骨质疏松的检查。

5.注意停药反应和停药反跳现象　糖皮质激素减量应在严密观察病情与糖皮质激素反应的前提下进行个体化处理，要注意可能出现以下现象。

（1）停药反应：长期或大剂量使用糖皮质激素时，减量过快或突然停用可出现肾上腺皮质功能减退样症状，轻者表现为精神萎靡、乏力、食欲减退、关节和肌肉疼痛，重者表现为发热、恶心、呕吐、低血压等，危重者甚至会发生肾上腺皮质危象，需及时抢救。

（2）反跳现象：在长期使用糖皮质激素时，减量过快或突然停用可使原发病复发或加重，应恢复糖皮质激素治疗并按常需加大剂量，稳定后再慢慢减量。

（二）儿童常用激素类药物

1.地塞米松

【商品名】傲迪适、德萨美松、地卡特隆、氟甲强的松龙、氟甲去氢氢化可的松、氟美松、甲氟烯索、思诺迪清

【适应证】

（1）用于过敏性与自身免疫性炎症性疾病，如结缔组织病、活动性风湿病、类风湿关节炎、红斑狼疮、严重支气管哮喘、严重皮炎、溃疡性结肠炎、急性白血病、恶性淋巴瘤、某些严重感染及中毒。此外，还用于某些肾上腺皮质疾病的诊断（地塞米松抑制试验）。

（2）本药粘贴片用于非感染性口腔黏膜溃疡。

（3）本药软膏用于过敏性和自身免疫性炎症性疾病，如局限性瘙痒症、神经性皮炎、接触性皮炎、脂溢性皮炎、慢性湿疹等。

（4）本药滴眼液用于虹膜睫状体炎、虹膜炎、角膜炎、过敏性结膜炎、眼睑炎、泪囊炎等。

（5）本药植入剂用于由于白内障摘除并植入人工晶体后引起的术后眼内炎症。

【儿童用法与用量】

（1）口服片剂给药：格鲁布性喉头炎单次 0.6 ～ 0.15mg/kg；急性高山症、高原脑水肿一次 0.15mg/kg，每 6 小时 1 次。

（2）粘贴片局部给药：一次 0.3mg，最大日剂量为 0.9mg，不得连用超过1周。使用时先揭开黄色面，将白色层贴于患处，并轻压 10 ~ 15 秒，使其粘牢，不需取出，直至全部溶化。

（3）软膏局部给药：一日 2 ~ 3 次，涂搽患处。

（4）滴眼液经眼给药：一日 3 ~ 4 次。

（5）植入剂经眼给药：一次 0.06mg。在眼科手术结束并取出粘弹物质后，用精密无齿镊从包装中取出本药（1 粒），放入眼前房或后房。如放在前房，应将药粒放在虹膜基底 12 点位置；如放在后房，应放在虹膜和人工晶体前表面之间的 6 点位置，随后以常规方式闭合切口。

【用药注意事项】

（1）禁忌证

1）对本药或肾上腺皮质激素类药有过敏史者禁用。

2）病毒性皮肤病患者禁用本药软膏。

3）单纯疱疹性或溃疡性角膜炎、水痘及其他角膜和结膜的病毒性疾病、眼部分枝杆菌感染、青光眼或有青光眼家族史的患者禁止经眼给药。

4）因植入剂有迁移入前房的风险，晶体后囊撕裂或破裂的患者禁用本药玻璃体内植入剂。但相关国外资料表示接受激光后囊膜切开术的人工晶体患者无须禁用。

（2）肾功能不全者、肝功能不全（包括肝硬化）者、结核病患者、细菌性、真菌性、感染患者、糖尿病患者、骨质疏松症患者、甲状腺功能减退患者、憩室炎患者、肠吻合术后的患者、癫痫患者、偏头痛患者、重症肌无力患者、心力衰竭患者、白内障患者慎用。

（3）药物－药物相互作用

1）本药与肝酶抑制药（如红霉素、酮康唑）合用可升高糖皮质激素的血药浓度，合用时注意糖皮质激素的剂量。

2）本药与乙酰唑胺、髓袢利尿药、噻嗪类利尿药、甘珀酸钠之一合用可加重低钾血症，合用时密切监测血钾浓度。

3）本药与强心苷类药合用可增加与低钾血症相关的心律失常或洋地黄中毒的发生风险，合用时密切监测血钾浓度。

4）本药与非甾体类抗炎药合用可增加消化性溃疡的发生率。

5）本药与肝酶诱导药（如巴比妥类药、利福平、利福布汀、卡马西平、苯妥英、扑米酮、氨鲁米特）合用可降低本药的血药浓度，合用时可能需增加糖皮质激素的剂量。

6）本药可减弱降压药、口服降糖药的作用，合用时酌情调整剂量。

7）本药与水杨酸类药合用可增加水杨酸类药的肾清除率，停止合用糖皮质激素时可能导致水杨酸中毒。对凝血酶原过少的患者，合用糖皮质激素与阿司匹林时应谨慎。

8）本药可增强或减弱香豆素类抗凝药（如华法林）的抗凝作用，合用时可能需调整剂量，并频繁监测凝血酶原时间。

（4）不良反应

1）心血管系统：心动过缓、心肌病、充血性心力衰竭、高血压、心肌破裂（近期心肌梗死患者）肥厚型心肌病（低出生体重儿）；有室性期前收缩的个案报道。

2）代谢/内分泌系统：库欣综合征面容和体态、体重增加、低血钾、糖耐量减退、糖尿病加重、儿童生长抑制、糖尿病（大剂量）高血糖症、继发性肾上腺皮质功能减退、钠潴留、体液潴留、低血钾性碱中毒、负氮平衡（因蛋白质分解代谢）。

3）呼吸系统：肺囊虫肺炎、肺水肿；有结核性淋巴结炎的个案报道；使用本药玻璃体内植入剂可出现支气管炎。

4）肌肉骨骼系统：缺血性骨坏死、骨质疏松、骨折（包括脊椎压缩性骨折、长骨病理性骨折）肌无力、肌萎缩、神经性关节病、肌肉分解、内固醇肌病、肌肉质量丢失、股骨和肱骨头无菌性坏死、肌腱断裂。

5）泌尿生殖系统：月经紊乱、阴道炎。

6）神经系统：定向力障碍、神经抑制、良性颅内压升高综合征、惊厥、眩晕、头痛。

7）精神症状：欣快、激动、失眠、谵妄、不安、精神障碍、强迫性行为；有逐渐减量时出现躁狂和抑郁的个案报道。

8）肝脏功能：肝功能异常。

9）胃肠道：胃肠道刺激（恶心、呕吐）胰腺炎、消化性溃疡或穿孔、呃逆、腹胀、溃疡性食管炎、食欲增加。

10）血液：白细胞增多、血栓栓塞、类白血病反应。

11）皮肤：紫纹、痤疮、会阴区或肛周瘙痒、刺痛感、皮肤变薄变脆、瘀点、瘀斑、红斑、多汗、荨麻疹、血管神经性水肿、多毛症、色素沉着过度、色素沉着减少、皮下和皮肤萎缩、无菌性脓肿；有纵隔脂肪瘤、急性泛发性发疹性脓疱病的个案报道；本药软膏长期大量使用局部可出现酒渣样皮炎、皮肤萎缩、皮肤毛细血管扩张、瘙痒、色素沉着、颜面红斑。

12）眼：青光眼、白内障、眼压升高、真菌性眼睑炎（长期频繁使用滴眼液）

眼球突出、早产儿视网膜病变、视敏度和视野缺陷、眼球穿孔；有视网膜黄斑水肿复发的个案报道。使用本药玻璃体内植入剂可出现眼压升高并可能由此引起视神经损伤、视敏度和视野缺陷、囊下白内障形成、继发性眼部感染（包括单纯性疱疹）角膜或巩膜变薄处眼球穿孔；本药玻璃体内植入剂还可能引起结膜出血、结膜充血、眼痛、白内障、玻璃体脱离、结膜炎、飞蚊症、结膜水肿、眼干、玻璃体混浊、视网膜动脉瘤、眼部异物感、角膜糜烂、角膜炎、前房炎症、视网膜裂孔、眼睑下垂；另外，本药玻璃体内植入剂有引起眼内炎、眼张力减退（与注射引起的玻璃体渗漏相关）视网膜脱离的报道。

13）过敏反应：皮疹、瘙痒、面部潮红、心悸、寒战、胸闷、呼吸困难、过敏性休克、过敏性皮炎。

14）其他：感染（如真菌、细菌、病毒感染）下肢水肿、用药部位反应（关节腔内注射后可出现急性炎症；肌内及皮下注射后可出现组织萎缩造成凹陷，以及皮肤色素沉着或色素减退、肌腱断裂）创口愈合不良、发热、糖皮质激素停药综合征（头晕、昏厥倾向、腹痛或背痛、低热、食欲减退、恶心、呕吐、肌肉或关节疼痛、头痛、乏力）不适。

（5）本药粘贴片仅限口腔使用，于口腔内缓慢融化后咽下。

（6）本药软膏不可用于眼部。

（7）儿童慎用，因激素可抑制患儿的生长和发育，应避免长期使用。如需长期使用，应使用短效或中效制剂，并观察颅内压变化。

（8）长期、大量使用本药，或长期用药后停药6个月内的患者，因免疫力低下，不宜接种减毒活疫苗（如脊髓灰质炎减毒活疫苗）。

（9）在眼部急性化脓的情况下，使用本药滴眼液可能掩盖或加重感染。

（10）本药软膏不能长期大面积使用，以避免全身性吸收作用造成可逆性下丘脑–垂体–肾上腺轴的抑制。如并发细菌及病毒感染时，应与抗菌药物联用。

（11）本药软膏用于面部、皮肤褶皱部位（如腹股沟、腋窝）时，不应连续使用超过2周。

（12）长期用药后，停药前应逐渐减量。

2. 氢化可的松

【商品名】可的松、皮质醇

【适应证】

（1）用于治疗肾上腺皮质功能减退症、垂体功能减退症及先天性肾上腺皮质增生症，亦用于治疗过敏性及炎症性疾病。

（2）用于抢救危重患者如中毒性感染、过敏性休克、严重的肾上腺皮质功

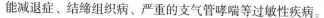

能减退症、结缔组织病、严重的支气管哮喘等过敏性疾病。

（3）用于预防和治疗移植物急性排斥反应。

（4）本药外用制剂用于治疗过敏性皮炎、脂溢性皮炎、过敏性湿疹、苔藓样瘙痒症。

【儿童用法用量】

（1）口服给药

1）肾上腺皮质功能减退症、先天性肾上腺皮质增生症：一日 20 ～ 25mg/m² 或者 2.5 ～ 10mg/kg，分 3 ～ 4 次给药，每 6 ～ 8h 给药 1 次。最大剂量不超过每天 200mg。

2）生理性替代治疗：一日 8 ～ 10mg/m²，分为每 8 小时 1 次，部分患者最高剂量可达一日 12mg/m²。为模拟昼夜变化，一日中较高的剂量通常在早晨和午间给予，较低的剂量在晚间给予。

（2）乳膏局部给药：3 个月至 18 岁儿童，取适量涂于患处，轻柔按摩，一日 2 次。

【用药注意事项】

（1）禁忌证：对本药或其他甾体类激素过敏者；感染性皮肤病患者禁用本药外用制剂；单纯疱疹性或溃疡性角膜炎患者禁用本药眼用制剂。

（2）以下情况慎用：心脏病、急性心力衰竭、充血性心力衰竭、高血压、糖尿病、高脂蛋白血症、甲状腺功能减退、非特异性溃疡性结肠炎、近期已行肠吻合术、活动性或潜伏性消化性溃疡、憩室炎、胃炎、食管炎、情绪不稳和有精神病倾向、全身性真菌感染、青光眼、眼单纯性疱疹、肝功能损害、肾功能损害、重症肌无力、骨质疏松、结石、结核病患者慎用；根据国外资料，近期心肌梗死、类圆线虫属（蛲虫）感染或疑似感染患者也应慎用。

（3）不良反应

1）心血管系统：充血性心力衰竭、高血压、心律失常（包括心动过缓、心动过速）心搏骤停、心脏增大、循环衰竭、脂肪栓塞、肥厚型心肌病（早产儿）心肌破裂（近期心肌梗死的患者）晕厥、血栓栓塞、血栓性静脉炎、血管炎。

2）代谢 / 内分泌系统：钠潴留、体液潴留、钾丢失、低钾性碱中毒、类库欣状态发展、生长抑制(儿童)继发性肾上腺皮质和垂体无反应性(尤其在如创伤、手术或疾病等应激时)、出现潜在糖尿病的临床表现、蛋白质分解代谢引起的负氮平衡、对碳水化合物和糖的耐受性下降、糖尿、脂肪沉积异常、满月脸、体重增加。

3）呼吸系统：肺水肿。

4）肌肉骨骼系统：肌无力、类固醇肌病、肌肉质量损失、骨质疏松、肌腱断裂（尤其是跟腱）脊柱压缩性骨折、股骨和肱骨头无菌性坏死、长骨病理性骨折、Charcot样关节。

5）泌尿生殖系统：月经紊乱、精子活力和数量增加或减少。

6）免疫系统：过敏反应（包括血管神经性水肿、过敏性皮炎）、类过敏反应、对感染的抵抗力下降。

7）神经系统：伴视乳头水肿的颅内压升高（假性脑瘤，通常发生于停药后）惊厥、眩晕、头痛、硬膜外脂肪增多症、失眠、神经炎、神经病、感觉异常、蛛网膜炎、脑膜炎、下肢轻瘫/截瘫、定向力障碍。

8）精神：抑郁、情感不稳定、欣快、情绪波动、人格改变、精神障碍、激动、谵妄、不安。

9）肝脏：血清肝酶升高。

10）胃肠道：伴穿孔和出血的消化性溃疡、胰腺炎、腹部膨隆、溃疡性食管炎、食欲增强、恶心、小肠和大肠穿孔（尤其是炎症性肠病患者）呃逆。

11）血液：白细胞增多。

12）皮肤：伤口愈合不良、皮肤脆薄、瘀斑、瘀点、多汗、痤疮、烧灼感或麻刺感（尤其在静脉给药后会阴部）皮肤和皮下萎缩、鳞状皮肤干燥症、红斑（包括面部红斑）色素沉着过度、色素沉着减少、皮疹、无菌脓肿、条纹状皮肤、头发稀疏、荨麻疹、多毛症；皮肤局部给药可见痤疮、用药部位反应（毛囊炎、刺激感、皮炎、红斑），长期使用可见毛细血管扩张；还有皮肤局部给药导致瘙痒、干燥、痤疮样皮疹、口周皮炎、皮肤浸渍、痱子的报道。

13）眼：中心性浆液性脉络膜视网膜病变、后囊下白内障、眼压升高、眼球突出、青光眼。

14）其他：水肿、不适、糖皮质激素停药综合征。

（4）药物–药物相互作用

1）与CYP3A4抑制药[如酮康唑和红霉素、醋竹桃霉素等大环内酯类抗菌药合用可升高皮质类固醇的血药浓度，可能增加皮质类固醇不良反应的发生风险，调整皮质类固醇的剂量，以避免类固醇毒性。

2）皮质类固醇与环孢素合用可能增强两者的活性，且有合用导致惊厥的报道。

3）雌激素可能增强某些皮质类固醇的作用。

4）皮质类固醇与非甾体类抗炎药合用可增加胃肠道不良反应的发生风险。此外，皮质类固醇可能增加水杨酸盐类药的清除率，还可增强对乙酰氨基酚的肝毒性。低凝血酶原血症患者谨慎合用皮质类固醇与阿司匹林。

5）与排钾作用的药物（如两性霉素 B、利尿药）合用时应密切监测是否出现低钾血症，有本药与两性霉素 B 合用导致心脏增大和充血性心力衰竭的报道。

6）与洋地黄糖苷合用可能增加因低钾血症而引发心律失常的风险。

7）重症肌无力患者合用皮质类固醇和抗胆碱酯酶药，可导致严重无力的症状。应于皮质类固醇治疗开始前至少 24h 停用抗胆碱酯酶药。

8）与蛋白质同化激素合用可增加水肿的发生率，使痤疮加重。

9）与抗胆碱能药（如阿托品）长期合用可导致眼压升高。

10）与三环类抗抑郁药合用可使本药引起的精神症状加重。

11）与免疫抑制药合用可增加感染的发生风险，并可能诱发淋巴瘤或其他淋巴细胞增生性疾病。

12）与氨鲁米特合用可能诱导肾上腺抑制的作用丧失。

13）与考来烯胺合用可能增加皮质类固醇的清除率。

14）与 CYP 3A4 诱导药（如巴比妥类药、苯妥英、卡马西平、利福平）合用可增加皮质类固醇的代谢，合用时需增加皮质类固醇的剂量。

15）甲状腺激素可增加本药的代谢清除率，与甲状腺激素或抗甲状腺药合用时应适当调整本药的剂量。

16）与麻黄碱合用可增加本药的代谢清除率。

17）皮质类固醇可能减弱降糖药的作用，合用时可能需调整降糖药的剂量。

18）本药可能降低异烟肼的血清浓度。

19）与美西律合用可降低美西律的血药浓度。

20）与生长激素合用可抑制生长激素的促生长作用。

21）长期接受皮质类固醇治疗可能减弱机体对类毒素、活疫苗或减毒活疫苗的应答。此外，皮质类固醇可能使减毒活疫苗中某些微生物的增殖增强，应于皮质类固醇治疗结束后再给予疫苗或类毒素。正接受免疫抑制剂量的皮质类固醇治疗的患者，禁止接种活疫苗或减毒活疫苗，可接种灭活疫苗。接受非免疫抑制剂量的皮质类固醇治疗的患者，可进行免疫接种。

（5）本药外用制剂不得用于皮肤破溃处，应避免接触眼部或口、鼻等其他黏膜，且不宜大面积、长期使用。儿童局部使用皮质类固醇后可能大量吸收，且可能更易出现系统性反应；已有儿童局部用药后发生下丘脑 – 垂体 – 肾上腺皮质轴抑制、颅内压升高和库欣综合征的报道。

（6）本药可能影响生长速度，儿童长期使用肾上腺皮质激素应特别谨慎（用于治疗肾上腺皮质功能减退症及先天性肾上腺皮质增生症除外）。

（7）用药期间可能有必要注意饮食中盐的限制和钾的补充。

（8）对曾前往热带地区或伴有不明原因腹泻的患者，开始本药治疗前应排除潜伏性阿米巴病或活动性阿米巴病。

（9）为避免发生肾上腺皮质功能减退及原有疾病症状复发，长期接受糖皮质激素治疗后应逐渐缓慢减量，并由原来的一日用药数次改为每日上午用药1次，或隔日上午用药1次。

3. 泼尼松

【商品名】强的松、去氢可的松、去氢皮质素、去氢皮质酮

【适应证】用于过敏性与自身免疫性炎症性疾病，适用于结缔组织病、系统性红斑狼疮、重症多肌炎、严重支气管哮喘、皮肌炎、血管炎、急性白血病、恶性淋巴瘤；本药乳膏用于过敏性皮肤病、皮肤瘙痒。

【儿童用法用量】口服：儿童 1 ~ 2mg/（kg·d），分 2 ~ 3 次服用，每日最大剂量 60mg。

【用药注意事项】

（1）禁忌证：对本药或其他肾上腺皮质激素类药有过敏史者、真菌或病毒感染患者禁用。

（2）以下情况慎用：糖尿病、骨质疏松症、肝硬化、肾功能不全、甲状腺功能低下者慎用。

（3）不良反应

1）代谢/内分泌系统：大剂量使用本药易引起糖尿病和类库欣综合征，本药对下丘脑 – 垂体 – 肾上腺轴抑制作用较强。

2）免疫系统：过敏反应。

3）胃肠道：大剂量使用本药易引起消化性溃疡。

4）皮肤：长期使用本药乳膏可引起皮肤萎缩、毛细血管扩张、色素沉着。

5）其他：感染。

（4）其他药物与泼尼松的相互作用

1）避孕药、雌激素药物：合用可增强本药的治疗作用和不良反应。

2）甾体类解热镇痛药：合用可增强本药的致溃疡作用。

3）三环类抗抑郁药：合用可加重本药引起的精神症状。

4）免疫抑制药：合用可增加感染的发生风险，并可能诱发淋巴瘤或其他淋巴细胞增生性疾病。

5）两性霉素 B、碳酸酐酶抑制药：合用可加重低钾血症，长期与碳酸酐酶抑制药合用易引起低血钙和骨质疏松。

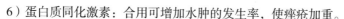

6）蛋白质同化激素：合用可增加水肿的发生率，使痤疮加重。

7）抗胆碱能药（如阿托品）：长期合用可致眼压升高。

8）排钾利尿药：合用可致严重低血钾，并因水钠潴留而减弱利尿药的排钠利尿效应。

9）强心苷：合用可增加洋地黄毒性及心律失常的发生率。

10）对乙酰氨基酚：合用可增强对乙酰氨基酚的肝毒性。

11）甲状腺激素：甲状腺激素可增加本药的代谢清除率，合用时应适当调整本药的剂量。

12）麻黄碱：合用可增加本药的代谢清除率。

13）异烟肼：合用可增加异烟肼在肝脏的代谢和排泄，降低异烟肼的血药浓度和疗效。

14）美西律：合用可促进美西律在体内的代谢，降低其血药浓度。

15）水杨酸盐：合用可降低水杨酸盐的血药浓度。

16）生长激素：合用可抑制生长激素的促生长作用。

（5）本药可升高血糖，与降糖药合用时应适当调整降糖药的剂量。

（6）儿童或青少年患者长期使用糖皮质激素应谨慎，须密切观察，因患儿发生骨质疏松症、股骨头缺血性坏死、青光眼、白内障的风险会增加。

（7）儿童使用激素的剂量除按年龄和体重确定外，更应按疾病的严重程度和患儿对治疗的反应而定。对肾上腺皮质功能减退患儿的治疗，激素的用量应根据体表面积确定；尤其是婴幼儿或矮小、肥胖的患儿，若按体重确定换算用药剂量易出现用药过量的情况。

4.甲泼尼龙

【商品名】美卓乐、尤金

【适应证】

（1）抗炎治疗

1）风湿性疾病：创伤后骨性关节炎、骨性关节炎引发的滑膜炎、类风湿关节炎（包括幼年型类风湿关节炎，其中个别患者可能需低剂量维持治疗）、急性或亚急性滑囊炎、上踝炎、急性非特异性腱鞘炎、急性痛风性关节炎、银屑病关节炎、强直性脊柱炎。

2）胶原性疾病：系统性红斑狼疮（和狼疮性肾炎）急性风湿性心肌炎、全身性皮肌炎（多发性肌炎）结节性多动脉炎、肺出血肾炎综合征的危重期或维持治疗。

3）皮肤疾病：天疱疮、严重的多形红斑、剥脱性皮炎、大疱疱疹性皮炎、严重的脂溢性皮炎、严重的银屑病、蕈样真菌病、荨麻疹。

4）过敏状态：用于控制支气管哮喘、接触性皮炎、特应性皮炎、血清病、季节性或全年性过敏性鼻炎、药物过敏反应、荨麻疹样输血反应、急性非感染性喉头水肿（肾上腺素为首选药物）等以常规疗法难以处理的严重的或造成功能损伤的过敏性疾病。

5）眼部疾病：眼部带状疱疹、虹膜炎、虹膜睫状体炎、脉络视网膜炎、扩散型后房色素层炎和脉络膜炎、视神经炎、交感性眼炎等严重的眼部急慢性过敏和炎症。

6）胃肠道疾病：帮助患者度过下列疾病的危重期：溃疡性结肠炎（全身治疗）局限性回肠炎（全身治疗）。

7）呼吸道疾病：肺部肉瘤病、铍中毒、与适当的抗结核化学疗法合用于暴发性或扩散型肺结核、其他方法不能控制的吕弗勒氏综合征、吸入性肺炎。

8）水肿状态：无尿毒症的自发性或狼疮性肾病综合征的利尿及缓解蛋白尿。

（2）免疫抑制治疗：器官移植。

（3）血液病及肿瘤治疗：

1）血液病：获得性（自身免疫性）溶血性贫血、成人自发性血小板减少性紫癜（仅允许静脉注射，禁止肌内注射）成人继发型血小板减少、成红细胞减少（红细胞性贫血）先天性（红细胞）再生不良性贫血。

2）肿瘤：成人白血病和淋巴瘤、儿童急性白血病。

（4）休克治疗：肾上腺皮质功能不全诱发的休克，或因肾上腺皮质功能不全而使休克对常规治疗无反应（氢化可的松为常用药，若不希望有盐皮质激素活性，可使用本药），如对常规治疗无反应的失血性、创伤性及手术性休克。

（5）内分泌失调治疗：原发性或继发性肾上腺皮质功能不全、急性肾上腺皮质功能不全、先天性肾上腺增生、非化脓性甲状腺炎、癌症引起的高钙血症。

（6）其他

1）神经系统由原发性或转移性肿瘤和（或）手术及放疗引起的脑水肿、多发性硬化症急性危重期、急性脊髓损伤（应于创伤后 8h 内开始治疗）。

2）与适当的抗结核化学疗法合用于伴有蛛网膜下隙阻塞或趋于阻塞的结核性脑膜炎。

3）累及神经或心肌的旋毛虫病。

4）预防癌症化疗引起的恶心、呕吐。

【儿童用法用量】口服给药：初始剂量 4 ~ 24mg，每日 1 ~ 2 次；维持剂量 4 ~ 8mg，每日 2 次。依据年龄、体重大小、疾病严重程度及患者反应确定剂量。

【甲泼尼龙用药注意事项】

（1）禁忌证：对本药过敏者以及全身性真菌感染患者禁用。

（2）以下情况慎用：癫痫、重症肌无力、眼部单纯疱疹、有心血管疾病风险因素、充血性心力衰竭、血栓栓塞或有血栓栓塞倾向、高血压、非特异性溃疡性结肠炎、憩室炎、近期已行肠吻合术、活动性或潜伏性消化性溃疡、脓肿或其他化脓性感染、肾功能不全患者慎用；根据国外资料，类圆线虫属（蛲虫）感染或疑似感染、近期心肌梗死的患者慎用。

（3）不良反应

1）心血管系统：心律失常（包括心动过缓、心动过速）心搏骤停、心脏增大、循环衰竭、充血性心力衰竭、脂肪栓塞、高血压、肥厚型心肌病（早产儿）心肌破裂（近期心肌梗死的患者）晕厥、血栓栓塞、血栓性静脉炎、血管炎、低血压。

2）代谢/内分泌系统：对碳水化合物和糖的耐受性下降、类库欣状态发展、糖尿、出现潜在糖尿病的临床表现、继发性肾上腺皮质和垂体无反应性（尤其在如创伤、手术或疾病等应激时）、生长抑制（儿童）体液潴留、低钾性碱中毒、钾丢失、钠潴留、蛋白质分解代谢引起的负氮平衡、脂肪沉积异常、满月脸、体重增加、代谢性酸中毒、电解质平衡改变、垂体功能减退症、类固醇停药综合征、库欣综合征、尿钙增加。

3）呼吸系统：肺水肿、肺栓塞、支气管痉挛；有卡氏肺孢子菌肺炎的个案报道。

4）肌肉骨骼系统：股骨和肱骨头无菌性坏死、Charcot样关节病、肌肉质量损失、肌无力、骨质疏松、长骨病理性骨折、类固醇肌病、肌腱断裂、脊柱压缩性骨折、关节痛、肌肉萎缩、肌痛、肌病、神经性关节病。

5）泌尿生殖系统：肾衰竭加重（肾功能不全者）肾小球滤过率短暂性降低、月经紊乱、精子活力和数量增加或减少。

6）免疫系统：过敏反应（包括血管神经性水肿、过敏性皮炎）类过敏反应、对感染的抵抗力下降。

7）神经系统：惊厥、头痛、伴视乳头水肿的颅内压升高（假性脑瘤，通常发生于停药后）失眠、神经炎、神经病、感觉异常、眩晕、蛛网膜炎、脑膜炎、下肢轻瘫/截瘫、健忘症、认知障碍、头晕、硬膜外脂肪增多症、癫痫发作、意识模糊状态。

8）精神：抑郁、欣快、情绪波动、人格改变、精神障碍、躁狂、妄想、幻觉、精神分裂症加重、精神病行为、情感障碍（包括情感不稳定、心理依赖、自杀意念）

精神错乱、焦虑、行为异常、易怒、精神萎靡。

9）肝脏：血清肝酶升高、肝肿大、肝炎。

10）胃肠道：腹部膨隆、食欲增强、恶心、胰腺炎、可能伴穿孔和出血的消化性溃疡、小肠和大肠穿孔（尤其是炎症性肠病患者）溃疡性食管炎、呃逆、腹胀、腹痛、腹泻、消化不良、胃出血、食管炎；有非感染性急性腹膜炎的个案报道。

11）血液：白细胞增多。

12）皮肤：痤疮、烧灼感或麻刺感（尤其在静脉给药后会阴部）皮肤和皮下萎缩、鳞状皮肤干燥症、瘀斑、瘀点、红斑、色素沉着过度、色素沉着减少、伤口愈合不良、多汗、皮疹、无菌脓肿、条纹状皮肤、皮肤脆薄、头发稀疏、荨麻疹、多毛症、瘙痒。

13）眼：眼球突出、青光眼、眼压升高、后囊下白内障、中心性浆液性脉络膜视网膜病变；有眼部弓形虫病的个案报道。

14）其他：水肿、不适、感染（包括机会性感染）疲乏。

（4）其他药物与甲泼尼龙的相互作用

1）与细胞色素 P450 3A4 酶（CYP3A4）抑制药（如酮康唑和红霉素、醋竹桃霉素等大环内酯类抗菌药）合用可升高皮质类固醇的血药浓度，可能增加皮质类固醇不良反应的发生风险。

2）与环孢素合用可能增强两者的活性，且有合用导致惊厥的报道。

3）雌激素可能增强某些皮质类固醇的作用。

4）与阿司匹林等非甾体类抗炎药合用可增加胃肠道不良反应的发生风险；此外，皮质类固醇可能增加水杨酸盐类药的清除。低凝血酶原血症患者谨慎合用皮质类固醇与阿司匹林。

5）有排钾作用的药物（如两性霉素 B、利尿药）有氢化可的松与两性霉素 B 合用导致心脏增大和充血性心力衰竭的报道。皮质类固醇与有排钾作用的药物合用时，应密切监测是否出现低钾血症。

6）与洋地黄糖苷合用有可能增加因低钾血症而引发心律失常的风险。

7）重症肌无力患者合用皮质类固醇和抗胆碱酯酶药，可导致严重无力；应于皮质类固醇治疗开始前至少 24h 停用抗胆碱酯酶药。

8）与氨鲁米特合用可能使皮质类固醇诱导肾上腺抑制的作用丧失。

9）考来烯胺可能增加皮质类固醇的清除率。

10）CYP 3A4 诱导药（如巴比妥类药、苯妥英、卡马西平、利福平）合用可增加皮质类固醇的代谢；合用时需增加皮质类固醇的剂量。

11）与华法林合用通常可抑制机体对华法林的应答，但亦有结论相反的报道；合用时应频繁监测凝血指数以维持抗凝效果。

12）皮质类固醇可能减弱降糖药的作用；与降糖药合用时可能需调整降糖药的剂量。

13）本药可能降低异烟肼的血清浓度。

14）疫苗：长期接受皮质类固醇治疗可能减弱机体对类毒素、活疫苗或减毒活疫苗的应答。此外，皮质类固醇可能使减毒活疫苗中某些微生物的增殖增强，应于皮质类固醇治疗结束后再给予疫苗或类毒素。正接受免疫抑制剂量的皮质类固醇治疗的患者，禁止接种活疫苗或减毒活疫苗，可接种灭活疫苗。

（5）儿童用药应严格地进行医疗监督并尽可能缩短疗程。

（6）长期每日分次使用糖皮质激素可抑制儿童生长，此治疗方法仅可用于危重情况。

（7）长期接受皮质类固醇治疗的婴儿及儿童应密切监测生长发育情况。

（8）用药期间可能有必要注意饮食中盐的限制和钾的补充。

（9）长期用药应监测是否出现下丘脑－垂体－肾上腺皮质轴抑制、库欣综合征和高血糖症状。

（10）治疗期间若需减量，应逐渐进行；若慢性疾病自发缓解，应停止治疗。

（11）不推荐口服皮质类固醇用于治疗视神经炎，因可能增加新的眼部疾病的发生风险。

（12）若用药后出现头晕、眩晕、视觉障碍和疲乏，则不应驾驶或操作机械。

5. 布地奈德

【商品名】雷诺考特、普米克、普米克都保、普米克令舒

【适应证】

（1）本药口腔吸入给药用于治疗支气管哮喘和慢性阻塞性肺疾病，规律地使用本药可减缓慢性阻塞性肺疾病患者第一秒用力呼气量的加速下降。

（2）本药经鼻给药用于季节性或常年性过敏性鼻炎、常年性非过敏性鼻炎的治疗；预防鼻息肉切除后鼻息肉的再生及鼻息肉的对症治疗。

【儿童用法用量】

（1）支气管哮喘　口腔吸入

1）气雾剂：2～7岁儿童初始剂量为一日0.2～0.4mg，分2～4次使用；7岁以上儿童初始剂量为一日0.2～0.8mg，分2～4次使用。通常一日2次即足够，获得预期疗效后，维持剂量应为可控制症状的最低剂量。

2）粉吸入剂：用于6岁及6岁以上儿童。剂量应个体化；根据患者原有治

疗情况，推荐的初始剂量和最高剂量见表 9-5。维持剂量为一日 0.1 ~ 0.8mg，通常一次给予或分 2 次给予，日剂量为 0.1 ~ 0.4mg 时，可考虑一次给予。先前未使用糖皮质激素治疗或使用其他糖皮质激素可较好地控制哮喘的患者，本药初始剂量可一次给予；用药时间为早晨或夜间；若哮喘症状恶化，应增加给药次数和日剂量。对于重度哮喘和哮喘加重期，将日剂量分 3 ~ 4 次给药对某些患者可能有益。哮喘得到控制后，可将剂量降至最低有效维持剂量。

3）吸入用混悬液：使用雾化器吸入，初始剂量、严重哮喘期或减少口服糖皮质激素时本药剂量为一次 0.5 ~ 1mg，一日 2 次。维持剂量应个体化，使患者保持无症状的最低剂量，推荐剂量为一次 0.25 ~ 0.5mg，一日 2 次。

表 9-5　儿童支气管哮喘患者使用粉吸入剂的推荐剂量表

原有治疗	初始剂量	最高剂量
无皮质激素	一次 0.2 ~ 0.4mg，一日 1 次；或一次 0.1 ~ 0.2mg，一日 2 次	一次 0.4mg，一日 2 次
吸入糖皮质激素	一次 0.2 ~ 0.4mg，一日 1 次；或一次 0.1 ~ 0.2mg，一日 2 次	一次 0.4mg，一日 2 次
口服糖皮质激素	一次 0.2 ~ 0.4mg，一日 1 次	一次 0.4mg，一日 2 次

（2）鼻炎、鼻息肉的预防和治疗

鼻喷吸入　鼻喷雾剂 6 岁及 6 岁以上儿童同成人用法用量，初始剂量为一日 0.256mg，可于早晨一次喷入（每侧 0.128mg），或早晚分 2 次喷入（每侧一次 0.064mg）。获得预期疗效后，维持剂量应为可控制症状的最低剂量。

【用药注意事项】

（1）禁忌证：对本药过敏者禁用。

（2）以下情况慎用：鼻部真菌感染和鼻部疱疹、肺结核、未经治疗的系统性真菌、细菌、病毒或寄生虫感染者、眼部单纯疱疹患者慎用。

（3）不良反应

1）代谢/内分泌系统：体重增加；还有肾上腺皮质功能减退、肾上腺皮质功能亢进、生长抑制的报道。

2）呼吸系统：鼻咽炎、鼻塞、咽炎、鼻炎、呼吸道感染（包括病毒性上呼吸道感染）鼻窦炎、声音改变、咳嗽加重或新发咳嗽、鼻出血、发声困难、喘鸣、呼吸道局部刺激、呼吸道轻微的血性分泌物、呼吸道黏膜溃疡、支气管痉挛、支气管炎；经鼻给药还可见鼻中隔穿孔。

3）肌肉骨骼系统：背痛、颈痛、骨折、肌痛、张力过高、关节痛、运动功能亢进；还有肱骨头缺血性坏死、骨质疏松症的报道。

4）免疫系统：颈部淋巴结病、过敏反应。

5）神经系统：头痛（包括偏头痛）晕厥。

6）精神：情绪不稳、精神运动性兴奋、焦虑、抑郁、攻击行为、行为改变、睡眠障碍（包括失眠）；有易激惹、神经质、坐立不安的报道。

7）胃肠道：恶心、胃肠炎（包括病毒性胃肠炎）腹痛、口干、呕吐、味觉反常、消化不良、腹泻、厌食。

8）血液：瘀斑。

9）皮肤：皮疹（包括湿疹、脓疱疹）接触性皮炎、瘙痒、紫癜、血管神经性水肿、荨麻疹；有面部皮肤刺激的报道。

10）眼：眼部感染（包括结膜炎）；有青光眼、白内障、眼压升高的报道。

11）耳：耳部感染（包括中耳炎、外耳感染）耳痛。

12）其他：发热、流感样症状、疼痛（包括胸痛）念珠菌病、疲乏、单纯性疱疹。

（4）药物 - 药物相互作用与强效细胞色素 P4503A4 抑制药（如酮康唑）合用可能引起本药血药浓度明显升高，应避免合用；若无法避免，则应尽可能延长给药时间间隔，同时应考虑减少本药用量。

（5）本药不应用于快速缓解急性支气管痉挛或者其他哮喘急性发作，亦不用于哮喘持续状态的初始治疗。若用药期间有哮喘发作，应给予吸入型短效β2- 肾上腺素受体激动药。

（6）由使用系统性皮质激素转为使用本药吸入剂时，有哮喘患者出现肾上腺功能不全所致死亡的报道，故转换用药时应谨慎。停用系统性皮质激素后，下丘脑 - 垂体 - 肾上腺轴功能恢复需数月时间。下丘脑 - 垂体 - 肾上腺轴抑制期间，患者在创伤、手术、感染（尤其是胃肠炎）或其他电解质严重流失相关情况下可表现出肾上腺功能不全的症状和体征。由使用系统性皮质激素转为使用吸入型皮质激素的患者在应激状态或出现严重哮喘发作时，应迅速恢复系统性皮质激素治疗。

（7）由使用系统性皮质激素转为使用本药吸入剂时，可能暴露出之前被系统性皮质激素抑制的过敏反应，如鼻炎、结膜炎、湿疹、关节炎、嗜酸性反应。系统性皮质激素撤药期间，尽管呼吸系统功能不变甚至有所改善，部分患者仍可出现系统性皮质激素撤药症状，如关节和（或）肌肉疼痛、疲乏、抑郁。

（8）由使用系统性皮质激素转为使用本药吸入剂时，应缓慢停用系统性皮质激素。泼尼松减量可采用日剂量每经 1 周减少 2.5mg 的减量方案。系统性皮质激素撤药期间应密切监测肺功能（第一秒用力呼气量或呼气峰流速）、β- 肾上腺素受体激动药的使用情况、哮喘症状。此外，还需观察患者是否出现肾上腺功能不全的症状和体征，如疲乏、无力、恶心、呕吐、低血压。

（9）如本药先前对哮喘有效的剂量方案不能充分地控制哮喘，应重新评估治疗方案，并给予额外的治疗（如增加本药剂量或开始给予口服糖皮质激素）。

（10）本药不可接触眼部，若不慎入眼，应立即用水冲洗。

6. 糠酸莫米松

【商品名】内舒拿、艾洛松、艾戎松、莫美达松

【适应证】本药皮肤用制剂用于湿疹、神经性皮炎、异位性皮炎及皮肤瘙痒症；鼻喷雾剂用于治疗季节性或常年性过敏性鼻炎、预防季节性过敏性鼻炎。

【儿童用法用量】

（1）缓解对糖皮质激素敏感的皮肤病引起炎症和瘙痒症状，局部给药。

1）乳膏：2 岁及 2 岁以上儿童同成人用法用量，取适量于患处涂一薄层，一日 1 次。如 2 周内症状未改善，应重新评估诊断。儿童用药超过 3 周的安全性和有效性尚不明确。

2）洗剂：12 岁及 12 岁以上儿童同成人用法用量，取适量涂抹于患处，轻揉至吸收，一日 1 次。如 2 周内症状未改善，应重新评估诊断。

（2）季节性过敏性鼻炎（治疗）常年性过敏性鼻炎，经鼻给药（鼻喷雾剂）：通常先手揿喷雾器 6 ~ 7 次作为启动，直至看到均匀的喷雾，然后鼻腔给药，每揿喷出糠酸莫米松混悬液约 0.1mg，内含糠酸莫米松 – 水合物，相当于糠酸莫米松 0.05mg，如果喷雾器停用 14 日或 14 日以上，则在下一次应用时应重新启动。在每次用药前充分振摇容器。

1）3 ~ 11 岁儿童：常用推荐量为每侧鼻孔 1 喷（每喷为 0.05mg），一日 1 次（总量为 0.1mg）。

2）12 岁及 12 岁以上儿童同成人用法用量，常用推荐剂量为每侧一次 0.1mg（2 喷），一日 1 次；如症状未控制，可增至每侧一次 0.2mg（4 喷）；待症状控制后，减量至每侧一次 0.05mg（1 喷）维持治疗。本药用于预防季节性过敏性鼻炎时，推荐于花粉季节开始前 2 ~ 4 周开始用药。

【用药注意事项】

（1）禁忌证：对本药过敏者禁用；皮肤破损处禁用本药皮肤用制剂；未经治疗且涉及鼻黏膜的局部感染患者禁用本药鼻喷雾剂。

（2）以下情况慎用：活动期或静止期呼吸道结核、眼部单纯疱疹患者慎用本药鼻喷雾剂。

（3）不良反应

1）代谢/内分泌系统：糖皮质激素水平降低。

2）呼吸系统：鼻灼热、流涕、咽炎、鼻出血或血性黏液、咳嗽、上呼吸道感染、鼻窦炎、哮喘、支气管炎、鼻炎、鼻部刺激、喘鸣、鼻部溃疡、鼻部念珠菌病；还有鼻中隔穿孔、嗅觉障碍等反应。

3）肌肉骨骼系统：肌肉骨骼疼痛、关节痛、肌痛。

4）泌尿生殖系统：痛经。

5）免疫系统：有过敏反应、血管神经性水肿。

6）神经系统：头痛（包括窦性头痛）或使皮肤感觉异常。

7）胃肠道：腹泻、消化不良、恶心、呕吐、口腔念珠菌病；也有味觉障碍的发生。

8）皮肤：皮肤烧灼感、瘙痒、刺痛、皮肤萎缩（体征包括发光、毛细血管扩张、弹性缺失、正常皮肤斑纹缺失、皮肤变薄、瘀斑）、红斑痤疮、疖病、毛囊炎、念珠菌病、细菌感染、皮肤色素沉着减少；有皮肤刺激感、皮肤干燥、多毛症、痤疮样疹、口周皮炎、变应性接触性皮炎、皮肤继发性感染、细纹、痱子等。经鼻给药可出现皮肤创伤。

9）眼：有视物模糊、白内障、青光眼、眼压升高、中心性浆液性脉络膜视网膜病变。经鼻给药可出现结膜炎；也有视物模糊的反应。

10）耳：耳痛、中耳炎。

11）其他：经鼻给药可出现病毒感染、胸痛、流感样症状。

（4）其他药物与糠酸莫米松的相互作用

1）与强效细胞色素P450（CYP）3A4抑制药（如酮康唑、伊曲康唑、利托那韦、阿扎那韦、克拉霉素、茚地那韦、奈法唑酮、奈非那韦、沙奎那韦、泰利霉素、可比司他）合用可增加本药的系统暴露量，可能增加全身用皮质激素不良反应的发生风险。长期使用强效CYP 3A4抑制药的患者合用本药时应谨慎，监测患者是否出现全身用皮质激素不良反应。2）与氯雷他定合用，对氯雷他定及其主要代谢物的血浆浓度未见明显影响。

（5）使用本药皮肤用制剂时，避免接触眼部和其他黏膜（如口、鼻）。

（6）本药通常采用最低有效剂量，并使用最短疗程以使不良反应最小化；停药前应逐渐减量。

（7）接受糖皮质激素治疗的患者免疫功能可能受抑制，故用药时应警惕伴发水痘、麻疹等感染。

（8）使用全身用糖皮质激素的患者换用本药鼻喷雾剂时，可发生如肌肉和

（或）关节疼痛、乏力、抑郁等全身用糖皮质激素的停药症状，亦可暴露出原有的过敏性疾病（如过敏性结膜炎和湿疹）；还可因停用全身用糖皮质激素而造成肾上腺功能不全，需经数月后下丘脑-垂体-肾上腺轴功能方可恢复。如出现肾上腺功能不全的症状和体征，应恢复全身用糖皮质激素，并给予其他治疗和采取适宜措施。

（9）婴幼儿和儿童对本药皮肤用制剂更为敏感。

（10）鼻腔用糖皮质激素可能导致儿童生长速度减慢，应定期监测其生长情况。

（11）使用本药鼻喷雾剂达数月或更长时间者，应定期进行鼻黏膜检查。

7.倍氯米松

【商品名】倍氯美松、倍氯松、必咳松

【适应证】

（1）本药经口吸入用于哮喘的维持治疗和预防性治疗。

（2）本药经鼻给药用于血管舒缩性鼻炎、防治常年性或季节性过敏性鼻炎。

（3）本药外用用于过敏性与炎症性皮肤病或相关疾病，如湿疹、过敏性皮炎、接触性皮炎、神经性皮炎、扁平苔藓、盘状红斑狼疮、掌跖脓疱病、皮肤瘙痒、银屑病。

【儿童用法用量】

（1）哮喘的维持治疗（气雾剂）：

1）5～11岁儿童，先前以支气管扩张药或吸入用皮质激素治疗者，初始剂量为一次0.04mg，一日2次；最大剂量为一次0.08mg，一日2次。

2）12岁及12岁以上儿童用法用量同成人，即先前以支气管扩张药治疗者，初始剂量为一次0.04～0.08mg，一日2次；最大剂量为一次0.32mg，一日2次。先前以吸入用皮质激素治疗者，初始剂量为一次0.04～0.16mg，一日2次；最大剂量为一次0.32mg，一日2次。

（2）治疗常年性或季节性过敏性鼻炎

1）鼻气雾剂：4～11岁儿童，每侧一次0.04mg，一日1次。最大日剂量为每侧0.08mg；12岁及12岁以上儿童用法用量同成人，即每侧一次0.16mg，一日1次。最大日剂量为每侧0.32mg。

2）鼻喷雾剂：如用药3周后症状未明显改善，应停药。

6～12岁儿童，初始剂量为每侧一次0.042mg，一日2次。反应不充分或症状更严重者，可每侧一次0.084mg，一日2次；症状充分控制后，应降至每侧一次0.042mg，一日2次。12岁及12岁以上儿童用法用量同成人，即每侧一次

0.042 ～ 0.084mg，一日 2 次。最大日剂量为 0.336mg。

3）血管舒缩性鼻炎、预防鼻息肉切除手术后的复发：同"治疗常年性或季节性过敏性鼻炎 – 鼻喷雾剂"项。

【用药注意事项】

（1）禁忌证：对本药过敏者。

（2）以下情况慎用：活动期或静止期肺结核患者慎用本药经口吸入制剂和鼻用制剂。

（3）不良反应

1）代谢 / 内分泌系统：肾上腺抑制。

2）呼吸系统：声嘶、鼻咽部干燥或烧灼感、打喷嚏、鼻出血、鼻中隔穿孔、咽炎、上呼吸道感染（包括咽喉部白色念珠菌感染）鼻炎、哮喘加重、鼻窦炎、发声困难、咳嗽、肺嗜酸粒细胞增多性浸润、鼻部糜烂、鼻部溃疡、上呼吸道感染（包括鼻咽部白色念珠菌感染）鼻咽炎、鼻塞、流鼻涕、喘鸣。

3）肌肉骨骼系统：背痛。

4）泌尿生殖系统：痛经。

5）神经系统：头痛、头晕。

6）精神：具有攻击性、抑郁、睡眠障碍、精神运动亢进、自杀意念。

7）胃肠道：口干、味觉改变、恶心。

8）皮肤：酒渣鼻、红斑、灼热、丘疹、痂皮，长期用药可见皮肤萎缩、毛细血管扩张、多毛、毛囊炎。

9）眼：眼压升高、青光眼、流泪、白内障。

10）过敏反应：皮疹、荨麻疹、血管神经性水肿、支气管痉挛、瘙痒、皮肤红斑、眼部水肿、面部水肿、唇部水肿、咽喉部水肿。

11）其他：疼痛、发热。

（4）药物 – 药物相互作用：与胰岛素合用可产生拮抗作用，糖尿病患者应注意调整剂量。

（5）本药乳膏不推荐用于 12 岁以下儿童，因儿童皮肤表面积与体重的比率高于成人，故儿童对局部皮质激素更敏感，易引起下丘脑 – 垂体 – 肾上腺轴抑制（表现为线性生长延迟、体重增加延缓、血皮质醇水平低及对促肾上腺皮质激素刺激缺乏反应）和库欣综合征；有儿童使用本药出现下丘脑 – 垂体 – 肾上腺轴抑制、库欣综合征和颅内高压（表现为囟门膨出、头痛及双侧视神经盘水肿）的报道。

（6）本药可能影响甲状腺对碘的摄取、清除和转化。

（7）长期使用糖皮质激素可引起骨矿物质密度降低，长期用药时应注意监测。

（8）因大量鼻黏液分泌或鼻黏膜水肿而使本药经鼻给药后不能达到指定部位时，推荐于使用本药的最初 2 ~ 3 日同时使用鼻部血管收缩药。

（9）本药经口吸入制剂禁用于哮喘持续状态、哮喘急性发作的初始治疗。

（10）本药气雾剂不可突然停药，应逐渐减量至停用。

（11）由使用全身性肾上腺皮质激素转为吸入本药前，哮喘应控制良好，一般使用本药 7 日后开始逐渐减少全身性肾上腺皮质激素剂量。以一日口服泼尼松 10mg 为例，以 1mg/d 的剂量逐渐减少至停用，建议间隔时间不得少于 1 周。

（12）由使用全身性糖皮质激素转为吸入本药时，有出现肾上腺皮质功能不全而致死亡的报道，故转换用药时应谨慎。停用全身性糖皮质激素后，下丘脑－垂体－肾上腺轴功能恢复需数月时间。下丘脑－垂体－肾上腺轴抑制期间，患者在创伤、手术、感染（尤其是胃肠炎）或其他电解质严重丢失相关情况时可表现出肾上腺功能不全的症状和体征。在应激状态或严重哮喘发作期，应迅速恢复全身性糖皮质激素治疗。

（13）由使用全身性糖皮质激素转为吸入本药时，因全身性糖皮质激素具有抗炎作用，可能出现炎症（如鼻炎、结膜炎、湿疹）。

8. 氟替卡松

【商品名】辅舒酮、丙酸氟替卡松、糠酸氟替卡松鼻喷雾剂

【适应证】

（1）经口吸入用于预防性治疗哮喘。

（2）经鼻给药用于治疗季节性和常年性过敏性鼻炎的症状。

（3）局部给药用于对多种皮质激素可缓解的炎症性和瘙痒性皮肤病，如湿疹（包括特应性湿疹和盘状湿疹）结节性痒疹、银屑病（泛发斑块型除外）神经性皮肤病（包括单纯性苔藓）扁平苔藓、脂溢性皮炎、接触性过敏、盘状红斑狼疮、泛发性红斑（作为全身激素治疗的辅助用药）虫咬皮炎、粟丘疹。

【儿童用法用量】

（1）预防性治疗哮喘，经口吸入（粉吸入剂、吸入气雾剂），应根据病情的严重程度确定初始剂量：

1）4 ~ 16 岁儿童，一次 0.05 ~ 0.1mg，一日 2 次。

2）16 岁以上儿童初始剂量同成人，轻度哮喘：一次 0.1 ~ 0.25mg，一日 2 次；中度哮喘：一次 0.25 ~ 0.5mg，一日 2 次；重度哮喘：一次 0.5 ~ 1mg，一日 2 次；随后应将剂量逐渐减少至最低有效剂量。

（2）季节性、常年性过敏性鼻炎，经鼻给药：

1）丙酸氟替卡松鼻喷雾剂：12 岁以上儿童用法与用量同成人，即每侧一次 0.1mg，一日 1 次，宜早晨用药，部分患者一日 2 次（早晚各 1 次），直至症状改善；当症状控制后，维持剂量为每侧一次 0.05mg，一日 1 次；每侧最大日剂量为 0.2mg。

2）糠酸氟替卡松鼻喷雾剂：2 ～ 11 岁儿童初始剂量为每侧一次 0.0275mg，一日 1 次；如疗效不明显，可每侧一次 0.055mg，一日 1 次，一旦症状得到适当控制，推荐将剂量降至每侧一次 0.0275mg，一日 1 次。12 岁及 12 岁以上儿童用法与用量同成人，即初始剂量为每侧一次 0.055mg，一日 1 次，一旦症状得到适当控制，可降至每侧一次 0.0275mg，一日 1 次，以维持疗效。

3）炎症性和瘙痒性皮肤病，局部给药：1 岁及 1 岁以上儿童，将本药乳膏涂一薄层于患处，一日 1 次（湿疹、皮炎）或一日 2 次（其他皮肤病），直至疾病控制，但连用本药不应超过 4 周。如用药 7 ～ 14 日症状未改善，应停药并进行重新评估；如症状控制，则减少用药频率至最低有效剂量及最短用药时间。

【用药注意事项】

（1）禁忌证：对本药过敏者禁用；玫瑰痤疮、寻常痤疮、酒渣鼻、口周皮炎、原发性皮肤病毒感染（如单纯疱疹、水痘）尿布皮炎、肛周及外阴瘙痒、1 岁以下儿童禁用本药乳膏。

（2）以下情况慎用：肺结核（包括活动性肺结核及稳定期肺结核）、未治疗的局部或全身真菌、细菌感染、全身性病毒感染、寄生虫感染、眼单纯疱疹患者慎用。

（3）不良反应

1）心血管系统：心动过速、血管扩张；有阵发性心房颤动。

2）代谢／内分泌系统：库欣综合征、库欣样症状、肾上腺抑制、儿童和青少年生长发育迟缓、高血糖症、体重增加；长期大量或大面积局部使用本药可见肾上腺皮质功能亢进。

3）呼吸系统：鼻出血、鼻腔溃疡、鼻喉部干燥、鼻部刺激、支气管痉挛、鼻中隔穿孔、鼻咽炎、鼻充血、急性鼻窦炎、咽炎、鼻黏膜红斑、鼻中隔红斑、口咽痛、声嘶、上呼吸道感染感染、咳嗽、鼻炎、咽喉不适、鼻窦炎、支气管炎、鼻溢、喉炎；有鼻痛、鼻部不适（包括鼻烧灼感、鼻酸痛）失音、咽喉部疼痛、哮喘加重、胸闷、呼吸困难、肺炎、喘息。

4）肌肉骨骼系统：骨密度降低、关节痛、肌肉痉挛、韧带扭伤、肌肉骨骼疼痛、四肢疼痛、肌强直、肌肉损伤、软组织损伤；骨质疏松症。

5）泌尿生殖系统：尿路感染。

6）免疫系统：皮肤过敏反应、血管神经性水肿、呼吸综合征（呼吸困难、支气管痉挛）速发过敏反应、过敏性鼻炎；皮疹、荨麻疹、免疫抑制。

7）神经系统：睡眠紊乱、头痛、头晕、偏头痛。

8）精神：焦虑、行为改变（包括活动亢进、易激惹）；激越、攻击性、抑郁、躁动。

9）胃肠道：消化不良、呕吐、牙痛、腹部不适、腹泻、胃肠道病毒感染、胃肠道不适或疼痛、唾液过少；龋齿、牙变色。

10）皮肤：皮疹、皮肤感染、湿疹（包括感染性湿疹、湿疹恶化）病毒疣、单纯疱疹、脓疱疮、特应性皮炎、红斑、烧灼感、刺痛、皮肤刺激、瘙痒、瘙痒恶化、毛囊炎、水疱、手指麻痹、皮肤干燥、红斑疹、面部毛细血管扩张、非面部毛细管扩张、风疹、痤疮样皮疹、皮肤色素减退、口周皮炎、过敏性接触性皮炎、继发感染、皮肤萎缩、皮纹、痱子；长期大量局部使用还可引起局部皮肤萎缩（表现为皮肤变薄、萎缩纹、毛细血管扩张、多毛、皮肤色素减退）；还有瘀斑、瘙痒。

11）眼：白内障、青光眼、眼压升高；有视物模糊、中央浆液性脉络膜视网膜病变。

12）其他：挫伤、流感、发热、病毒感染、疼痛、胸部症状、念珠菌病（包括口咽喉部、食管）面部和口咽部水肿。

（4）其他药物与氟替卡松相互作用：与强效细胞色素 P450（CYP）3A4 抑制药（如利托那韦、阿扎那韦、克拉霉素、茚地那韦、伊曲康唑、奈法唑酮、奈非那韦、沙奎那韦、酮康唑、泰利霉素）合用可增加本药的暴露量，从而增加全身用皮质激素的不良反应，不推荐合用。

（5）本药经口吸入制剂禁用于哮喘持续状态、哮喘急性发作的初始治疗。

（6）曾接受过其他高剂量吸入糖皮质激素和（或）间歇使用过口服糖皮质激素治疗的内外科急症患者，改为本药经口吸入气雾剂治疗时，在一段时间内肾上腺蓄积仍存在损害的风险，亦可能发生不良反应，故改用本药前应检查肾上腺损害的程度。

（7）由全身用糖皮质激素改用吸入用糖皮质激素时，可引起过敏性疾病（如过敏性鼻炎或曾用全身给药控制的湿疹），应给予抗组胺药和（或）局部皮质激素对症治疗。

（8）在紧急情况下或在择期手术中应考虑额外给予全身用糖皮质激素治疗。

（9）皮肤炎性病变合并感染时，应进行适宜的抗微生物治疗，并停用外用糖皮质激素。

（10）长期用药应定期进行眼部检查。

（11）长期用药的儿童应定期测量身高。

（12）如出现库欣综合征、下丘脑－垂体－肾上腺轴抑制，应通过降低用药频率或使用低效皮质激素的方式逐渐停用本药，以避免突然停药引起的糖皮质激素不足。

（13）如经口吸入给药后如患者感染发生念珠菌病，可用局部抗真菌药进行治疗，同时可继续使用本药。

（14）治疗哮喘期间，如出现异常支气管痉挛伴喘鸣加重，应停药并立即以速效吸入用支气管扩张药治疗。如用于症状控制的速效 β_2- 肾上腺素受体激动药用量增加，提示哮喘恶化，此时应调整治疗方案。

（15）如出现过敏性反应（包括血管神经性水肿、皮疹、荨麻疹），应停药。

（三）儿童激素类药物使用中常见的热点问题和解答

1. 患儿原来服用醋酸泼尼松（强的松）15mg，每日一次，用于抗炎，若改服甲泼尼龙（美卓乐），每次剂量应为多少？

糖皮质激素抗炎作用的大致等效剂量为：5mg 泼尼松等同于 4mg 甲泼尼龙，据此推算，泼尼松 15mg 转换为甲泼尼龙应为 12mg，故改服甲泼尼龙的每次剂量应为 12mg。

2. 由于糖皮质激素会影响儿童生长发育，若患儿服用激素后，病情已经好转，能否立即停药？

短期治疗（疗程小于 3 周）可立即停用糖皮质激素，但长期治疗时不能立即停用糖皮质激素，应逐渐减量直至停药。因为长期使用糖皮质激素会抑制下丘脑－垂体－肾上腺轴，骤然停药后，机体不能立即产生大量糖皮质激素，会导致肾上腺皮质功能不全的症状，甚至可能危及生命。

3. 患儿咳嗽，诊断为细菌感染，初始服用抗菌药无效，医嘱加用糖皮质激素后症状好转，此时能否停用抗菌药？

不能停用抗菌药。该患儿使用糖皮质激素后症状好转，是因为糖皮质激素具有抗炎作用，因此控制了咳嗽，但糖皮质激素并无抗菌作用，无法治愈咳嗽。该患儿诊断为细菌感染，故应继续服用对致病菌敏感的抗菌药才能痊愈。

4. 鼻用糖皮质激素与口服或注射用糖皮质激素的不良反应一样吗？

鼻用糖皮质激素产生的是局部作用，不吸收进入血液循环，不产生全身作用，与口服或注射用糖皮质激素产生的全身作用相比，不良反应要小很多。常用的鼻用糖皮质激素每次用药量大约相当于口服或注射用药量的 1%，而且真正能进入身体被利用的药物小于所用药量的 0.1%，所以鼻用糖皮质激素经美国食品与药物管理局批准可用于 3 岁以上的儿童，而且目前有研究数据显示在使用推荐剂量的鼻用糖皮质激素（连续应用 2 年）对儿童生长没有影响。

5. 儿童长期应用鼻用激素治疗鼻炎，出现鼻腔干燥和鼻出血的不良反应，若停药又会导致鼻炎复发，应该如何处理？

应用鼻用糖皮质激素的同时配合使用生理海水冲洗鼻腔，可以减轻鼻腔干燥和鼻出血的症状。

6. 糖皮质激素有迅速退热作用，儿童发热能否使用糖皮质激素退热？

不能。在未明确诊断发热病因前，不能将糖皮质激素用于退热，以免掩盖症状使诊断困难，延误治疗时机。中华医学会儿科学分会的《解热镇痛药在儿童发热对症治疗中的合理用药专家共识》中也指出："鉴于缺乏糖皮质激素作为解热镇痛药的任何国内外研究证据和文献报道，反对使用糖皮质激素作为解热镇痛药用于儿童退热"。

7. 糖皮质激素的最佳服药时间是几点？

应在早晨 7 ~ 8 时给药一次或隔日早晨给药一次，这样可以减少肾上腺皮质功能下降甚至皮质萎缩导致的不良后果。若在午夜给予糖皮质激素，即使剂量很小，次日肾上腺皮质分泌的生理高峰也可受到明显抑制。

8. 漏服糖皮质激素，应如何补服？

隔日服用 1 次糖皮质激素的患者，如果在当日发现忘记服药或在次日发现漏服药物时应立即补服，以后的服药时间按照补服的时间顺延即可。每日服用 1 次糖皮质激素的患者，如果在当日发现错过了服药时间应立即补服；如果在次日发现漏服则不必补服，自发现日起继续每日服用 1 次即可。

三、解热镇痛药的合理使用

（一）解热镇痛药使用的基本原则

解热镇痛药又名非甾体抗炎药（nonsteroidal antiinflammatory drug，NSAIDs）具有抗炎、解热、镇痛作用。临床主要用于治疗发热和炎症性疼痛，长期应用时应特别注意其胃肠道不良反应。

根据《中国 0 ~ 5 岁儿童病因不明的急性发热诊断处理指南》，≤ 3 个月婴幼儿建议采用物理降温方法退热，如冷湿敷法、酒精擦浴、冷盐水灌肠、温水浴等；> 3 个月儿童，体温 ≥ 38.5℃和（或）出现明显不适时，可采用解热镇痛药，如对乙酰氨基酚、布洛芬口服等；对严重持续性高热建议采用解热镇痛药交替使用方法，如先用布洛芬 10mg/kg，4h 后用对乙酰氨基酚 15mg/kg；或先用对乙酰氨基酚 12.5mg/kg，4h 后布洛芬 5mg/kg，每 4h 交替使用，疗程均不超过 3d。3 个月以内的婴儿出现 38 度以上高热，一定先就医，不要擅自使用退烧药。

解热镇痛药属于对症治疗，诊断不明的患者慎用，避免同时使用多种药物，可交替使用，高热时推荐应用解热镇痛药与温水擦身等物理降温法联合退热。一般不推荐注射制剂，不可滥用激素退热，除非有严重炎症反应（体温高于 41℃）。

（二）常见的解热镇痛药物

1. 对乙酰氨基酚

【适应证】用于普通感冒或流行性感冒引起的发热，也用于缓解轻至中度疼痛，比如头痛、关节痛、神经痛、肌肉痛、偏头痛、牙痛、痛经等。

【用法用量】

（1）口服给药　片剂：4 ~ 6 岁儿童一次 150mg，7 ~ 12 岁儿童一次 300mg，12 岁以上儿童一次 300 ~ 600mg；若持续发热或疼痛，可间隔 4 ~ 6h 重复用药 1 次，24h 内不得超过 4 次。

（2）直肠给药　栓剂：塞入肛门内。1 ~ 6 岁儿童，一次 125mg 或 150mg；6 岁以上儿童一次 300mg；若持续发热或疼痛，可间隔 4 ~ 6h 重复用药 1 次，每 24h 不超过 4 次。

【药物相互作用】

（1）长期大量与阿司匹林或其他解热镇痛药合用可显著增加肾毒性（包括肾乳头坏死、肾及膀胱癌）的发生风险。

（2）与齐多夫定合用可增加毒性。

（3）与氯霉素合用可增加氯霉素的毒性。

【禁忌证】对本品过敏、严重肝肾功能不全、严重肺心疾病、活动性消化性溃疡或出血、有复发溃疡或出血史者；以及对阿司匹林过敏的哮喘患者禁用。

【不良反应】各种不良反应通常与大量长期用药、过量用药或伴有肝肾功能不全等异常情况有关；少数病例可发生过敏性皮炎（皮疹、皮肤瘙痒等）粒细胞缺乏、血小板减少、高铁血红蛋白血症、贫血及肝、肾功能损害等。

【注意事项】服用本品期间不得饮酒或含有酒精的饮料；本药用于解热连续使用不得超过 3 日，用于镇痛不得超过 5 日。

2. 布洛芬

【适应证】小儿感冒、急性上呼吸道感染，急性咽喉炎等疾病诱发的发热及疼痛。用于治疗非关节性多种软组织风湿性疼痛，如腱鞘炎、滑囊炎、肩痛、肌痛；急性轻至中度疼痛，如手术后、创伤后、劳损或运动后损伤性疼痛，原发性痛经、牙痛、头痛。

【用法用量】

（1）口服：片剂、泡腾片、口腔崩解片：12岁及12岁以下儿童用法如下：1 ~ 3岁，体重10 ~ 15kg，单次剂量50mg；4 ~ 6岁，16 ~ 21kg，单次剂量100mg；7 ~ 9岁，体重22 ~ 27kg，单次剂量150mg；10 ~ 12岁，体重28 ~ 32kg，单次剂量200mg，若持续疼痛或发热，每4 ~ 6h重复用药1次，每24h不超过4次，12岁以上儿童用法用量同成人。其他口服剂型需参照说明书给药。

（2）直肠给药：1 ~ 3岁儿童，一次25 ~ 50mg，若持续发热或疼痛，每4 ~ 6h一次，每24h不超过4次；3岁以上儿童一次100mg。

【药物相互作用】

（1）与其他解热镇痛药、水杨酸类药合用可增加胃肠毒性反应的风险，且不增加疗效或使疗效轻微增加。

（2）与华法林、如阿司匹林等合用可增加出血风险。

（3）与地高辛、甲氨蝶呤、口服降糖药合用可升高上述药物的血药浓度。

【禁忌证】

对本药及其他解热镇痛药过敏、有使用解热镇痛药后出现消化道出血或穿孔史、有活动性消化性溃疡或出血及有复发溃疡或出血史、严重心力衰竭及肝肾功能不全者；以及阿司匹林敏感性哮喘患者禁用。

【不良反应】服用布洛芬可出现胃肠道出血、溃疡和穿孔，可能引起严重心血管血栓性不良事件。还可能导致体重骤增、低钾血症、高钠血症、支气管痉挛、泌尿生殖系统损害、过敏反应、头痛、头晕、氨基转移酶升高、肝病、贫血、白细胞减少、血小板减少、皮疹、荨麻疹、视物模糊、耳鸣等。

【注意事项】避免与其他非甾体抗炎药合用。可能影响噻嗪类或髓袢利尿剂的疗效。本品可能引起致命的、严重的皮肤不良反应。

3. 吲哚美辛

【适应证】关节炎软组织损伤和炎症；解热及用于治疗偏头痛、痛经、手术后痛、创伤后痛等。

【用法用量】

（1）口服给药片剂、肠溶片、胶囊：一日1.5 ~ 2.5mg/kg，分3 ~ 4次服用，待起效后减至最低剂量。

（2）直肠给药12岁以下儿童一次25mg，若持续发热或疼痛，可间隔4 ~ 6h用药1次，最大日剂量为100mg。

【药物相互作用】

（1）与丙磺舒合用可能增加本药的血药浓度。

（2）与华法林、阿司匹林合用可增加出血的风险。

（3）其他解热镇痛药或水杨酸类药（如二氟尼柳、双水杨酯）合用可增加发生胃肠道毒性反应的风险，且不增加疗效或使疗效轻微增加。

【禁忌证】对本药及其他解热镇痛药过敏、有使用解热镇痛药后发生胃肠道出血或穿孔史、活动性消化性溃疡或出血、有复发溃疡或出血史的患者；使用阿司匹林或其他解热镇痛药后诱发哮喘、荨麻疹或过敏反应的患者；以及重度心力衰竭、肝、肾功能不全者禁用。

【不良反应】高血压、代谢/内分泌系统改变、泌尿生殖系统功能异常、头痛、头晕、抑郁失眠、精神行为障碍、胃炎、胃肠功能紊乱、腹痛、食管溃疡、消化道出血、再生障碍性贫血、白细胞减少、出血时间延长、皮肤瘙痒、热潮红、其他水肿（包括术后水肿）、术后肿胀、术后出血等。

【注意事项】酒精会增加胃肠道出血的风险，避免接触；应防止大汗和虚脱，补充足量液体；用药期间应定期检查血常规及肝、肾功能；本品宜于饭后服用或与食物或抑酸药同服；局部给药时禁用于眼周和黏膜部位，不宜长期大面积使用，连续使用不得超过2周必要时作眼科检查。

4. 双氯芬酸

【适应证】炎性和退行性风湿病非关节性的各种软组织风湿性疼痛；痛风急性发作；急性的轻、中度疼痛、妇科疼痛或炎症；辅助治疗耳鼻喉的严重痛性感染；对成年和儿童的发热有解热作用。

【用法用量】

（1）口服给药 双氯芬酸钠肠溶片：1岁及1岁以上儿童一日0.5～2mg/kg，最大日剂量为3mg/kg，分3次服用。

（2）直肠给药 双氯芬酸钠栓：3岁以下儿童一次6.25mg，3～5岁儿童一次6.25～12.5mg，6～8岁儿童一次12.5mg；双氯芬酸钾栓：2岁以上儿童视病情轻重给予；一日0.5～2mg/kg，分2～3次使用。用于幼年类风湿关节炎时给药可至一日3mg/kg，分2～3次使用。

【药物相互作用】

（1）与华法林、阿司匹林等合用可增加出血的风险。

（2）与其他解热镇痛药或水杨酸盐类药合用可增加发生胃肠道毒性反应的风险，且不增加疗效或使疗效轻微增加。

（3）与利福平合用可能减弱本药的疗效。

【禁忌证】对本药及其他解热镇痛药过敏、有使用解热镇痛药后发生胃肠道出血或穿孔史、活动性消化性溃疡或出血、有复发溃疡或出血史；使用阿司匹林或其他解热镇痛药后诱发哮喘、荨麻疹或过敏反应的患者；以及重度心力衰竭、肝、肾功能不全者禁用。

【不良反应】低血压、心律失常、电解质紊乱、体重骤增、少尿；哮喘、呼吸困难、肺炎、过敏反应、头痛、头晕、脑血管意外、肝功能损害、胃肠道不适、贫血、粒细胞减少、血小板减少、瘙痒、多汗、血管神经性水肿（包括面部水肿）、皮疹等。

【注意事项】需长期治疗的患者定期检查肝功能和血常规；有眩晕史或其他中枢神经疾病史的患者在服用本品期间禁止驾车或操纵机器；本药可能会掩盖感染的症状。

5. 阿司匹林

【适应证】普通感冒或流行性感冒等引起的发热；缓解轻至中度疼痛（如头痛、关节痛、偏头痛、牙痛、肌肉痛、神经痛、痛经）；抗炎、抗风湿、抑制血小板聚集；胆道蛔虫病；皮肤黏膜淋巴结综合征（川崎病）。

【用法用量】

（1）解热镇痛：口服给药片剂：4 ~ 8 岁儿童一次 150mg，8 ~ 14 岁儿童一次 300mg，14 岁及 14 岁以上儿童用法与用量同成人；如持续发热或疼痛，每 4 ~ 6h 重复给药 1 次，24h 不超过 4 次。直肠给药栓剂：1 ~ 6 岁儿童一次 100mg，8 岁以上儿童一次 300mg，12 岁以上儿童一次 500mg；如持续发热或疼痛，每 4 ~ 6h 重复给药 1 次，24h 内不超过 4 次。

（2）抗风湿：口服给药肠溶片：一日 80 ~ 100mg/kg，分 3 ~ 4 次服用。如 1 ~ 2 周未获得疗效，可根据血药浓度调整用量，部分患者需增至一日 130mg/kg。

（3）皮肤黏膜淋巴结综合征（川崎病）：口服给药肠溶片：开始一日 80 ~ 100mg/kg，分 3 ~ 4 次服用，退热 2 ~ 3 日后改为一日 30mg/kg，分 3 ~ 4 次服用，连服 2 个月或更久。血小板增多、血液呈高凝状态期间，一日 5 ~ 10mg/kg，顿服。

【药物相互作用】

（1）与抗凝药、溶栓药及其他可引起低凝血酶原血症、血小板减少、血小板聚集功能降低或胃肠道溃疡出血的药物合用有增加出血倾向。

（2）与高剂量的其他含水杨酸盐的解热镇痛药合用可增加发生溃疡、胃肠道出血的风险。

（3）与抗糖尿病药（如胰岛素）合用可增强抗糖尿病药物的降血糖作用。

（4）与糖皮质激素合用有增加发生胃肠道溃疡和出血的风险。

【禁忌证】对本品过敏、伴有其他解热镇痛药过敏史、有消化性溃疡病（尤其是有出血症状）、活动性溃疡及其他原因引起的消化道出血、血友病或血小板减少、出血体质者；哮喘患者；以及伴或不伴有病毒感染的儿童或青少年禁用。

【不良反应】用于解热镇痛的常规剂量较少引起不良反应，长期大量用药较易出现不良反应。可能增加发生严重心血管血栓性不良反应、代谢／内分泌系统紊乱、蛋白尿、血尿、肾功能损害、眩晕、脑水肿、头晕、头痛、嗜睡、癫痫发作、肝功能损害、胃肠道不适、出血、剥脱性皮炎、可逆性耳鸣、听力下降、过敏反应等。

【注意事项】

（1）本药用于解热不得连用超过 3 日，用于止痛不得连用超过 5 日。

（2）本药肠溶缓释片宜在餐后用温水送服，不可空腹服用。

（3）本药肠溶片应餐前用水送服；用药期间不得饮酒或饮用含有酒精的饮料；发热伴脱水的儿童慎用。

6.牛磺酸颗粒

【适应证】用于缓解感冒初期的发热。

【儿童用法用量】口服。一次用量为 1 ～ 2 岁 0.5 包，3 ～ 8 岁 1 包，9 ～ 13 岁 1.5 包，14 岁以上儿童及成人 2 包，一日 3 次。

【用药注意事项】本品为对症治疗药，连续应用不得超过 3d，症状未缓解请咨询医师或药师。1 岁以下儿童请在医师指导下使用。仅限用于发热初起、热度不高的患者。对本品过敏者禁用，过敏体质者慎用。本品可增强脂溶性维生素、激素的吸收。

（三）解热镇痛药使用中常见的热点问题和解答

1.孩子发热就可以用"退烧药"吗？

孩子如果刚开始发热，不建议使用"退烧药"，一般体温高于 38.5℃才使用"退烧药"。因为发热是人体一种正常的保护反应，体温升高有利于炎症的修复；但是孩子神经系统发育不完全，高热状态可能会导致儿童发生热性惊厥或使脑部受损。故一般孩子体温低于 38.5℃时建议不急于服用"退烧药"，可以采用温水擦浴、敷冰袋等物理降温的方式；当体温超过 38.5℃时，才在采用物理降温方法的同时服用"退烧药"。

2. 孩子发热"烧抽了"怎么办？能用"退烧药"来治疗吗？

平时所说的"烧抽了"即热性惊厥，是发热引起神经细胞异常放电而导致的一种以抽搐为代表的身体反应。"退烧药"可以通过增加外周血流量和出汗帮助散热，但是不能抑制热量产生，也不能预防或治疗热性惊厥。简单热性惊厥不会对大脑功能或生长发育有不良影响；复杂热性惊厥需要神经内科医生评估后使用一些精神类药物来预防或治疗。

如果发生热性惊厥，首先要清理孩子口鼻，保证呼吸道畅通，使身体平卧，头偏向一侧或使身体侧卧以避免呕吐物误吸；不要向孩子嘴里塞入任何东西，也不要阻止抽动；以免误伤，抽搐停止后就医，超过 5min 抽搐没有缓解需要及时就医。

3. 一般最常用的"退烧药"有哪几种？

解热镇痛药对乙酰氨基酚和布洛芬是发热儿童最常用的"退烧药"。但是诊断不明者应慎用解热镇痛药以免掩盖病情而影响诊断，过量使用解热镇痛药物会损伤肝脏和消化道黏膜。

4. 可以几种"退烧药"同时服用吗？

有人认为将几种"退烧药"联合使用可以增加疗效，事实上，虽然有些解热镇痛药的药物商品名不同，但是其有效成分是一样的。同时服用会导致重复用药而使药物剂量增加，同时也增加了药物的不良反应发生的概率，因此在使用之前一定要认真阅读说明书，一般选用一种即可，不需联合使用，但是对严重持续性高热建议采用"退烧药"交替使用的方法。服用"退烧药"后，如果体温仍是没有降下来，无论是否同一种"退烧药"，都要间隔 4 ~ 6h 才可以再次服用。当然，在医生指导下，部分患儿可以选择泰诺林、美林交替应用以控制发热，但是其疗程不能太长，且用量均较说明书稍偏少。

5. 选择儿童解热镇痛药应该注意什么？

儿童选用"退烧药"应在医生指导下选用。口服"退烧药"一般 4 ~ 6 小时 1 次，每日不超过 4 次，并尽量选用一种"退烧药"。对乙酰氨基酚和布洛芬不能预防热性惊厥的发生，如发生严重持续性高热，二者可交替服用。"退烧药"不宜空腹给药，以避免药物对胃肠道的刺激。服用时应多饮水，及时补充电解质，以利于排汗降温，防止发生虚脱；反复使用"退烧药"时，要勤查血常规以观测血中粒细胞数是否减少；"退烧药"疗程不宜超过 1 周，热退即应停服；体弱、失水、虚脱的患儿不宜再给予解热发汗药物，以免加重病情。

总而言之，市面上解热镇痛药的品种繁多，不同的药品及剂型的用法会有所不同，在用药过程中要参照说明书进行用药，并且及时向医师及药师进行咨询。

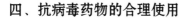

四、抗病毒药物的合理使用

（一）抗病毒药物使用的基本原则

1. 大部分病毒性疾病具有自愈性，无须使用抗病毒药物。如普通的感冒、手足口病、疱疹性咽峡炎、病毒性肠炎等。

2. 一些确切的病毒性感染性疾病，如甲型或者乙型流感、呼吸道合胞病毒引起的病毒性肺炎与支气管炎、一些疱疹性疾病、病毒性肝炎，病毒性角膜炎，病毒性脑膜炎等需要使用抗病毒药物进行治疗。

（二）儿童常用抗病毒药物

1. 阿昔洛韦

【商品名】丽科平

【适应证】单纯疱疹病毒（HSV）及带状疱疹病毒（HZV）感染、免疫缺陷者水痘、眼部疾病。

【儿童用法用量】

（1）2岁以上儿童：普通制剂：一次20mg/kg，一日4次；缓释制剂：一次40mg/kg，一日2次，一日总量为80mg/kg。

（2）40kg以上儿童用法用量同成人。

【用药注意事项】

（1）如果使用的是咀嚼片，可以充分咀嚼后服用，也可用水直接送服。

（2）如果使用的是分散片或颗粒剂，可将药物放入温水中溶解后服用，分散片也可以含化或直接吞服。

（3）如果使用的是缓释剂型，为避免出现毒副作用请完整吞服，不要掰开、碾碎或咀嚼。

（4）外用制剂仅用于皮肤及黏膜，不能用于眼部；涂药时需戴指套或手套。

（5）对本药过敏者禁用。

（6）儿童使用本药尚未发现特殊不良反应，但仍应慎用或在监测下使用。

（7）用药期间应补充足量的水，以防药物在肾小管内沉积。

（8）外用时，如用药部位出现灼热感、瘙痒、红肿，应停药，并将局部药物洗净。

2. 奥司他韦

【商品名】可威、达菲

【适应证】用于防治甲型和乙型流感。

【儿童用法用量】

（1）1～13 岁儿童：体重小于或等于 15kg 者一次 30mg，一日 2 次，连用 5 日；体重为 15～23kg（不包括 15kg）者一次 45mg，一日 2 次，连用 5 日；体重 23～40kg（不包括 23kg）者一次 60mg，一日 2 次，连用 5 日；体重大于 40kg 者一次 75mg，一日 2 次，连用 5 日。

（2）13 岁以上儿童用法与用量同成人。

【用药注意事项】

（1）奥司他韦不能取代流感疫苗，但可能抑制流感减毒活疫苗的复制，继而影响疫苗效果。使用减毒活流感疫苗 2 周内请不要服用奥司他韦，在服用奥司他韦后 48h 内也不要使用减毒活流感疫苗。使用灭活流感疫苗无时间限制，在服用奥司他韦前后的任何时间都可以。

（2）用于治疗流感时，最好在流感症状（表现为发热、头痛、肌痛）开始的 2d 内（理想状态为 36h 内）开始服用奥司他韦。用于预防时在与流感患者密切接触后 2d 内开始用药。

（3）食物不影响药物疗效，服药时您进食或不进食都可以。如果服药后出现胃部不适，建议将药物与食物同服。

（4）在没有颗粒制剂可用的情况下，如果吞咽胶囊存在困难，可打开胶囊，将里面的粉末与甜味食物（如巧克力糖浆、玉米糖浆以及红糖水）混合以掩盖苦味。混合后请立即服用。注意甜味食物不能过多，最多 1 茶匙。如果服药后容器中有剩余，请用少量水冲洗后服下。

（5）对本药过敏者禁用。

（6）用药后可能出现恶心、呕吐、消化不良、失眠、眩晕、疼痛、流鼻涕、支气管炎和上呼吸道感染等不良反应。

3. 利巴韦林

【商品名】新博林、言静欣

【适应证】用于病毒感染，包括呼吸道感染（肺炎、支气管炎）、皮肤感染等。

【儿童用法用量】6 岁及 6 岁以上儿童：一日 10mg/kg，分 4 次给药。

【用药注意事项】

（1）分散片，可选择直接口服，或加入适量温开水中搅拌均匀后服用。

（2）颗粒、泡腾颗粒，请用温开水完全溶解后服用。

（3）如果正在使用去羟肌苷，便不能同时使用利巴韦林，两者合用可增加去羟肌苷的毒副作用，引起肝衰竭等严重疾病。

（4）用药后主要引起贫血、乏力，少见疲倦、头痛、失眠、食欲减退、恶心、呕吐、轻度腹泻、便秘等。

（5）对本药过敏者、自身免疫性肝炎患者禁用。

4.伐昔洛韦

【商品名】明竹欣

【适应证】具有抗病毒作用，主要用于疱疹病毒感染。

【儿童用法用量】2 岁及以上，20mg/kg 口服，每日 3 次，持续使用 5d；最大剂量 1g/ 次，每日 3 次。12 岁及以上，2g 口服，每日 2 次，持续使用 1d；前后两次应相隔 12h。

【用药注意事项】

（1）颗粒、泡腾颗粒，请用温开水完全溶解后服用。

（2）建议在饭前 30min 空腹服药。

（3）为防止伐昔洛韦在尿液中结晶，用药期间请多喝水。

（4）用药后偶有头晕头痛、关节痛、恶心、呕吐、腹泻、胃部不适等。

（5）对本药或阿昔洛韦过敏者禁用。

（三）抗病毒药物使用中的常见热点问题和解答

1.感冒可以使用奥司他韦吗？

目前比较常用的用来预防或者治疗流感病毒的药物是奥司他韦。需要注意的是，如果确定流感病毒感染，越早使用药物治疗效果越佳，通常建议 48h 之内就开始给药。但流感病毒和普通的感冒病毒是两码事儿，奥司他韦仅对流感病毒有效，对普通感冒的病毒是没有效果的。所以，在使用的过程中需要医师评估是否是因为流感病毒引起的感染，不建议家长自行给儿童用药。

2.哪些情况一般无须使用抗病毒药物呢？

一般情况下，普通感冒、手足口病、急性胃肠炎、疱疹性咽峡炎等均无须使用抗病毒药物。日常生活中孩子面对的大多数病毒性疾病其实都是可以自愈的，也就是说大多数都不需要额外使用抗病毒药物。抗病毒药物的不良反应相对来说都较大，医生都会在评估之后才会给孩子使用抗病毒药物。

3.病毒性疾病如何预防呢？

除了疫苗外，没有任何一种药物可以预防以上提到的病毒性疾病的发生。即便是流感疫苗，也只是针对流感病毒能起到一定的预防作用，而对引起普通感冒的病毒是没有效果的。更好的预防办法其实是生活方式上的改善，比如勤洗手、室内勤通风、进行适当的体育运动、保证均衡的饮食和充足的睡眠等。

4.抗病毒中成药作用温和，不良反应更少吗？

中成药成分更为复杂，未经医生辨证施治，不要轻易给儿童尝试中成药类制剂（尤其是小月龄的儿童）；不要给儿童服用成人的中药类制剂，儿童不是缩小版的成人，减半、三分之一等这种使用方法并不准确；在常见病的非紧急情况下，尽量避免中药类的静脉输液。

5.儿童临床有哪些症状高度怀疑流感？

（1）流感季节、有流感儿童接触病史或者家庭成员陆续出现发热症状。

（2）临床表现高烧不退，甚至使用"退烧药"仍反复高热。

（3）往往没有普通感冒的流涕、鼻塞、轻咳症状。

（4）有莫名的肌肉酸痛。

（5）早期白细胞正常或者下降，一般感冒淋巴细胞升高为主，但流感病毒早期血常规中淋巴细胞往往减少，病程中期可能中性粒细胞减少。

五、中药的合理使用

（一）儿科中成药合理使用基本原则

1.中成药临床应用基本原则

（1）辨证用药：依据中医理论辨认、分析疾病的证候，针对证候确定具体治法，依据治法选定适宜的中成药。

（2）辨病辨证结合用药：辨病用药是针对中医的疾病或西医诊断明确的疾病，根据疾病特点选用相应的中成药。临床使用中成药时，可将中医辨证与中医辨病相结合、西医辨病与中医辨证相结合选用相应的中成药，但不能仅根据西医诊断选用中成药。

（3）剂型的选择：应根据患者的体质强弱、病情轻重缓急及各种剂型的特点选择适宜的剂型。

（4）使用剂量的确定：对于有明确使用剂量的，慎重超剂量使用；有使用剂量范围的中成药，老年人使用剂量应取偏小值。

（5）合理选择给药途径：能口服给药的不采用注射给药，能肌内注射给药的不选用静脉注射或滴注给药。

（6）使用中药注射剂还应做到：

1）用药前应仔细询问过敏史，过敏体质者应慎用。

2）严格按照药品说明书规定的功能主治使用，辨证施药，禁止超功能主治用药。

3）中药注射剂应按照药品说明书推荐的剂量、调配要求、给药速度和疗程使用药品，不超剂量、过快滴注和长期连续用药。

4）中药注射剂应单独使用，严禁混合配伍，谨慎联合用药；对长期使用的，在每个疗程间要有一定的时间间隔。

5）用药过程中应密切观察用药反应，发现异常应立即停药，必要时采取积极救治措施；尤其对老人、儿童、肝肾功能异常等特殊人群和初次使用中药注射剂的患者应慎重使用，加强监测。

2.儿童使用中成药的原则

（1）儿童使用中成药应注意生理特殊性，根据不同年龄阶段儿童生理特点，选择恰当的药物和用药方法；儿童中成药用药剂量必须兼顾有效性和安全性。

（2）宜优先选用儿童专用药，儿童专用中成药一般情况下说明书都列有与儿童年龄或体重相应的用药剂量，应根据推荐剂量选择相应药量。

（3）非儿童专用中成药应结合具体病，在保证有效性和安全性的前提下，根据儿童年龄与体重选择相应药量。一般情况3岁以下服1/4成人量，3～5岁的可服1/3成人量，5～10岁的可服1/2成人量，10岁以上与成人量相差不大即可。

（4）含有较大毒副作用成分的中成药，或者含有对小儿有特殊毒副作用成分的中成药，使用前应充分评估，除没有其他治疗药物或方法而必须使用外，其他情况下不应使用。

（5）儿童患者使用中成药的种类不宜多，应尽量采取口服或外用途径给药，慎重使用中药注射剂。

（6）根据治疗效果，应尽量缩短儿童用药疗程，及时减量或停药。

（二）儿科常用中成药介绍

1.羚羊角颗粒

【适应证】平肝熄风，清肝明目，散血解毒。用于高热惊痫。神昏痉厥，子痫抽搐，癫痫发狂，头痛眩晕，目赤翳障，瘟毒发斑。痈肿疮毒。

【儿童用法用量】口服，（成人用量一次5g，一日2次），小儿酌减。

【用药注意事项】该药为寒凉性质的药物，不宜久用，请遵医嘱。中成药并用请事先征得医师许可。如与有"清热"或"解表"等功效的中成药合用，尤应谨慎。

2.四季抗病毒合剂

【适应证】清热解毒，消炎退热。用于上呼吸道感染，病毒性感冒，流感，腮腺炎等病毒性感染疾患；症见头痛，发热，流涕，咳嗽等。

【儿童用法用量】小儿2～5岁一次5mL，5～7岁一次5～10mL，一日3次，或遵医嘱。

【用药注意事项】本品如有少量沉淀，可摇匀后服用，不影响疗效。该药为寒凉性质的药物，不宜久用，请遵医嘱疗程。与它药合用应谨慎，因成分有甘草，请勿与含海藻、大戟、甘遂、芫花成分的中成药并用。

3. 儿泻停颗粒

【适应证】清热燥湿，固肠止泻。用于湿热内蕴型小儿腹泻，症见：大便呈水样或蛋花汤样，或伴有发热、腹痛、恶心、呕吐等。

【儿童用法用量】开水冲服。一至六个月儿童一次半袋（500mg）；七个月至两岁儿童一次1袋（1000mg）；三岁儿童一次2袋（2000mg）；四至六岁一次3袋（3000mg）；七至十四岁儿童一次4袋（4000mg）；一日3次。三天为一个疗程。

【用药注意事项】重度营养不良、鼠伤寒沙门氏菌肠炎及大便有脓血者需配合其他治疗。该药用于湿热内蕴型小儿腹泻，并非寒湿蕴结所致的泄泻，需辨证选用，并遵医嘱服用。与它药合用应谨慎，因成分有甘草，请勿与含海藻、大戟、甘遂、芫花成分的中成药并用。

4. 小儿泻速停颗粒

【适应证】清热利湿，健脾止泻，解痉止痛。用于治疗小儿泄泻、腹痛、纳差（尤适用秋季腹泻及迁、慢性腹泻）。

【儿童用法用量】开水冲服，一日3~4次；一岁以内儿童一次1500~3000mg；一岁至三岁儿童一次3000~6000mg；三岁至七岁儿童一次6000~9000mg。

【用药注意事项】小儿脾虚泄泻证多见于迁延性腹泻和慢性腹泻（腹泻时间长或反复发作，大便夹有不消化食物残渣，面色发黄，食欲不振），若伴有腹胀、呕吐等气滞症状者可酌情选用该药。与它药合用应谨慎，因成分有白芍、甘草，请勿与含藜芦、海藻、大戟、甘遂、芫花成分的中成药并用。

5. 止泻灵颗粒

【适应证】补脾益气，渗湿止泻。用于脾胃虚弱所致的大便溏泄，饮食减少，食后腹胀，倦怠懒言，以及慢性肠炎见上述证候者。

【儿童用法用量】口服，一次12克（2袋），六岁以下儿童减半（1袋）或遵医嘱，一日3次。

【用药注意事项】孕妇禁用。糖尿病患者慎用。本品为混悬性颗粒剂，服用时，一定搅匀后连下面药粉一起服用、服净，以免影响疗效。服药期间忌食生冷、辛辣油腻之物。与它药合用应谨慎，因成分有党参、甘草，请勿与含藜芦、海藻、大戟、甘遂、芫花成分的中成药并用。

6. 小儿消积止咳口服液

【适应证】清热肃肺，消积止咳。用于小儿饮食积滞、痰热蕴肺所致的咳嗽、夜间加重、喉间痰鸣、腹胀、口臭。

【儿童用法用量】口服。周岁以内儿童一次 5mL，一岁至二岁儿童一次 10mL，三岁至四岁儿童一次 15mL，五岁以上儿童一次 20mL，一日 3 次。五天为一疗程。

【用药注意事项】风热感冒兼食积，见食欲不振，恶心呕吐、腹胀腹泻者可酌情选用。急性支气管炎痰湿蕴肺证（咳声沉闷，痰多色白，或伴食少，大便稀。主要见于急性支气管炎痰多，而无明显里热症状者）者，若食欲差，恶心，大便稀，可酌情选用。与它药合用应谨慎，不宜与滋补类中成药同用。因成分有瓜蒌，请勿与含乌头、附子成分的中成药并用。

7. 止咳橘红合剂

【适应证】清肺，止咳，化痰

【用法用量】口服。一次 10mL，一日 2 ~ 3 次；儿童用量遵医嘱。

【用药注意事项】肺炎痰热闭肺证（发热咳嗽、憋喘、呼吸急促、鼻翼翕动、痰黄黏稠，多见于肺炎极期）、咳嗽痰多、胸中满闷、气急短促者可酌情选用。与它药合用应谨慎，不宜与滋补类中成药同用。因成分有法半夏、瓜蒌皮、甘草，请勿与含乌头、附子、海藻、大戟、甘遂、芫花成分的中成药并用。

8. 小儿白贝止咳糖浆

【适应证】清热解毒，化痰止咳。用于痰火壅肺，咳痰黄稠或痰中带血，胸胁胀痛，以及火热灼肺，痰阻气道所致咳嗽。

【儿童用法用量】口服，具体见表 9-6。

表 9-6　小儿白贝止咳糖浆儿童用法用量

年龄	≤6个月	7 ~ 12个月	1 ~ 3岁	3 ~ 6岁	6 ~ 9岁	>9岁
服用量	1 ~ 5mL/次 一日3次	5 ~ 15mL/次	20mL/次	20 ~ 25mL/次	25 ~ 30mL/次	30 ~ 50mL/次

【用药注意事项】急性支气管炎之痰热壅肺证（咳嗽痰多，色黄黏稠，难以咳出，发热，或伴大便干结）、痰多难咯、喉间痰鸣者可酌情选用。与它药合用应谨慎，不宜与滋补类中成药同用。因成分有矾制半夏、瓜蒌、平贝母，请勿与含乌头、附子成分的中成药并用。

9. 小儿咳喘灵泡腾片

【适应证】宣肺、清热、止咳、祛痰；用于上呼吸道感染引起的咳嗽。

【儿童用法用量】1 ~ 3 岁儿童一次 1 片，用温开水 30mL 泡腾溶解后口服；

3 岁至 5 岁儿童一次 1.5 片，用温开水 60mL 泡腾溶解后口服；5 岁至 7 岁儿童一次 2 片，用温开水 100mL 泡腾溶解后口服；一日 3 次。

【用药注意事项】肺炎风热闭肺证（发热怕风，咳嗽气急，咽部红肿，痰黄。多见于肺炎初期）、发热汗出、咳嗽痰黄、口干等症状较轻者可酌情选用。运动员应在医师指导下使用。忌食生冷辛辣食物。在服用咳嗽药时应停止服补益中成药。本品是以清宣肺热，止咳平喘为主，可以在小儿发热初起，咳嗽不重的情况下服用，若见高热痰多，气促鼻煽者应及时去医院就诊。

（三）常见使用问题及解答

1. 上次我家小孩感冒，就是吃 ×× 药好的。这次他又感冒，是不是还吃那个药就行？

根据中医理论，感冒宜根据患者具体情况辨证治疗，针对不同的证型，适宜的中成药是有差别的。例如，风寒感冒宜选择辛温解表功效的中成药，风热感冒宜选辛凉解表的中成药，气虚感冒宜选择益气解表的中成药，等等。所以一般不宜以一种中成药通治儿童感冒。

2. 给小孩买的中药合剂/滴眼剂，上次才用了一点，但是放了一段时间了，现在还能用吗？

一次未用完的药剂，应根据说明书标注的存放条件进行贮藏。在规范存储，外观、气味等未发生变化的情况下，可在 4 周内继续应用。如未能注意存放条件，或药品已发生感官可知的变化或超过 4 周，均不宜再用。

3. 这个药的说明书上只是写的"小儿酌减"，给小孩该用什么剂量？

对于处方药来说应由医师出具处方并遵医嘱使用。适宜儿童应用的非处方药，如未标注儿童使用剂量，可在医师或药师指导下参考《中成药临床应用指导原则》的"一般情况 3 岁以内服 1/4 成人量，3 ~ 5 岁的可服 1/3 成人量，5 ~ 10 岁的可服 1/2 成人量，10 岁以上与成人量相差不大即可"的规定，结合患儿病情和生长发育情况确定剂量。

4. 我家小孩每隔几个月就要发烧咳嗽，每次都得到医院输液治疗才能好。这是怎么回事，选什么中成药调治？

孩子患上呼吸道感染，在治疗中经常用到一些抗菌药。从中医角度来看，抗菌药多属于"苦寒"之品；小儿的生理特点为"脏腑娇嫩、形气未充"；明代医家提出小儿"肝常有余、脾常不足""心常有余、肺常不足"，抗菌药如不当使用可导致患者肺脾两虚，卫表不固，因此稍有"风吹雨打"就会引发反复上感，而且痰火等病理因素清除不彻底，还容易引发哮喘、鼻炎等顽固性疾病。

在治疗方面，家长不宜图"快"而要求输液治疗；在医生规定的疗程结束后，不宜为"巩固治疗效果"而擅自应用抗菌药。在生活方面，家长应注意给孩子勤洗手，及时增减衣物，提倡参加体育活动，常饮热水，营养均衡，保持居室通风，在季节交替或流感流行时期尽量减少人流聚集场所的活动。

在中成药的选择方面，可由医师根据患儿具体情况选用玉屏风颗粒（散、滴丸）或槐杞黄颗粒等治疗。

5.小孩吃药怕苦，能服用中成药吗，可以加白糖一起吃吗？

部分口服中成药，如大山楂丸、薏芽健脾凝胶等在生产的时候已注意到儿童口感，故直接服用一般无困难。除非有医嘱，大部分口服中成药均可辅以适量白糖同服；中成药每次剂量不间断服用完毕后再漱口，或用白糖改善口感，更有利于服药的顺利进行，如果间断进行，味蕾对苦味的感受会更加敏感，使小儿更难以坚持服用。

六、止泻药的合理使用

（一）止泻药使用的基本原则

急性腹泻是指一日3次以上稀便，或婴儿一日大便量大于10g/kg，儿童大便量超过200g，其中水分占80%，且病程在1～2周内。引起急性腹泻的原因很多，常见病因是食用不洁食物引起的细菌、病毒、真菌或寄生虫引起的感染。单纯胃肠炎一般不需用抗菌药物，病情通常能迅速缓解。

单纯胃肠炎所致的急性腹泻和单纯病毒性肠炎的首要治疗是防止或纠正水与电解质的损耗，可给予口服补液和静脉补液，这一点对婴幼儿和体弱者尤为重要。体液和电解质重度损耗者必须急诊入院，静脉补液治疗。

全身性细菌感染所致的腹泻必须给予适当的抗菌药治疗，可根据大便培养和药敏结果选择药物。

止泻药可通过减少肠道蠕动或保护肠道免受刺激而起到止泻的作用，适用于剧烈腹泻或长期慢性腹泻，防止机体过度脱水、水盐代谢失调、消化及营养障碍。应用止泻药治疗腹泻的同时，必须针对病因进行治疗，以免贻误病情。

（二）儿童常用止泻药

1.鞣酸蛋白

【商品名】旦那平

【适应证】消化不良性腹泻。

【儿童用法用量】口服。儿童用法用量见表9-7。

【用药注意事项】

（1）过量服用本药可引起便秘。

（2）有发热、便血的细菌性痢疾者，肠梗阻、便秘及胃肠胀气或严重脱水者、溃疡性结肠炎的急性发作期及由广谱抗菌药物所引起的假膜性肠炎患者禁用。

（3）对急性腹泻者，如在服用本品48h后临床症状无改善，应及时停用本品，改换其他治疗。

表 9-7 鞣酸蛋白儿童用法用量

年龄 / 岁	体重 /kg	一次用量 /g	每日用药次数
1 ~ 3	10 ~ 15	0.3	3
4 ~ 6	16 ~ 21	0.6	3
7 ~ 9	22 ~ 27	0.9	3
10 ~ 12	28 ~ 32	1.2	3

2. 蒙脱石

【商品名】思密达、肯特令、双八面体蒙脱石

【适应证】用于急、慢性腹泻。

【儿童用法用量】口服：将本品倒入50mL温水中，摇匀服用。胃炎、结肠炎患儿饭前服用，腹泻患儿两餐间服用，食管炎患儿饭后服用。新生儿一次0.75g，一日3次；1岁以下儿童一日3g，分2 ~ 3次服用；1 ~ 2岁儿童一次3g，一日1 ~ 2次。2岁以上儿童一日6 ~ 9g，分2 ~ 3次服用；急性腹泻者首次剂量可加倍。

【用药注意事项】

（1）极少数患者可出现轻微便秘，减量后可继续服用。

（2）本品可能影响其他药物的吸收，与其他药物合用时两药至少间隔1h服用。

（3）治疗急性腹泻的同时应多饮水，防止脱水。

3. 药用炭

【适应证】用于食物、生物碱等引起的中毒及腹泻、腹胀气等。

【儿童用法用量】口服：3岁以上儿童一次0.3 ~ 0.6g，一日3次，饭前服用。

【用药注意事项】

（1）本品口服不被身体吸收，仍由肠道排出。

（2）长期或大量服用可引起便秘。

（3）本药可影响小儿营养，禁止长期用于3岁以下小儿。

（4）本药能吸附抗菌药物、乳酶生等，对胃蛋白酶、胰酶活性有影响。

4.消旋卡多曲

【商品名】杜拉宝、丰海停、海兰赛、莫尼卡

【适应证】用于急性腹泻。

【儿童用法用量】口服给药，儿童使用本药 30mg 片剂、口崩片，10mg 或 30mg 颗粒剂。每次 1.5mg/kg，一日 3 次，日剂量不超过 6mg/kg，连续用药不超过 7 日。具体剂量见表 9-8，表 9-9，表 9-10。

表 9-8 消旋卡多曲片剂的儿童用法用量表

年龄	体重 /kg	一次用量 /mg	每日用药次数
2.5 ~ 9 岁	13 ~ 27	30	3
9 岁以上	> 27	60	3

表 9-9 消旋卡多曲口崩片的儿童用法用量表

月龄或年龄	体重 /kg	一次用量 /mg	每日用药次数
1 ~ 6 个月	< 6	6	3
6 ~ 18 个月	6 ~ 9	12	3
19 ~ 36 个月	10 ~ 13	18	3
3 ~ 8 岁	14 ~ 25	30	3
9 ~ 14 岁	26 ~ 40	60	3

表 9-10 消旋卡多曲颗粒的儿童用法用量表

月龄或年龄	体重 /kg	一次用量 /mg	每日用药次数
1 ~ 9 个月	< 9	10	3
9 ~ 30 个月	9 ~ 13	20	3
2.5 ~ 9 岁	13 ~ 27	30	3
9 岁以上	> 27	60	3

【用药注意事项】

（1）本药可与食物、水或母乳同服，不能一次服用双倍剂量。

（2）对本药过敏及肝肾功能不全者禁用。

（3）功能性肠道疾病患者慎用。

（4）可有嗜睡、头痛、便秘、恶心、腹痛、呕吐等胃肠道及皮疹的不良反应。

（5）与细胞色素 P450（CYP）3A4 抑制药（如红霉素、酮康唑）合用可增加本药毒性，合用时应谨慎。

（6）与 CYP3A4 诱导药（如利福平）药物合用可能减弱本药的抗腹泻作用，合用时应谨慎。

（7）连续用药 5 日后，腹泻症状仍持续者应重新诊断或采用其他治疗方案。

（8）不能摄入果糖，对葡萄糖或半乳糖吸收不良、缺少蔗糖酶或麦芽糖酶的患者禁用本药。

5. 地芬诺酯

【商品名】苯乙哌啶、氰苯哌酯、止泻宁

【适应证】用于急、慢性功能性腹泻及慢性肠炎。

【儿童用法用量】口服给药：2 ～ 5 岁儿童一次 4mL，一日 3 次；5 ～ 8 岁儿童一次 4mL，一日 4 次；8 ～ 12 岁儿童一次 4mL，一日 5 次。

【用药注意事项】

（1）儿童易出现迟发性中毒且存在较大变异性应慎用。

（2）肝功能不全者、腹泻早期及腹胀者慎用。

（3）不良反应：

1）呼吸系统：儿童可能出现呼吸抑制。

2）神经系统：偶见头痛、头晕、嗜睡、失眠，减量或停药后即可消失。

3）精神：偶见抑郁、烦躁，减量或停药后即可消失；大剂量（一次 40 ～ 60mg）使用可见欣快感。

4）胃肠：道偶见恶心、呕吐、口干、腹部不适、腹胀、肠梗阻、大肠扩张，减量或停药后即可消失。

5）皮肤：偶见皮疹，减量或停药后即可消失。

6）其他：长期用药可致依赖性（但常与阿托品合用进行短期治疗，故产生依赖性可能性较小）。

6. 洛哌丁胺

【商品名】苯丁哌胺、易蒙停、腹泻啶

【适应证】用于急、慢性腹泻和回肠造口术患者（减少排便量及次数、增加大便稠度）。

【儿童用法用量】口服给药。急性腹泻：6 岁以上儿童起始剂量为一次 2mg，以后每次腹泻后服用 2mg，最大日剂量为 0.3mg/kg；慢性腹泻：6 岁以上儿童起始剂量为一次 2mg，以后可调整日剂量以维持每日 1 ～ 2 次正常大便，通常维持剂量为一日 2 ~ 12mg，最大日剂量为 0.3mg/kg。

【用药注意事项】

（1）2 岁以下儿童禁用本药；6 岁以下儿童不宜使用本药。

（2）本品过敏者、肠梗阻患者、便秘及胃肠胀气或严重脱水的患者、溃疡性结肠炎的急性发作期、由应用广谱抗菌药物引起假膜性肠炎、细菌性小肠结肠炎者禁用。

（3）本品不能作为有发热、便血的细菌性痢疾的治疗药物。对于急性腹泻，如在服用本品 48h 后临床症状无改善，应及时停用本品，改换其他治疗。

（4）不良反应：

1）泌尿生殖系统：有尿潴留的反应。

2）免疫系统：有过敏反应（包括过敏性休克）过敏样反应。

3）神经系统：头痛、头晕、嗜睡；有协调失常、意识水平下降、肌张力亢进、意识丧失、木僵等反应。

4）胃肠道：便秘、胃肠胀气、恶心、口干、腹痛、呕吐、腹部不适、上腹痛、腹胀、消化不良；肠梗阻（包括麻痹性肠梗阻）巨结肠（包括中毒性巨结肠）。

5）皮肤：皮疹。上市后还有血管神经性水肿、大疱性疹（包括 Stevens-Johnson 综合征、中毒性表皮坏死松解症和多形红斑）瘙痒、荨麻疹。

6）眼：有瞳孔缩小。

7）其他：有疲乏反应。

（5）出现神经中枢系统反应时可用纳洛酮解毒，但本药作用的持续时间长于纳洛酮（1 ~ 3h），故须持续使用纳洛酮，且应至少监护 48h 以防止可能的中枢神经抑制症状。

7.布拉氏酵母菌散

【商品名】亿活

【适应证】用于治疗成人和儿童腹泻及肠道菌群失调所引起的腹泻症状。

【儿童用法用量】口服给药，三岁以上儿童每次 1 袋，每天 2 次；三岁以下儿童每次 1 袋，每天 1 次。将小袋之内容物倒入少量温水或甜味饮料中，混合均匀后服下；也可以与食物混合或者倒入婴儿奶瓶中服用。本品可在任何时候服用，但为取得速效，最好不在进食时服用。

【用药注意事项】

（1）以下情况禁用：

1）对本品中某一成分过敏的患者禁用。

2）中央静脉导管输渡的患者禁用。

3）因本品含有果糖，对果糖不耐受的患者禁用。

4）因本品含有乳糖，先天性半乳糖血症及葡萄糖、半乳糖吸收障碍综合征或乳糖酶缺乏的患者禁用。

（2）不良反应

1）免疫系统：过敏反应。

2）皮肤：荨麻疹、皮疹。

3）胃肠道：顽固性便秘、口干。

4）血液循环系统：血管性水肿。

5）其他：真菌血症。植入中央静脉导管的住院患者、免疫功能抑制患者、严重胃肠道疾病患者或高剂量治疗的患者中罕见真菌感染，其中极少数患者血液培养布拉氏酵母菌阳性。极度虚弱的患者中有布拉氏酵母菌引起败血症的病例。

（3）本品不可与全身性或口服抗真菌药物同时使用。

（4）本品含活细胞，请勿与超过50℃的热水或冰冻的，或含酒精的饮料及食物同服。

（5）本品的治疗不能代替补液作用，对于严重腹泻患者。可以根据其年龄、健康状况，补充足够液体。

（6）本品是活菌制剂。如经手传播进入血液循环则会有引起全身性真菌感染的危险，故不得用于高危的中央静脉导管治疗的患者。

（7）建议不要在中央静脉输液的患者附近打开散剂，以避免任何方式，特别是经手传播将布拉氏酵母菌定植在输液管上。已有中央静脉输液的患者，即使没有用布拉氏酵母菌治疗也有罕见的真菌血症（真菌侵入血液）发生，极少数患者因布拉氏酵母菌产生发热、血液培养布拉氏酵母菌阳性。所有这些患者经抗真菌治疗效果满意，必要时撤去静脉导管。

（8）如与食物或饮料混合，需在混合后30min内服用。

8.酪酸梭菌活菌

【适应证】用于治疗肠道菌群紊乱引起的各种消化道症状及相关的急、慢性腹泻和消化不良等。

【儿童用法用量】口服给药。片剂：一次350mg，一日2～3次；胶囊：12岁以下儿童，一次200mg，一日3次；散剂：一次500mg，一天2～3次。

【用药注意事项】

（1）对微生态制剂有过敏史者禁用，过敏体质者慎用。

（2）本品为活菌制剂，切勿将本品置于高温处，溶解时水温不得高于

40℃；为避免药粉溶解结块，应先将温开水倒入容器中，再将药粉倒入水中搅拌溶解。

（3）病史长、症状重的患者可延长用药时间。

（4）避免与抗菌药物同服，与抗菌药物联用，应间隔 2～3h。

（5）本品性状发生改变时禁止使用。

（6）请将本品放在儿童不能接触的地方。

（7）儿童必须在成人监护下使用。

（8）如正在使用其他药品，使用本品前请咨询医师或药师。

9. 口服补液盐 III

【适应证】治疗腹泻引起的轻、中度脱水，并可用于补充钠、钾、氯。

【儿童用法用量】临用前，将一袋量溶解于 250mL 温开水中，随时口服。儿童开始时 50mL/kg，4h 内服完，以后根据患者脱水程度调整剂量直至腹泻停止。婴幼儿需少量多次给予。

【用药注意事项】

（1）以下情况禁用：

1）少尿或无尿；

2）严重失水、有休克征象时应静脉补液：

3）严重腹泻，粪便量超过每小时 30mL/kg，此时患者往往不能口服足够量的口服补液盐；

4）葡萄糖吸收障碍；

5）由于严重呕吐等原因不能口服者；

6）肠梗阻、肠麻痹和肠穿孔；

7）酸碱平衡紊乱，伴有代谢性碱中毒时。

（2）不良反应：恶心、呕吐，多为轻度，常发生于初始用药时。少量多次可减轻症状。

（3）不要直接服用本药物，也不要用牛奶或果汁等其他液体代替水来溶解药物。

（4）一般不用于早产儿。

（三）止泻药常见问题

1. 患儿服用布拉氏酵母菌散、口服补液盐和蒙脱石散后，腹泻症状得到控制。医嘱：腹泻症状控制后停用其中 2 种药品，余药继续服用 4～5d。应继续服用哪种药品？

口服补液盐用以补充因腹泻丢失的水、电解质，蒙脱石散控制腹泻症状，不腹泻均可停用。布拉酵母菌散用于调节肠道菌群，恢复肠道微生态环境，疗程可适当延长。

2. 患儿 44d，腹泻。医嘱：布拉酵母菌散每次 0.5 袋，每天一次，家长误以为是 0.5g（2 袋），每天一次。是否会引起不良反应？应如何处理？

44d 的婴儿，布拉酵母菌散的误服剂量为医嘱剂量的 4 倍，属于超剂量用药。但该制剂为微生态调节剂，且未达到严重超量的程度，根据文献报道，该制剂大剂量应用耐受性良好，可以认为该误服剂量造成不良反应的可能性较小，可继续观察。另外，由于误服了医嘱剂量的 4 倍，布拉酵母菌散宜间隔 1.5 ~ 2d 后再继续服用。

3. 益生菌或抗菌药是否可以与蒙脱石散联合使用？

可以联合使用，但是不可同时服用。因为蒙脱石散为物理吸附剂，若与益生菌或抗菌药同时服用，益生菌或抗菌药会被蒙脱石吸附、抑制，从而减弱其微生态调节作用。两药合用应至少间隔 1 个小时。可空腹（餐前 0.5h）服用蒙脱石散，餐后 0.5h 后服用益生菌或抗菌药。

4. 患儿腹泻时，医嘱常开具益生菌，是否合理？服用益生菌的注意事项有哪些？

益生菌可以帮助调节胃肠道菌群，建立肠道菌群的平衡，修复胃肠道功能。因此，腹泻选用益生菌辅助治疗是合理的。要注意以下几点：

（1）治疗腹泻，益生菌不是首选药，只用于辅助治疗。

（2）对于没有消化不良、腹胀、腹泻或存在其他破坏肠内菌群平衡的因素，不提倡婴幼儿额外摄入过多的益生菌制剂。

（3）益生菌制剂不能与抗菌药同服，两者服用需要间隔 2h 以上。

（4）益生菌制剂应用温开水（35 ~ 40℃）送服，以免益生菌失效。

5. 小儿腹泻，是否需要服用止泻药？

如果腹泻症状较轻，不需要服用止泻药，只需要补液以预防、纠正脱水和电解质紊乱；如果腹泻症状较重，可适当服用收敛、吸附、保护肠黏膜的止泻药，如蒙脱石散；如果服用止泻药后病情持续恶化，应尽快到医院就诊，查明腹泻的病因，根据病因进行治疗。

6. 轮状病毒肠炎导致的腹泻，应服用止泻药吗？

轮状病毒肠炎为自限性疾病，目前尚无特效的治疗方法，治疗主要在于补液以预防脱水及电解质紊乱，而非快速止泻。无证据表明止泻药能有效缓解此类腹泻，甚至无明显改善，反而可能导致严重的不良反应。因此，轮状病毒肠炎不应使用止泻药。

7.秋季腹泻的患儿能否使用抗菌药？为什么？

由于秋季腹泻大多是由于患儿感染轮状病毒或其他肠道病毒导致，故一般不推荐使用抗菌药。对由病毒感染引起的水分与电解质吸收障碍、胃肠道功能紊乱、菌群失调症状，使用抗菌药非但无益，反而有害；不合理使用抗菌药会杀灭肠道正常菌群，加重患儿腹泻症状，甚至导致二重感染。临床也有腹泻迁延不愈，停用抗菌药后患儿腹泻即好转的病例。因此，对于秋季腹泻，不主张使用抗菌药治疗。

8.小儿腹泻是否应立即补液？应选用何种方式补液？

小儿腹泻应立即开始补液，以预防、纠正脱水和电解质紊乱。轻度脱水到中度脱水患者优先选择口服补液，推荐使用低渗透压配方的口服补液盐散Ⅲ，重度脱水、严重呕吐、伴电解质紊乱者予以静脉补液。

七、营养制剂的合理使用

（一）营养制剂使用的基本原则

营养是维持儿童基本新陈代谢，保证儿童正常生长发育的关键。营养素摄入过多或不足，会导致营养失衡或缺乏。儿童营养不良常伴有多种维生素矿物质缺乏，对其生长发育，尤其是智力、体格、免疫水平和注意力等会造成不良影响。

维生素和矿物质是维持人体生长发育及各项正常生理功能必不可少的微量物质，维生素按其溶解性质不同分为水溶性维生素（维生素 B、C）和脂溶性维生素（维生素 A、D、E、K）两大类。虽然仅有少量的维生素能在机体内合成，但食物中维生素含量丰富，日常的合理饮食就能满足健康人对维生素的需求，无特殊情况不需要额外补充。钙、铁、锌等矿物质参与机体代谢、激素和维生素的合成，促进生长发育及免疫系统发挥功能，一般情况下不会出现摄入不足，但进食不足或无法进食者常有矿物质缺乏的情况。

维生素和矿物质有协同作用，例如维生素 A 是合成骨骼中硫酸软骨素的重要成分，维生素 A 的缺乏会对儿童的骨骼发育造成影响；维生素 C 能催化赖氨酸和脯氨酸羟基化，促进合成胶原蛋白；维生素 D 可加速钙的吸收。因此多种维生素和矿物质能够协同促进儿童生长发育。

维生素矿物质摄入不足或过量都会影响机体的正常功能，比如缺乏维生素 A 会导致夜盲症，缺乏维生素 D 会引发佝偻病，缺铁会引发缺铁性贫血等；而维生素矿物质过量则易引起急性中毒。《中国居民营养素补充剂使用科学共识》指出：① 2 岁以上健康个体，按照《中国居民膳食指南》践行平衡膳食原则，能够满足充足营养，维持良好身体健康状况，不推荐额外补充维生素矿物质。②经膳食、营养状况指标和体征等评估为营养素缺乏的个体，补充营养素是简便有效的方法。同时应积极采取膳食改善措施，以弥补不足、纠正营养素缺乏状况。③由于儿童处于特殊生理时期，对某些营养素需求高，应合理进行营养调理，以保障营养需要。营养素的补充剂量，应根据中国居民膳食营养素参考摄入量进行，过量补充不一定增加健康益处，可能带来负面效应，甚至增加疾病风险。因此，合理补充维生素和矿物质对改善儿童营养起着至关重要的作用。

（二）常见的营养类药物

1. 维生素 AD

【商品名】伊可新

【适应证】用于预防和治疗维生素 A 及维生素 D 的缺乏症，如佝偻病、夜盲症及小儿手足抽搐症。

【用法用量】口服。滴剂：1 次 1 粒，1 日 1 次。

【不良反应】尚不明确。

【禁忌证】对本药过敏者；慢性肾衰竭、高钙血症、高磷血症伴肾性佝偻病患者禁用。

【用药注意事项】

（1）必须按推荐剂量服用，不可超量。

（2）高钙血症孕妇可伴有维生素 D 敏感，功能上又能抑制甲状旁腺活动，以致婴儿有特殊面容、智力低下及患遗传性主动脉弓缩窄。

（3）婴儿对维生素 D 敏感性个体差异大，有些婴儿对小剂量维生素 D 很敏感。

（4）老年人长期服用本品可能因视黄醛清除延迟而导致维生素 A 过量。

2. 维生素 B_1

【适应证】

（1）用于维生素 B_1 缺乏的预防和治疗，如脚气病或韦尼克脑病，还用于周围神经炎、消化不良等的辅助治疗。

（2）全胃肠道外营养或摄入不足引起的营养不良时维生素 B_1 的补充。

（3）用于下列对维生素 B_1 需求量增加的情况：妊娠或哺乳期、甲状腺功能亢进、烧伤、血液透析、长期慢性感染、发热、重体力劳动、吸收不良综合征伴肝胆系统疾病（肝功能损害、酒精中毒伴肝硬化）、小肠疾病（乳糜泻、热带口炎性腹泻、局限性肠炎、持续腹泻、回肠切除）及胃切除后。

（4）大剂量维生素 B_1 对下列遗传性酶缺陷病可改善症状：亚急性坏死性脑

脊髓病（Leigh 病）、支链氨基酸病，乳酸性酸中毒和间歇性小脑共济失调。

【用法用量】片剂，儿童：预防用量：出生至 3 岁儿童 0.3 ~ 0.7mg/d，4 ~ 6 岁小儿 0.9mg/d，7 ~ 10 岁小儿 1mg/d。治疗用量：① 脚气病（轻型）：10mg/d。② 维生素 B_1 缺乏症：10 ~ 50mg/d，分 2 ~ 4 次服。

【不良反应】维生素 B_1 对正常肾功能者几乎无毒性。

【禁忌证】尚不明确。

【用药注意事项】

（1）大剂量应用时，检测血清茶碱浓度可受到干扰；检测尿酸浓度可呈假性增高，尿胆原可呈假阳性。

（2）治疗韦尼克脑病注射葡萄糖前，应先应用维生素 B_1。

（3）维生素 B_1 一般可由正常食物中摄取，较少发生单一维生素 B_1 缺乏。如有缺乏症状表现，宜使用复合维生素 B 制剂。

3. 维生素 B_6

【适应证】用于预防和治疗维生素 B_6 缺乏症，如脂溢性皮炎、唇干裂。

【儿童用法用量】片剂：口服。儿童一日 0.5 ~ 1 片，连用 3 周。

【不良反应】维生素 B_6 在肾功能正常时几乎不产生毒性，但长期、过量应用本品可致严重的周围神经炎、出现神经感觉异常、步态不稳、手足麻木。

【禁忌证】对本品中任何成分过敏者禁用。

【用药注意事项】必须按推荐剂量服用，不可超量服用，用药 3 周后应停药。

4. 维生素 C

【适应证】用于防治坏血病，各种急慢性传染性疾病及紫癜等辅助治疗。

【儿童用法用量】口服。颗粒：维生素 C 缺乏，小儿每日 100 ~ 300mg，至少服 2 周。

【用药注意事项】

（1）长期服用每日 2 ~ 3g 可引起停药后坏血病，故宜逐渐减量停药。

（2）长期大量使用维生素 C 可引起尿酸盐、半胱氨酸盐或草酸盐结石。

（3）过量服用（每日用量 1g 以上）可引起腹泻、皮肤红而亮、头痛、尿频（每日用量 600mg 以上）、恶心呕吐、胃痉挛。

【禁忌证】尚不明确

【用药注意事项】

（1）不宜长期过量服用本品，否则，突然停药有可能出现坏血病症状。

（2）本品可通过胎盘进入胎儿体内并分泌入乳汁。孕妇服用过量时，可诱发新生儿产生坏血病。

（3）下列情况应慎用：半胱氨酸尿症、痛风、高草酸盐尿症、草酸盐沉积症、尿酸盐性肾结石、葡萄糖 -6- 磷酸脱氢酶缺乏症、血色病、铁粒幼细胞性贫血或地中海贫血、镰形红细胞贫血、糖尿病（因维生素 C 干扰血糖定量）。

5. 维生素 D

【适应证】用于预防和治疗维生素 D 缺乏症，如佝偻病等。

【儿童用法用量】口服。滴剂：一日 1 ~ 2 粒。

【不良反应】长期过量服用可出现中毒，早期表现为骨关节疼痛、肿胀、皮肤瘙痒、口唇干裂、发热、头痛、呕吐、便秘或腹泻、恶心等。

【禁忌证】维生素 D 增多症，高钙血症，高磷血症伴肾性佝偻病患者禁用。

【用药注意事项】

（1）动脉硬化、心功能不全、高胆固醇血症、高磷血症、对维生素 D 高度敏感及肾功能不全患者慎用。

（2）长期大量使用可引起血钙过高，食欲不振或软组织钙化。

6. 碳酸钙 D_3

【商品名】钙尔奇 D、凯思立 D、朗迪、迪巧

【适应证】儿童钙补充

【儿童用法用量】片剂：凯思立 D、朗迪，咀嚼后咽下；儿童一次半片，一日 1 ~ 2 次；钙尔奇 D，儿童一次 1 片，一日 1 ~ 2 次。颗粒剂：儿童一次 1 袋，一日 1 次，适量温开水冲服。

【不良反应】

（1）嗳气、便秘。

（2）过量服用可发生高钙血症，奶 – 碱综合征，表现为高血钙、碱中毒及肾功能不全。

【禁忌证】尿钙或血钙过高者禁用。

【用药注意事项】

（1）心肾功能不全者慎用。

（2）如服用过量或出现严重不良反应，应立即就医。

（3）对本品过敏者禁用，过敏体质者慎用。

（4）本品性状发生改变时禁止使用。

（5）请将本品放在儿童不能接触的地方。

（6）如正在使用其他药品，使用本品前请咨询医师或药师。

7. 葡萄糖酸钙

【适应证】用于预防和治疗钙缺乏症，如骨质疏松、手足抽搐症、骨发育不全、

佝偻病以及儿童、妊娠和哺乳期妇女、绝经期妇女、老年人钙的补充。

【用法用量】口服。口服溶液：一次 10 ~ 20mL，一日 3 次。

【不良反应】偶见便秘。

【禁忌证】高钙血症、高钙尿症、含钙肾结石或有肾结石病史患者禁用。

【注意事项】

（1）心肾功能不全者慎用。

（2）对本品过敏者禁用，过敏体质者慎用。

（3）本品性状发生改变时禁止使用。

（4）请将本品放在儿童不能接触的地方。

（5）儿童必须在成人监护下使用。

（6）如正在使用其他药品，使用本品前请咨询医师或药师。

8. 赖氨葡锌

【适应证】用于防治儿童及青少年因缺乏赖氨酸和锌而引起的疾病。

【用法用量】口服。颗粒剂：1 ~ 6 个月新生儿一日半包；7 ~ 12 个月儿童一日 1 包；1 ~ 10 岁儿童一日 2 包；10 岁以上儿童及成人一日 3 包。

【不良反应】可见轻度恶心、呕吐、便秘等反应。

【禁忌证】急性或活动性溃疡病患者禁用。

【注意事项】

（1）应按推荐剂量服用，在试验过程中用温开水溶解并搅拌 2 ~ 3min，溶解后服用。

（2）应餐后服用，可减少胃肠道刺激性。

（3）高氯血症、酸中毒及肾功能不全者慎用。

9. 小儿复方四维亚铁

【适应证】用于促进婴幼儿骨骼发育、改善贫血以及婴幼儿缺钙的辅助治疗。

【用法用量】口服。散剂：1 岁以下，一次 0.5 袋；1 ~ 3 岁：一次 1 袋；4 ~ 6 岁，一次 1.5 袋；7 ~ 12 岁，1 次 2 袋，一日 1 ~ 2 次。用温开水搅拌后服用，也可掺入牛奶、奶糕、稀饭内调服。

【不良反应】个别患者可见恶心、呕吐或便秘。

【禁忌证】

（1）肝肾功能严重不全患者禁用。

（2）急性或活动性消化道溃疡患者禁用。

（3）维生素 D 增多症患者禁用。

（4）非缺铁性贫血患者禁用。

（5）高钙血症、高磷血症患者禁用。

【注意事项】饭后立即服用。

10.枸橼酸钾

【商品名】可维加

【适应证】用于防治各种原因引起的低钾血症。

【用法用量】颗粒剂：温开水冲服，每次 1～2 包，一日 3 次。

【不良反应】

（1）口服可有异味感及胃肠道刺激症状，如恶心、呕吐、腹痛、腹泻。在空腹、剂量较大及原有胃肠道疾病者更易发生。

（2）高钾血症。应用过量或原有肾功能损害时易发生，表现为软弱、乏力、手足口唇麻木、不明原因的焦虑、意识模糊、呼吸困难、心率减慢、心律失常、传导阻滞，甚至心搏骤停。心电图表现为高而尖的 T 波，并逐渐出现 P—R 间期延长、P 波消失、QRS 波变宽、出现正弦波。

【禁忌证】伴有少尿或氮质血症的严重肾功能损害患者、未经治疗的阿狄森病、急性脱水、中暑性痉挛、无尿、严重心肌损害、家族性周期性麻痹和各种原因引起的高血钾患者。

【注意事项】

（1）用药期间注意复查血钾浓度。

（2）排尿量低于正常水平的患者慎用。

（3）餐后服用以避免本品盐类缓泻作用。

（4）服用本品时应当用适量液体冲服，防止摄入高浓度钾盐制剂而产生对胃肠损伤的作用。

（三）营养制剂的相关问题与解答

1.所有的儿童都需要补充钙剂吗？

并不是所有的儿童都需要补钙，是否需要补钙应根据钙的摄入量来决定。1 岁以下的儿童无论是母乳喂养还是配方奶喂养，只要每天吃奶量足够，并及时补充了维生素 D，就不必担心会缺钙；大于 1 岁的儿童在平时膳食中注意补充含钙丰富的食物，只要能够保证从食物中获取足够的钙，就不需要额外补钙。盲目补钙会导致钙摄入超量，短期内主要表现在对胃肠道的刺激，轻则出现食欲不振、腹痛、腹胀、便秘等肠道应激综合征症状，长期超量服用钙剂可导致高钙血症、铁及维生素等营养物质吸收障碍等。

2.晒太阳可以补充维生素 D 吗？

在人体内大部分的维生素 D 可在皮肤表皮合成，在光照的作用下，皮肤表面的一种胆固醇经非酶光解反应转化为维生素 D，进入血循环后在酶的作用下转化为维生素 D_3，所以如果宝宝能保证充足的户外日照时间，自身合成的维生素 D_3 基本上能满足生理需要。晒太阳时间以上午 6～10 时及下午 4～5 时为宜，应避免直接暴晒，对婴幼儿来说，晒太阳时间最好不要超过半小时。

3.补钙只吃钙片就可以吗？

钙在体内的吸收利用受多种因素影响，在服钙片的同时应适量给孩子口服鱼肝油等维生素 D 制剂，或让孩子多晒太阳，以促进维生素 D 的生成，否则补钙效果很差。同时应注意在一般情况下，混在食物中的钙片只有 20% 能被吸收，其余的会经消化系统排出；如果钙片与奶同时吃，容易结合形成凝块，不利于钙的吸收。

4.维生素 C 对感冒有用吗？

不建议将维生素 C 用于治疗普通感冒患儿，根据 2013 年的一项大数据分析对随机试验进行了探讨，发现感冒症状出现后开始应用维生素 C 并不能缩短症状的持续时间或降低感冒的严重程度。

5.天然的鱼肝油好还是维生素 AD 好？

鱼肝油是从海鱼肝脏中提炼出来的脂肪，主要成分是维生素 A 和维生素 D，但含量比较低。中国营养学会推荐婴幼儿维生素 A 与维生素 D 补充的比例是 3∶1，而鱼肝油中维生素 A 与维生素 D 的比例为 10∶1，不符合婴幼儿营养需求，长期服用可能造成维生素 D 摄入不足或维生素 A 摄入超量；天然提取的鱼肝油不可避免混有致敏成分，极易导致宝宝出现过敏症状，所以不提倡使用鱼肝油补充维生素 AD。

6.多吃水果补充维生素可以治疗口腔溃疡吗？

口腔溃疡是一种由遗传、环境、精神心理或细菌、病毒等因素引发的口腔黏膜疾病，并不是因为缺乏维生素。过多地食用水果尤其是猕猴桃、橘子等酸味较重的水果不仅对口腔溃疡无效，反而会刺激伤口，加重疼痛。

八、止咳化痰药的合理使用

（一）止咳化痰药使用的基本原则

1.止咳前先弄清咳嗽的病因

咳嗽是人体的呼吸道受到刺激后引起的一种保护性反射，通过咳嗽将异物或痰液排出体外。有四大类病因能导致咳嗽，包括呼吸道疾病、胸膜疾病、心血管疾病和中枢神经因素。其中最常见的就是呼吸道疾病，包括异物、刺激性气体、粉尘、炎症、出血、肿瘤等。

咳嗽时要首先分清干咳（无痰）和湿咳（有痰），湿咳常见于肺炎、支气管炎、肺脓肿等。对于"湿咳"，保证痰液顺利咳出是非常重要的，所以一般是"化痰"为主，除非剧烈咳嗽，否则不宜用镇咳的药物尤其是中枢性镇咳药。

2.根据痰的性状判断病因

痰的性状可以帮助判断疾病的原因。痰量较多的黏稠的脓性痰一般是细菌感染的表现；稀薄的伴随泡沫的痰可能存在肺瘀血或肺水肿；痰中带血丝或鲜红色泡沫意味着喉部以下有出血点，存在心衰可能性。对于痰液黏稠或有痰咳不出的情况，应当给予化痰药物。

3.化痰药的选择

化痰药大体分为两大类：一类是黏痰溶解剂，常用药物包括溴己新、氨溴索、乙酰半胱氨酸、糜蛋白酶等；另一类是黏痰稀释剂，常用药物包括氯化铵、桃金娘油、愈创木酚甘油醚、羧甲司坦等。两类化痰药物可以联合使用，但同一类药物一般没必要联合使用。

（二）常见的止咳化痰药物

1.复方福尔可定口服溶液

【商品名】澳特斯、立健佳

【适应证】用于感冒及急、慢性支气管炎所致的咳嗽。

【儿童用法用量】口服，每天三至四次。30个月以下儿童，每次服2.5mL；30个月至6岁儿童每次服5mL；6岁以上儿童每次服10mL。

【用药注意事项】

（1）个别敏感者可出现嗜睡、头晕、胃肠不适、腹痛、恶心、呕吐、口干等不良反应。

（2）有严重高血压、冠心病或正服用单胺氧化酶抑制剂（异烟肼、呋喃唑酮、酮康唑、灰黄霉素、苯乙肼、司来吉、左旋多巴）的患者禁用。

（3）操作机械或驾驶时需谨慎；有严重肝肾功能损害者需调整剂量；运动员慎用。

2.氢溴酸右美沙芬糖浆

【适应证】用于干咳，包括上呼吸道感染（如感冒和咽炎）支气管炎等引起的咳嗽。

【儿童用法用量】口服。2岁以下不宜使用；2～6岁儿童一次2.5～5mg，每日3～4次；6～12岁儿童一次5～10mg，每日3～4次；12岁以上儿童一次30mg，一日3次。

【用药注意事项】

（1）可见头晕、头痛、嗜睡、易激动、嗳气、食欲缺乏、便秘、恶心、皮肤过敏等，但不影响疗效。停药后上述反应可自行消失。

（2）过量可引起神志不清、支气管痉挛和呼吸抑制。

（3）用药 7d 症状未缓解，请咨询医师或药师。

（4）哮喘、痰多患者以及肝肾功能不全患者慎用。

3. 盐酸氨溴索口服溶液

【商品名】沐舒坦、贝莱

【适应证】适用于急、慢性呼吸道疾病，如急、慢性支气管炎，支气管哮喘，支气管扩张，肺结核等引起的痰液粘稠、咳痰困难。

【儿童用法用量】2 ~ 5 岁儿童每次 15mg，一日 3 次；6 ~ 12 岁儿童每次 30mg，一日 2 ~ 3 次；12 岁以上儿童在最初 2 ~ 3d，一次 60mg，一日 3 次；然后减少为一次 60mg，一日 2 次；2 岁以下儿童在医师指导下使用。

【用药注意事项】

（1）应避免与中枢镇咳药（如右美沙芬等）同时使用。

（2）本品是一种黏液调节剂，仅对咯痰症状有一定作用，在使用时应注意咳嗽、咯痰的原因。

（3）极少数患者有轻度的胃肠道不适（如恶心、呕吐、消化不良、腹泻）及过敏反应（如皮疹，罕见血管神经性水肿），罕见头痛及眩晕等。

（4）本品与抗菌药（阿莫西林、头孢呋新、红霉素、强力霉素）同时服用，可导致抗菌药在肺组织浓度升高。

4. 乙酰半胱氨酸颗粒

【商品名】富露施、消坦立

【适应证】适用于慢性支气管炎等咳嗽有黏痰而不易咳出的患者。

【儿童用法用量】一次 0.1g，一日 2 ~ 4 次。

【用药注意事项】

（1）对呼吸道黏膜有刺激作用，故有时会引起呛咳或支气管痉挛；哮喘患者禁用。

（2）乙酰半胱氨酸可引起恶心、呕吐，重度消化道溃疡患者可引起出血，应避免使用。

（3）本品能够破坏青霉素、头孢菌素、红霉素等药物，不宜与上述药物一起服用。

（4）水溶液中有硫化氢的臭味，部分患者可引起恶心、呕吐、流涕、胃炎等。

（5）本品不宜用金属器皿调配使用。

5.桉柠蒎肠溶软胶囊

【商品名】切诺

【适应证】本品为黏液溶解性祛痰药，适用于急、慢性鼻窦炎，急、慢性支气管炎，以及肺炎、支气管扩张、肺脓肿、慢性阻塞性肺部疾患、肺部真菌感染、肺结核和矽肺等呼吸道疾病。亦可用于支气管造影术后，促进造影剂的排出。

【儿童用法用量】口服。4～10岁急性患者一次0.12g，一日3～4次；慢性患者一次0.12g，一日2次。

【用药注意事项】

（1）本品宜于餐前半小时，凉开水送服，禁用热开水。

（2）不可打开或嚼破后服用。

（3）对本品过敏者禁用。

（4）偶有胃肠道不适及过敏反应，如皮疹、面部水肿、呼吸困难和循环障碍。

6.小儿消积止咳口服液

【适应证】清热肃肺，消积止咳。用于小儿饮食积滞、痰热蕴肺所致的咳嗽、夜间加重、喉间痰鸣、腹胀、口臭。

【儿童用法用量】口服。周岁以内患者一次5mL，1～2岁患者一次10mL，3～4岁患者一次15mL，5岁以上患者一次20mL 一日3次。5d 为一疗程。

【用药注意事项】

（1）风热感冒兼食积，见食欲不振、恶心呕吐，腹胀腹泻者可酌情选用。

（2）急性支气管炎痰湿蕴肺证（咳声沉闷、痰多色白，或伴食少、大便稀，主要见于急性支气管炎痰多而无明显里热症状者）者，若食欲差、恶心、大便稀，可酌情选用。

（3）与其他药合用应谨慎，不宜与滋补类中成药同用。

（4）因成分有瓜蒌，请勿与含乌头、附子成分的中成药并用。

7.小儿白贝止咳糖浆

【适应证】清热解毒、化痰止咳。用于痰火壅肺、咳痰黄稠或痰中带血、胸胁胀痛，以及火热灼肺、痰阻气道所致咳嗽。

【儿童用法用量】口服，一日3次。6个月以内儿童每次1～5mL；7～12个月儿童每次5～15mL；1～3岁儿童每次20mL；3～6岁儿童每次20～25mL；6～9岁儿童每次25～30mL；9岁以上儿童每次30～50mL。

【用药注意事项】

（1）急性支气管炎之痰热壅肺证（咳嗽痰多、色黄黏稠、难以咳出，发热或伴大便干结），痰多难咯、喉间痰鸣者可酌情选用。

（2）与其他药合用应谨慎，不宜与滋补类中成药同用。

（3）因成分有矾制半夏、瓜蒌、平贝母，请勿与含乌头、附子成分的中成药并用。

8.小儿咳喘灵泡腾片

【适应证】宣肺、清热、止咳、祛痰。用于上呼吸道感染引起的咳嗽。

【儿童用法用量】先把药片放入杯中，加温开水使药物完全溶解后口服。1～3岁儿童一次1片，用温开水30mL泡腾溶解后口服；3～5岁儿童一次1.5片，用温开水60mL泡腾溶解后口服；5～7岁儿童一次2片，用温开水100mL泡腾溶解后口服；一日3次。

【用药注意事项】

（1）禁止将药片直接放在口中服用。

（2）肺炎风热闭肺证（发热怕风、咳嗽气急、咽部红肿、痰黄，多见于肺炎初期），发热汗出、咳嗽痰黄、口干等症状较轻者可酌情选用。

（3）本品以清宣肺热，止咳平喘为主，可以在小儿发热初起、咳嗽不重的情况下服用，若见高热痰多、气促鼻煽者应及时去医院就诊。

（4）运动员应在医师指导下使用。

（5）忌食生冷辛辣食物。

（6）在服用咳嗽药时应停止服补益中成药。

（三）用药时的常见问题

1.咳嗽是否一定由感染引起？需不需要使用抗菌药？

呼吸道感染经常会引起咳嗽，但是咳嗽并不意味着细菌感染。病毒感染引起的呼吸道疾病是不需要使用抗菌药的，咳嗽变异性哮喘也是不需要使用抗菌药的。如果孩子出现发热、咳嗽、呼吸急促等症状，应首先去医院进行相应的检查，以辨别引起咳嗽的原因。

2.止咳药一定要与化痰药一起使用吗？

中成药一般兼具止咳祛痰的功效。但是"右美沙芬"这种止咳作用较强的药物一般不建议与化痰药一起使用，以避免因痰液在肺部大量积聚无法咳出导致病情加重。在有痰的情况下，应以使用化痰药物为主，咳嗽剧烈时辅以镇咳药物。

3.黏痰溶解药和黏痰稀释药可以一起使用吗?

这两类药物的作用机制不同,可以一起使用以增强化痰的效果。但是,当痰液量很大时不宜一起使用,以免药物引起痰液分泌量过多导致无法及时咳出。

4.咳嗽好了以后,还需要继续用几天止咳药来巩固疗效吗?

咳嗽只是疾病的外在表现,不是疾病的本因。咳嗽好了即意味着疾病的病因已基本去除,止咳药也没有必要继续吃了。

九、抗过敏药的合理使用

(一)抗过敏药使用的基本原则

常用的抗过敏药物分为四类,包括抗组胺类药物、白三烯受体拮抗药、激素类药物和肥大细胞膜稳定剂。

抗组胺类药物分为三代:第一代最常用的有马来酸氯苯那敏(扑尔敏)、盐酸苯海拉明等,这一类药疗效相似,一天多次给药,最常见的不良反应是嗜睡。国外不推荐2岁以下的儿童使用第一代抗组胺药。第二代最常用的有氯雷他定、西替利嗪等,和第一代相比不良反应少,作用时间长,给药次数减少,一天一次给药,儿童安全性数据更全面具体,更适合儿童长期服用。第三代抗组胺药是第二代抗组胺药的代谢产物,主要包括左西替利嗪,地氯雷他定等,临床常常把它们归到第二代。

抗组胺药主要用于过敏性鼻炎、荨麻疹、过敏性结膜炎、湿疹等的治疗。其中第二代抗组胺药是治疗儿童过敏性鼻炎的"一线药物",也是过敏性结膜炎和荨麻疹的主要治疗药物,而其在湿疹治疗中是辅助用药,单纯哮喘不推荐使用抗组胺类药物。

白三烯是一种重要的炎性介质,在呼吸道炎症中起重要作用。孟鲁司特作为重要炎性介质白三烯受体的拮抗药,在哮喘的不同时期均可以发挥作用。

激素类药物是一种强效抗过敏反应的抗炎药物,具体介绍见激素类药物的合理使用章节。

肥大细胞膜稳定剂包括色甘酸钠、酮替考、曲尼司特等。

(二)常见的抗过敏药物

1.马来酸氯苯那敏

【适应证】适用于荨麻疹、湿疹、皮炎、药疹、皮肤瘙痒症、神经性皮炎、虫咬症、日光性皮炎等皮肤过敏;也可用于过敏性鼻炎、药物及食物过敏。

【儿童用法用量】儿童:口服,每日 0.3 ~ 0.4mg/kg,分三到四次服用。

【不良反应】少见嗜睡、口渴、多尿、咽喉痛、困倦、虚弱感、心悸、皮

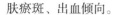

肤瘀斑、出血倾向。

【禁忌证】

（1）对其他抗组胺药过敏者也可能对本药过敏，对碘过敏者对本品可能也过敏。

（2）本品不应用于下呼吸道感染和哮喘发作的患者（因可使痰液变稠而加重疾病）。

【用药注意事项】服药期间不得驾驶机、车、船，从事高空作业、机械作业及操作精密仪器；新生儿、早产儿不宜使用；孕妇及哺乳期妇女、膀胱颈梗阻、幽门十二指肠梗阻、甲亢、青光眼、消化性溃疡、高血压和前列腺肥大者慎用。

2.苯海拉明

【适应证】本品适用于荨麻疹、过敏性鼻炎、皮肤瘙痒症、药疹等皮肤黏膜过敏，对虫咬症和接触性皮炎也有效；亦可用于预防和治疗晕动病。

【儿童用法用量】儿童：口服，每日 1 ~ 2mg/kg，分三次服用。

【用药不良反应】头晕、头痛、嗜睡、口干、恶心、倦乏等，偶可引起皮疹、粒细胞减少、贫血。

【禁忌证】对本品过敏或对其他乙醇胺类药物高度过敏者、新生儿、早产儿、重症肌无力者禁用。

3.氯雷他定糖浆

【商品名】开瑞坦

【适应证】用于缓解过敏性鼻炎有关的症状，如打喷嚏、流涕、鼻痒、鼻塞以及眼部痒及烧灼感；缓解慢性荨麻疹、瘙痒性皮肤病及其他过敏性皮肤病的症状。

【儿童用法用量】体重＞30kg的2 ~ 12岁儿童一日1次，每次2勺（10mL），体重≤30kg的2 ~ 12岁儿童一日1次，每次1勺（5mL）；12岁以上儿童一日1次，一次2勺（10mL）。

【用药不良反应】常见不良反应有乏力、头痛、嗜睡、口干、胃肠道不适（包括恶心、胃炎）以及皮疹等；罕见有脱发、过敏反应、肝功能异常、心动过速、心悸及头晕等。

【禁忌证】已知对氯雷他定或本品中其他成分过敏者禁用。

【用药注意事项】

（1）2岁以下儿童用药请咨询医师。

（2）在做皮试前48h左右应停止使用本品，因抗组胺药能阻止或降低皮试的阳性反应发生。

（3）对本品过敏者禁用，过敏体质者慎用。

（4）请将本品放在儿童不能接触的地方。

（5）儿童必须在成人监护下使用。

【药物相互作用】

（1）同时服用酮康唑、大环内酯类抗菌药、西咪替丁、茶碱等药物，会提高氯雷他定在血浆中的浓度，应慎用；

（2）如与其他药物同时使用可能发生药物相互作用，详情请咨询医师或药师。

4. 盐酸西替利嗪糖浆

【商品名】贝分

【适应证】用于治疗季节性或常年性过敏性鼻炎，以及由过敏原引起的荨麻疹及皮肤瘙痒。

【儿童用法用量】2～5岁儿童推荐起始剂量为2.5mL，每日一次；6～11岁儿童推荐起始剂量为5mL，每日一次；12岁以上儿童每次10mL，一天一次，若出现不良反应可改在早晚各一次，每次5mL。

【不良反应】少数患者可出现头痛、口干、嗜睡、情绪不稳定等，但发生率很低；极少数患者可出现皮疹、皮肤瘙痒、恶心、呕吐、腹痛、腹泻等过敏反应。

【禁忌证】对本品过敏者禁用。

【用药注意事项】

（1）肾功能损害者应减半量。

（2）酒后避免使用。

（3）本品无特效拮抗药，严重超量患者应立即洗胃，采用支持疗法，并长期严密观察病情变化。

（4）同时服用镇静剂时应慎重。

【药物相互作用】

（1）与可抑制中枢神经系统的药物（如巴比妥类、苯二氮䓬类、肌肉松弛药、麻醉药、止痛药及吩噻嗪类镇静药）或三环类抗抑郁药合用可引起严重嗜睡。

（2）与茶碱合用时本药清除率下降，血药浓度升高，可增加本药的不良反应。

5. 盐酸西替利嗪滴剂

【商品名】仙特明

【适应证】治疗季节性或常年性过敏性鼻炎，以及由过敏原引起的荨麻疹及皮肤瘙痒。

【儿童用法用量】推荐1岁以上儿童使用。1～2岁儿童早上和晚上各服用

0.25mL（2.5mg，约 5 滴）；2 ~ 6 岁儿童早上和晚上各服用 0.25mL（2.5mg，约 5 滴）或每天用药一次 0.5mL（5mg，约 10 滴）；6 岁以上儿童早上和晚上各服用 0.5mL（5mg，约 10 滴）或每天用药一次 1mL（10mg，约 20 滴）。需注意：虽然有 6 个月上以到 1 岁婴儿用西替利嗪的临床数据，但相关评估尚未完全结束，如需使用，请遵医嘱谨慎使用。

【不良反应】

（1）少数患者可出现头痛、口干、嗜睡、情绪不稳定等反应，但发生率很低。

（2）极少数患者可出现皮疹、皮肤瘙痒、恶心、呕吐、腹痛、腹泻等过敏反应。

【禁忌证】对本品过敏者禁用。

【用药注意事项】

（1）肾功能损害者用量应减半。

（2）抗组胺药物会降低皮肤过敏测试结果的灵敏度，所以接受这类测试前应停药 3d。

（3）西替利嗪可增强睡意，所以仙特明与酒精同服时应特别谨慎。

（4）建议癫痫患者以及有惊厥风险的患者慎用。

6.盐酸左西替利嗪口服溶液

【适应证】荨麻疹、过敏性鼻炎、湿疹、皮炎、皮肤瘙痒症等。

【儿童用法用量】于餐前半小时服用。2 ~ 6 岁儿童每日一次，每次 5mL（0.5 支）；6 岁以上儿童每日一次，每次 10mL（1 支）；2 周岁以下儿童用药的安全性尚未确定。

【不良反应】本品耐受性良好，不良反应轻微且多可自愈，常见不良反应有嗜睡、口干、头痛、乏力等。

【禁忌证】对本品及其他辅料过敏者禁用。

【用药注意事项】

（1）避免与镇静剂同服。

（2）酒后避免使用本品。

（3）肾功能减损患者使用本品适当减量。

7.盐酸氮䓬斯汀鼻喷剂

【商品名】爱赛平

【适应证】季节性过敏性鼻炎（花粉症），常年性过敏性鼻炎。

【儿童用法用量】5 岁及 5 岁以下儿童不推荐使用；6 岁及 6 岁以上儿童同

成人用法用量；使用时 1 喷 / 鼻孔，早晚各 1 次，每日 2 次或遵医嘱，在症状消失前应坚持使用，但连续使用不超过 6 个月。

【不良反应】少数患者喷药时会产生鼻黏膜刺激，个别患者出现鼻出血。若给药方法不正确，用药时会感觉有苦味，偶尔会产生恶心症状。

【禁忌证】对本品任何成分过敏者禁用。

【注意事项】妊娠前 3 个月妇女，治疗上不推荐使用该药物；严禁哺乳期母亲使用本品。

8. 地氯雷他定干混悬剂

【商品名】芙必叮

【适应证】用于缓解慢性特发性荨麻疹及常年性过敏性鼻炎的全身及局部症状。

【儿童用法用量】口服。1～5 岁儿童每日一次，每次 1.25mg；6～11 岁儿童每日一次，每次 2.5mg；12 岁或 12 岁以上儿童每日一次，每次 5mg。溶于水中，服用前搅拌均匀，地氯雷他定可与食物同时服用。地氯雷他定对 1 岁以下的患儿疗效和安全性尚未确定。

【不良反应】本品主要的不良反应为恶心、头晕、头痛、困倦、口干、乏力，偶见嗜睡、健忘及晨起时面部、肢端水肿。

【禁忌证】对本品活性成分或辅料过敏者禁用。

【用药注意事项】

（1）由于抗组胺药能清除或减轻皮肤对所有变应原的阳性反应，因而在进行任何皮肤过敏性试验前 48h 应停止使用本品。

（2）严重肾功能不全患者慎用。

（3）肝损伤、膀胱颈阻塞、尿道张力过强、前列腺肥大、青光眼患者应遵医嘱用药。

9. 盐酸奥洛他定滴眼液

【商品名】帕坦洛

【适应证】用于治疗过敏性结膜炎的体征和症状。

【儿童用法用量】推荐剂量为患眼每次 1～2 滴，每日 2 次，间隔 6～8h 以上；3 岁以下儿童使用本品的安全性和有效性尚未确定。

【不良反应】本品主要的不良反应为恶心、头晕、头痛、困倦、口干、乏力、偶见嗜睡、健忘及晨起时面部、肢端水肿。

【禁忌证】对本品任何成分过敏者禁用。

【用药注意事项】

（1）只限眼局部滴用，不能注射。佩戴角膜接触镜的患者使用时请勿佩戴角膜接触镜。

（2）为避免污染瓶口药液，使用时不要使瓶口接触眼睑或周围皮肤。

（3）本品开盖四周后应不再使用。

10.孟鲁司特钠咀嚼片

【适应证】本品适用于儿童哮喘的预防和长期治疗，包括预防白天和夜间的哮喘症状，治疗对阿司匹林敏感的哮喘患者以及预防运动诱发的支气管收缩；也用于减轻过敏性鼻炎引起的症状。

【儿童用法用量】2～5岁儿童每日一次，每次一片（4mg）；6～14岁儿童每日一次，每次一片（5mg）；睡前嚼服。

【不良反应】不良反应较轻微，通常不需中止治疗；与用药有关的不良反应有腹痛和头痛。

【禁忌证】对本品活性成分或辅料过敏者禁用。

【用药注意事项】口服本药不用于急性哮喘发作；不应用本品替代吸入或口服糖皮质激素。

（三）抗过敏药物的相关问题解答

1.孩子长期服用抗过敏药会有依赖性吗？会对孩子身体发育有影响吗？

目前没有相关证据表明长期服用抗过敏药物会产生药物依赖，只要孩子的医生评估孩子的病情后认为能安全使用即可。目前适合儿童使用的第二代抗组胺药物常见不良反应是嗜睡、头痛、口干等（其中嗜睡最为多见），从现有的研究证据来看，西替利嗪、左西替利嗪和氯雷他定等抗组胺药长期使用的安全性是有保障的。但任何药物的安全性都是相对的，而且不同个体对药物的耐受情况也不一样，我们应该做的是严格把握适应证，在合理使用的同时注意监测是否出现不良反应。

2.哪种抗过敏药更适合过敏性鼻炎？哪个不良反应小些？

无论是成人还是儿童患者过敏性鼻炎及其对哮喘的影响，指南均推荐口服第二代H1抗组胺药作为治疗过敏性鼻炎的一线药物，儿童口服H1抗组胺药已被证明是安全、有效的。抗组胺药的主要不良反应为嗜睡，相对于第一代而言，第二代抗组胺药如氯雷他定、西替利嗪等不良反应发生率显著降低。从现有研究资料来看，这两个药物中西替利嗪的长期使用研究证据相对较多，这两个药物在疗效上总体来说差别不大，但因为每个孩子都是不同的个体，存在个体差异，如果儿童对一种抗组胺药效果不明显时，可以尝试更换另外一个品种。

3. 慢性荨麻疹该如何用药?

慢性荨麻疹的治疗首选二代抗组胺药物,在使用时务必要遵医嘱规律服用并定期评估,治疗有效后逐渐减少剂量,不建议间断使用或症状好转后立刻停药。抗组胺药疗程一般不少于 1 个月,必要时可延长至 3 ~ 6 个月或更长时间;临床症状完全消失后可以考虑减量,比如由每天 1 次改为隔一天 1 次,逐渐增加间隔时间,直至停药。如果慢性荨麻疹单用常规剂量的二代抗组胺药治疗后不能完全控制症状,在医师评估之后还可以考虑在密切监测下增加用药剂量。

4. 慢性荨麻疹单用常规剂量抗组胺药效果不佳,选择加量还是联合用药?

对于儿童慢性荨麻疹,如果单用常规剂量的二代抗组胺药不能很好地控制症状,2018 年最新国外荨麻疹指南推荐加量使用而不是两种抗组胺药联用。之所以倾向于加量使用,是因为目前有相关加量使用抗组胺药在慢性荨麻疹的疗效和安全性的研究,客观地讲,并不是说两种抗组胺药联用一定不安全,只是相关研究不足而已。

加量使用期间需要密切监测并定期复诊评估是否减量或停药。如果是针对过敏性鼻炎,用常规剂量的二代抗组胺药效果不佳时,那需要考虑的就不是加量或联用两种抗组胺药了,而是推荐使用更有效的激素鼻喷剂。

5. 孟鲁司特钠能否取代激素使用呢?

激素具有很强的抗炎作用,比如鼻用激素可以在鼻腔局部形成较高的药物浓度,能够显著改善过敏性鼻炎患者的鼻痒、喷嚏、流涕、鼻塞以及眼部和下呼吸道相关症状,是治疗过敏性鼻炎的"一线药物"。而孟鲁司特钠一般并不作为首选用药是因为其疗效不如激素,因此不能取代吸入或鼻用糖皮质激素作为首选治疗药物。但相比于糖皮质激素,孟鲁司特钠耐受性好、引起的不良反应相对较少、服用方便,特别适合于合并哮喘的过敏性鼻炎患者。此外,孟鲁司特钠可以单独用于轻度持续哮喘,无法应用或不愿意使用糖皮质激素的儿童可以选择孟鲁司特钠。

虽然抗过敏药临床应用非常广泛,但很多问题仍然缺乏系统研究,儿童在使用相关药物时,对于不明确的问题应及时咨询医师,保证儿童安全合理用药。

(闫美兴,莫晓媚,李蓉,刘畅,张泰,于宝东)

第十章　老年人合理用药

第一节　概述

中国开始进入老龄化社会，2018 年我国总人口 13.95 亿人，60 岁以上老年人高达 2.41 亿人，占 17.9%。很多老年人多病共存，多重用药现象普遍，我国老年人不合理用药的主要表现是用药品种多，错用、乱用和滥用药物等。导致以上现象的原因包括老年人身患多种疾病；经过多家医院、名医诊治，开具多种处方，重复用药；有的患者自作主张，擅自购买非处方药治疗；有些疾病患者自身不能评估，症状好转后私自停药；未按规定时间和剂量服药，达不到药物治疗的有效浓度等。另外还有部分老年人迷信广告宣传，身体不适不去正规医院治疗，盲目信任药物广告，滥用补药，自行购药治疗等，延误病情。

用药依从性差，是老年人用药另一特征。老年人凭着自己多年生活经验和心理状态，用药时我行我素的现象并不少见。依从性是指生活习惯等方面听从医生的建议，配合临床医嘱的施行。用药依从性，是要求患者的服药行为必须与医嘱一致。依从性差的客观原因有记忆力减退、反应迟钝、对药物不了解或一知半解、忽视按规定服药的重要性。常发生漏服、忘服、错服、多服，引发药物不良反应，要采取干预措施，加强宣传教育。

老年人对用药知识的需求较高，医药人员应在实施健康教育的过程中，要向老年人讲解相关药物知识，以满足老年人对用药知识的需求，提高老年人对用药知识的认识及自我管理能力。调查表明，社区老年人用药比例高达 81.5%，人均服药 3 ~ 5 种，所服药物主要为治疗高血压、心脏病和脑血管药物。老年人缺乏用药相关知识者占 66.3%，老年人对药物不良反应、药物保管、有效日期、服用时间和药物剂量的知识回答正确率 < 30%。影响老年人用药知识普及的因素主要是年龄和受教育水平，医护人员应通过各种渠道，加强对老年人及其家属用药知识的普及，并提醒老年人的家庭子女学习药物知识，妥善保管药物，指导老年人正确用药。医药卫生专业人员，应多层次多角度去加强医药知识科

普教育，开展对社区老年人合理用药和药物管理知识的普及。

第二节　影响老年人合理安全用药的基本要素

（一）老年人生理、心理特征

1.老年人生理特征

老年人脏器功能减退，使药物代谢和排泄能力下降，血药浓度偏高。其中与药物关系最密切的脏器是肝脏和肾脏；药物肝脏代谢减慢；肾脏功能随年龄增长而减退，增龄和肾脏浓缩功能有明显关系，以 50 ~ 69 岁变化最大，主要集中在 60 ~ 69 岁之间。脑血流量减少，中枢神经系统功能减退。机体内环境稳定失调，适应力减退。

2.老年人心理特征

老年人多小心、谨慎、刻板、暴躁、固执，表现处事稳重沉着，不冒风险，讲究准确，不重视速度，坚持自己旧观点，难以接受新事物。对行为控制耐受能力降低，常为小事大发脾气。有些老年人情感和意志活动发生改变，常常有失落感、孤独、多疑多虑、忧郁焦虑等表现。

（二）老年药效学特点

老年人对大多数药物敏感性增高，反应增强；对少数药物敏感性降低，反应减弱；对药物耐受性降低（尤其是女性）；用药依从性差，影响药效。因此，用药宜少，尽量避免联合用药，用药方案尽量简化，给药方法要详细交代。

（三）老年药物代谢动力学特点

老年人口服药物吸收率降低，代谢能力减弱，排泄功能，消除半衰期延长，血药浓度增高。老年人皮下注射和肌内注射给药因局部血液循环较差会导致吸收减慢。

药物分布关系到药物的储存蓄积和消除速率，也影响到药效和毒性。如哌替啶与红细胞的结合率年轻人可达 50%，老年人仅为 20%，因此老年人血药浓度高。

药物代谢减慢，肌酐清除率是了解肾功能较为可靠指标。老年人用药量应为年轻人的 1/2 ~ 2/3。老年人肾功能减退，是药物蓄积中毒主要原因。

（四）老年人用药的药物食物相互作用

药物相互作用非常复杂，努力减少药物相互作用，避免药物不良反应，提高老年人安全用药、合理用药水平，需要具有时间追溯性和专业人员的跟踪分析，并非易事。

（五）老年人常见的药物不良反应

1. 精神症状：可引起精神错乱、抑郁、痴呆等。目前喹诺酮类抗菌药引起中枢兴奋症状较为多见。

2. 耳毒性：氨基糖苷类抗菌药、多黏菌素可引起听力损害。老年人应尽量避免应用氨基糖苷类抗菌药，必须应用时要减量，并避免与其他影响内耳功能的药物合用，如水杨酸盐类、保泰松、氯喹、速尿、利尿酸等。

3. 尿潴留：老年人使用抗帕金森病和三环抗抑郁药可引起尿潴留，伴有前列腺增生者尤易发生。

4. 滥用滋补药的药物不良反应：日服人参 3g 以上，可引起人参滥用综合征，表现为高血压、失眠、皮疹、晨泻、精神错乱；还可能出现便秘、鼻出血等症状。

（六）老年人用药原则

1. 选药要有明确的用药指征，可用可不用药不用为好。尽可能减少用药种类，要应用最少药物的最低有效剂量，联用药物不超过 3 ~ 4 种为宜；不滥用滋补药或抗衰老药；中西药不随意合用。

2. 从小剂量开始，60 岁以上老人，剂量范围应为成人的 1/2、2/3、3/4。个体化原则，根据肾功能降低情况调整。

3. 用药方案尽量简单，最好每天一次。选用合适药物剂型，液体剂比胶囊剂、片剂较适宜。做好自我用药和自我监护，充分调动自主积极性。病情好转及时停药。做好病史和用药史记录。药物名称、剂量、服法简明醒目，并将用药注意事项、包括不良反应等向患者或家人交代清楚。

（七）老年人慎用药物

老年人应慎用对肝肾有毒性的药物，包括镇痛药、镇静催眠药、抗抑郁药、抗高血压药、强心苷及抗心律失常药、抗胆碱药、降血糖药、利尿药、抗感染药、镇咳、平喘药、泻药、抗凝剂等。

第三节 老年人常用心血管药物

一、急救用心绞痛西药

1. 硝酸甘油片

【功能主治】用于冠心病心绞痛的治疗及预防，也可用于降低血压或治疗充血性心力衰竭。

【用法用量】成人一次用 0.25mg ~ 0.5mg（半片 ~ 1 片）舌下含服，每

5min 可重复 1 片，直至疼痛缓解；如果 15min 内总量达 3 片后疼痛持续存在，应立即就医。在活动或大便之前 5 ~ 10min 预防性使用，可避免诱发心绞痛。

【禁忌证】低血压、青光眼、梗阻性心肌病者禁用。

【药物相互作用】① 与普萘洛尔（心得安）合用抗心绞痛效果好；但有支气管哮喘者不能合用，心得安有诱发和加重支气管哮喘。② 忌和枸橼酸西地那非（万艾可）（俗称"伟哥"）合用，因会发生致命性相互作用，产生强烈扩血管作用，引发低血压、休克。③ 硝酸甘油与小剂量（25 ~ 100mg）阿司匹林合用有增强抗心绞痛作用，但与大剂量阿司匹林不能合用，会诱发加重心绞痛。

【注意事项】用药后有时头胀、心跳加快；避光保存，6 个月定期更换，防止过期失效。

2. 硝酸异山梨酯（别名：消心痛）

【适应证】用于冠心病、心绞痛的治疗及预防，作用比硝酸甘油慢而持久，维持 4h。

【用法用量】心绞痛急性发作缓解：舌下给药，一次 5mg，缓解症状。预防心绞痛：口服，一次 5 ~ 10mg，一日 2 ~ 3 次，一日总量 10 ~ 30mg；由于个体反应不同，需个体化调整剂量。

【相互作用】忌和枸橼酸西地那非合用会发生致命性相互作用。

3. 单硝酸异山梨酯（别名：异乐定）

【适应证】用于冠心病、心绞痛的治疗及预防，作用比硝酸甘油慢而持久，维持 4h。

【用法用量】一次 20mg，一日 2 次，或遵医嘱。

【相互作用】忌和枸橼酸西地那非合用，因会发生致命性相互作用。

二、老年人心血管疾病常用中成药

1. 速效救心丸

【主要成分】川芎，冰片。

【主要功效】行气活血，祛瘀止痛，增加冠脉血流量，缓解心绞痛。用于气滞血瘀型冠心病，心绞痛。

【用法用量】舌下含服，一次 4 ~ 6 粒，一日 3 次；急性发作时，一次 10 ~ 15 粒。

2. 麝香保心丸

【主要成分】本品主要成分麝香、人参提取物、牛黄、肉桂、苏合香、蟾酥、冰片。

【功能主治】本品芳香温通，益气强心，用于气滞血瘀所致的胸痹，症见心前区疼痛、固定不移；心肌缺血所致的心绞痛、心肌梗死见上述症候者。

【用法用量】心绞痛发作，嚼碎，舌下含化2粒或4粒，数分钟后可重复一次；运动前服用预防心绞痛发作，含服或吞服2粒；油腻饮食前后服用 5 ~ 7d，每天 3 次，每次 2 粒。

【不良反应】本品舌下含服者有麻舌感。

3. 复方丹参滴丸

【主要成分】丹参、三七、冰片。

【功能主治】活血化瘀，理气止痛。用于胸中憋闷，心绞痛。

【用法用量】口服或舌下含服，一次 10 丸，一日 3 次，4 周为一个疗程；或遵医嘱。

【不良反应】偶见胃肠道不适。

4. 血栓心脉宁片

【主要成分】本品主要由川芎、丹参、水蛭、毛冬青、牛黄、麝香、槐花、人参茎叶皂苷、冰片和蟾酥组成。

【功能主治】益气活血，开窍止痛；用于气虚血瘀所致的脑卒中、胸痹，症见头晕目眩，半身不遂，胸闷心痛，心悸气短。

【用法用量】口服，一次 2 片，一日 3 次。

【临床经验】血栓心脉宁片联合阿托伐他汀治疗冠心病心绞痛，可有效改善心肌缺血，提高生活质量。

5. 苏合香丸

【主要成分】苏合香、安息香、冰片、水牛角浓缩粉、麝香、檀香、沉香、丁香、香附、木香、乳香（制）、荜茇、白术、诃子肉、朱砂。

【功能主治】芳香开窍，行气止痛；用于脑卒中，中暑，痰厥昏迷，心胃气痛。

【用法用量】口服，一次 1 丸，一日 1 ~ 2 次。

6. 麝香苏合丸

【主要成分】麝香、冰片、水牛角浓缩粉、乳香（制）、安息香、白术、香附、木香、沉香、丁香、苏合香。

【功能主治】温通宣痹，行气化浊；用于胸闷、气憋、心绞痛以及气厥、心腹疼痛等及冠心病具有上述证候者。

【用法用量】口服，一次 0.7g，一日 1 ~ 2 次。

7. 芎香通脉丸

【主要成分】川芎、丹参、苏合香、麝香、冰片、诃子、肉豆蔻。

【功能主治】藏医活血祛痰，芳香温通；用于龙型心绞痛与血型心绞痛。中医活血化痰，芳香温通；用于痰瘀互阻引起的胸痹，症见胸闷，胸痛，心悸气短，身困体乏等，以及冠心病，心绞痛属上述证候者。

【用法用量】含服，一次 5 ~ 10 粒，一日 2 次，急性发作时 10 ~ 20 粒。

8. 冠心苏合丸

【主要成分】苏合香、冰片、乳香（制）、檀香、土木香。辅料为蜂蜜。

【剂型】水蜜丸

【功能主治】理气、宽胸，止痛；用于寒凝气滞、心脉不通所致的胸痹，症见胸闷、心前区疼痛，冠心病心绞痛见上述症候者。

【用法用量】嚼碎服，一次 1 丸，一日 1 ~ 3 次；或遵医嘱。

三、心脑血管疾病急救用药评价

（一）4 个心绞痛急救中成药起效时间比较

麝香保心丸最快 30s 起效；速效救心丸最快 1 ~ 2min 起效，复方丹参滴丸最快 5 ~ 8min 起效；复方丹参片 30min 后起效。

（二）麝香保心丸和硝酸甘油疗效、不良反应比较

麝香保心丸是缓解胸闷胸痛症状最快的中成药，与硝酸甘油疗效相似，但在总症状疗效、心电图疗效和不良反应方面，麝香保心丸明显优于硝酸异山梨酯；前者不良反应较少，对患者血压、脉压、心率等无显著影响，易被患者接受。

四、心脑血管急救药物的选择

1. 硝酸甘油

能急救，冠心病必备救命药。用药时间：突然感到胸痛时。

【用法用量】发生心绞痛时，立即嚼碎舌下含硝酸甘油 1 片（每片含量 0.5mg）。含服 5min 后若不见效或疗效不明显，可再含服 1 片，最多可连续含服 3 次（共 3 片），每次间隔 5min。含服 3 次后病情不能缓解，不可继续含服硝酸甘油片，需及时呼叫 120，而且不能随意搬动患者。

【注意事项】

（1）为防止体位性低血压，服药时必须采取坐姿，不能站立或平卧。

（2）确诊冠心病的患者应随身携带。但要避免装在贴身的衣服口袋内，因为硝酸甘油挥发性很强，要避免受体温影响加速药物失效。

（3）定期更换，别让药物失效。反复打开瓶盖，3 ~ 6 个月就可能会失效；非避光瓶保存更易失效。

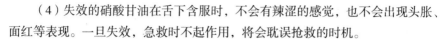

（4）失效的硝酸甘油在舌下含服时，不会有辣涩的感觉，也不会出现头胀、面红等表现。一旦失效，急救时不起作用，将会耽误抢救的时机。

2. 速效救心丸

应急用，冠心病高危人群必备。用药时间：胸闷时服用。出现胸闷、心前区不适、左肩酸沉等先兆症状时，应迅速含服速效救心丸，切不可等典型的心绞痛发作后再含服。一般服用后几分钟就能生效，可有效防止猝死，但速效救心丸只是应急用药，不能从根本上治疗疾病，症状缓解后应尽快就诊。

【用法用量】在急性发作时，开始先舌下含服4粒，可嚼碎含舌下，加速发挥作用；用药10min症状不缓解可酌情再服用4～6粒。

【注意事项】为防止体位性低血压，服药时必须采取坐姿，不能站立或平卧。连服两次后无效应就诊。

速效救心丸是一种棕色滴丸，有特殊香味，有效期一般为1年。本药有效成分易挥发，记得定期检查更换；如果发现药物变软、变黏、变色、破碎，应换新药，以免因失效而延误抢救时机。

舌下含服如果没有麻辣感、苦辣味，或烧灼感、清凉透心感，应迅速更换新药。

低血压者慎用；脾胃虚弱者不宜常用。

3. 复方丹参滴丸

复方丹参滴丸是中成药，具有活血化瘀，理气止痛之功效；主治气滞血瘀所致的胸痹，症见胸闷、心前区刺痛，冠心病心绞痛见上述症候者。

可用于急救，是冠心病治疗的常用药物之一。起效快，可用于心血管疾病的预防、治疗和急救；急救时，10粒/次，在舌下含服，5min后未缓解可再服10粒或改用硝酸酯类药物。

4. 阿司匹林

平时用，防发病、防复发。

【服用方法】肠溶片空腹服用，普通片饭后服用。用药时间：最好晚上服用。

【注意事项】阿司匹林用于急性心梗急救，在服药后几小时才起效，不能用于救急。如果身边除阿司匹林外没有其他急救药，服用的剂量应是300mg，为了加快吸收，嚼碎服用比"喝水吞下"更有效果。

五、经验杂谈

1. 速效救心丸与硝酸甘油共同之处

（1）两种药均可用于心绞痛急性发作，硝酸甘油应优先选用，如果15min内总量达3片后疼痛持续，应立即就医。

（2）必须舌下含服，不能吞服。

（3）必须采取坐姿服药，不能站立或平卧（防止体位性低血压）。

（4）连续含服最多3次。

（5）必须定期检查并及时更换过期或失效药物。

失效药物鉴别方法：硝酸甘油失效，舌下含服时不会有辣涩的感觉，也不会出现头胀、面红等表现。速效救心丸中冰片容易挥发失效，应在阴凉处保存。药物外形变软、变黏、变色、破碎，就要立即更换；若舌下含服没有麻辣感、苦辣味，或烧灼感、清凉透心感，也应迅速更换新药。

2. 什么时候选用硝酸甘油？

（1）心绞痛急性发作时，应优先选用硝酸甘油。

（2）当速效救心丸无效时，应选用硝酸甘油。

（3）脾胃虚寒的心绞痛患者，应选用硝酸甘油。

3. 什么时候选用速效救心丸？

（1）当硝酸甘油无效时，可选用速效救心丸。

（2）当有严重低血压及心动过速时，可选用速效救心丸。

（3）当存在硝酸甘油禁忌证时，可选用速效救心丸。

（4）当不能耐受硝酸甘油时，可选用速效救心丸。

4. 速效救心丸可否与"伟哥"同服？

（1）严禁硝酸甘油与"伟哥"类药合用。

（2）速效救心丸与"伟哥"合用应谨慎。速效救心丸与"伟哥"合用时，应该减少"伟哥"的服用剂量。

5. 在什么情况下可提前服用预防性服用速效救心丸？

（1）在情绪剧烈波动时，如高度兴奋、紧张、心情极度郁闷、烦躁不安、观看比赛、性生活前等。

（2）过度劳累或用力时，如熬夜、抬重物上楼、从事较大强度的体力劳动、老人便秘、如厕前等。

（3）气候变化时，如季节交替时、气温突降、暑热高温、气压低、湿度大等。

（4）长时间静坐、活动少时，如乘坐长途汽车、飞机、长时间上网、操作电脑、打麻将等。

（5）饮食过饱、饮酒前或饮酒过度时都可以预防性地服用，每次5～10粒，舌下含服。

为预防或应急之需，有心脑血管疾病的患者，应在口袋里、枕旁、餐桌边、卫生间等触手可及的地方备上一瓶速效救心丸，以应不时之急需。

6. 糖尿病患者怎样用速效救心丸？

针对本就有明显气阴亏虚表现的患者，比如部分糖尿病患者，最好配合服用生脉散之类的药品，以达到活血祛瘀、益气养阴的功效。

7. 各类硝酸酯类如何联用速效救心丸？

硝酸甘油不耐受患者可选速效救心丸与硝酸酯类的长效制剂合用，用于预防心绞痛发作、冠心病长期治疗、慢性心力衰竭和心肌梗死后的治疗。

8. 速效救心丸与硝酸甘油片不良反应有什么区别？

含服速效救心丸的不良反应显著低于硝酸甘油片，服用硝酸甘油片后不可平卧或站立。

9. 速效救心丸、硝酸甘油片与"伟哥"相互作用有什么区别？

硝酸甘油与"伟哥"有配伍禁忌。速效救心丸与"伟哥"联用应谨慎，应该减少伟哥的服用剂量。

六、心绞痛用药 65 问

很多心绞痛患者第一次出现症状时，首先怀疑的是自己的肺出了毛病，特别是那些对自己身体状况不了解的人。而有些人一旦发生胸痛，就自认为是心绞痛发作，赶紧含服一片硝酸甘油或硝酸异山梨酯，但症状依然无法缓解，到医院检查后发现心脏和血管正常，而肺却有了问题。

任何药都得对症，在不明白自己是什么病的情况下胡乱用药是有悖科学的。因此，在讲心绞痛用药之前，了解有关心绞痛的常识很有必要。

（一）常识篇

1. 什么是心绞痛？

心绞痛是冠心病的常见症状，是由心肌暂时缺血缺氧所引起的；以发作性胸痛或胸部不适为主要表现。

典型心绞痛发作是突然发生位于胸骨上段或中段之后的压榨性、闷胀性或窒息性疼痛，亦可波及大部分心前区；可放射至左肩左上肢内侧，达环指和小指，偶可伴有濒死的恐惧感觉，往往迫使患者立即停止活动，重者还会出汗。疼痛历时 1~5min，很少超过 15min。常在劳累、情绪激动（发怒、焦急、过度兴奋）、受寒、饱食、吸烟时发生，贫血、心动过速或休克亦可诱发。

不典型的心绞痛，疼痛位于胸骨下段左心前区或上腹部，放射至颈、下颌、左肩胛部或右前胸，或仅在左前胸不适发闷感。

2. 心绞痛分为哪几种类型？

根据预后和治疗方法的不同，一般将心绞痛分为 3 型：稳定型、不稳定型和变异型。

3.变异型心绞痛有何特点？

变异型心绞痛表现为心绞痛发作时间长、发作时患者胸痛症状重、持续时间一般较劳累型心绞痛长，发作多在安静时，尤其是凌晨。其发生主要与冠状动脉痉挛有关。

4.稳定型心绞痛有何特点？

发作有一定诱因，发作频率、疼痛性质和程度在较长时间内（3个月以上）不变或发作次数倾向减少的一种常见的心绞痛类型。一旦诱因去除，冠状动脉供氧与心肌耗氧之间迅即恢复平衡，临床症状缓解。

稳定型心绞痛分劳力性心绞痛（劳动可诱发）和非劳力性（情绪、精神紧张时发生）心绞痛。不少患者在一段时间后发作次数减少，甚至停止发作，提示冠状动脉病变稳定，侧支循环有了充足地发展，心血管的神经调节功能有了改善。

5.不稳定型心绞痛有何特点？

发作频率、强度和持续时间均较稳定型心绞痛为重，易发展为心肌梗死或猝死。可分为初发型、恶化型、中间综合征、自发性、平卧型等类型。

（二）选药用药篇

心绞痛的用药原则是改善冠状动脉的血供，减少心肌耗氧量，稳定粥样斑块，防止血栓形成，降低心肌梗死的发生概率。那么，针对这些用药原则，有哪些药物可供选择？又应该怎样选择？

6.抗心绞痛药有哪几大类？

目前临床用于治疗心绞痛的药物有三大类：硝酸酯类、β-受体阻断药以及钙离子拮抗药；另外还有一些具有治疗作用的中成药。

【硝酸酯类】

7.硝酸甘油用于心绞痛的主要作用是什么？

硝酸甘油是劳力性稳定型心绞痛首选的急救药物。舌下含服，也可在运动前数分钟使用，以减少或避免心绞痛发作。

8.除了硝酸甘油片剂以外，还有哪些剂型？

硝酸甘油气雾剂可喷于颊黏膜，这种用药方式起效快，每次1~2喷；硝酸甘油膜剂或软膏均为经皮吸收制剂，也能缓解心绞痛发作；硝酸甘油注射剂主要用于不稳定型心绞痛患者。

9.消心痛与硝酸甘油有何区别？

消心痛也叫硝酸异山梨酯，抗心绞痛作用与硝酸甘油相似，但较持久（能维持4h以上）。含服2~3min见效，因此起效可能要比硝酸甘油稍微慢些；

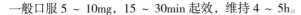

一般口服 5 ～ 10mg，15 ～ 30min 起效，维持 4 ～ 5h。

10. 单硝酸异山梨酯抗心绞痛有何特点？

不经肝脏代谢，生物利用度高，并且可减轻服药所致的头痛、头胀等症状。该药为长效抗心绞痛药，一般不适宜心绞痛发作时应用，而是用于长期慢性治疗。常用的剂量有 20mg、40mg 以及 60mg，每日 1 ～ 2 次口服。

11. 使用硝酸甘油制剂出现头痛、面颊潮红等症时应怎么办？

出现这种症状时不用太紧张，时间稍长这些症状可自行消失。硝酸甘油治疗心绞痛的作用机制是通过扩张冠状动脉改善心肌供血，但其在扩张冠状动脉血管的同时，还同时扩张了头面部、皮肤等处血管，所以用药后会出现面颊潮红、搏动性头痛等症状。

12. 哪些心绞痛患者不能使用硝酸酯类药物？

（1）青光眼患者：青光眼患者应用硝酸甘油后会使眼压进一步升高，眼痛加剧，甚至出现更严重反应，尤其是开角型青光眼。

（2）低血压患者：低血压患者或平时血压偏低的患者应谨慎使用硝酸甘油，因为硝酸甘油会使血压降得更低。血压偏高的心绞痛患者可放心应用硝酸甘油，因为硝酸甘油可使偏高的血压降低。

（3）脑出血、颅内压增高患者：硝酸甘油能扩张脑血管，会使原有病情加重，应慎用。

（4）肥厚型梗阻性心肌病患者：由于硝酸甘油能扩张外周血管（主要是静脉），导致回心血量减少，使肥厚型梗阻性心肌病患者左心室流出道梗阻进一步加重，甚至可引起晕厥、猝死。

正在应用西地那非（"伟哥"）的患者：由于西地那非能增加硝酸酯类药的降压作用，因此两种药物不能合用，以免引起严重低血压甚至猝死。

【β- 受体阻断药】

13. β- 受体阻断药适合哪种类型的心绞痛？

只要无禁忌证，β- 受体阻断药应作为稳定型心绞痛的初始治疗药物。目前可用于治疗心绞痛的 β- 受体阻断药有很多种，足量给药均能有效预防心绞痛发作；具有内在拟交感活性的 β- 受体阻断药心脏保护作用较差，推荐使用选择性β- 受体阻断药。

14. β- 受体阻断药的总体用药原则是什么？

β- 受体阻断药能抑制心脏 β 肾上腺素能受体、减慢心率、减弱心肌收缩力、降低血压，减少心肌耗氧量，从而可以减少心绞痛发作和增加运动耐量。使用剂量应个体化，从较小剂量开始，逐级增加剂量，以能缓解症状。用药后要求静息心率降至 55 ~ 60 次 / 分；严重心绞痛患者如无心动过缓症状，可降至 50 次 / 分。

15. 哪些情况下心绞痛患者不能使用 β- 受体阻断药？

没有固定狭窄的冠状动脉痉挛造成的缺血（如变异型心绞痛）患者不宜使用 β- 受体阻断药；心绞痛同时伴有重度心力衰竭、休克、窦性心动过缓、Ⅱ度以上房室传导阻滞时禁用 β- 受体阻断药；支气管哮喘及严重阻塞性肺气肿须慎用或禁用；外周血管疾病及严重抑郁症是应用 β- 受体阻断药的相对禁忌证；慢性肺心病的患者可小心使用高度选择性 β$_1$- 受体阻断药。另外，运动员不能使用 β- 受体阻断药。

（三）钙离子拮抗药

16. 钙拮抗药用于哪种类型的心绞痛？

钙拮抗药可使冠状动脉扩张并解除痉挛，增加冠脉血流，故是变异型心绞痛患者的首选药物。如果效果不好，可以加用第二代钙拮抗药或其他药物（如 α 受体阻断药）。另外，冠心病合并高血压和多数劳累性心绞痛患者也可选用钙离子拮抗药。

17. 异搏定治疗心绞痛效果如何？

异搏定（维拉帕米）是最早使用的钙拮抗药，对心绞痛有效，但国内偏重于用来治疗肥厚性心肌病和室上性心律失常。现在很少将此药用于治疗心绞痛。

（四）中成药

18. 治疗心绞痛的常见中药有哪几类？

活血化瘀药和芳香温通类药，如复方丹参滴丸、麝香保心丸、速效救心丸等。

19. 活血化瘀药抗心绞痛的原理是什么？

对冠状动脉有活血化瘀的作用，侧重血液流变的改善。代表药为含丹参、三七、水蛭、蜈蚣等活血化瘀成分的制剂。活血化瘀药也存在一定程度的不良反应及潜在的危险性，部分患者服用活血化瘀药可出现过敏反应，此外还可引起口腔黏膜溃疡，诱发急性闭角型青光眼、糜烂性胃炎、消化道出血、血小板减少等不良反应。

20. 芳香类抗心绞痛药有何作用？

芳香类药物主要由一些芳香类药物如麝香、苏合香以及温性药物肉桂、人参等构成，具有走窜通脉作用。温性药物肉桂又可避免冰片等寒性药物导致的胃肠不适等不良反应，同时能够补气，防止芳香类药物长期使用引起的"散气"。

21. 中成药的不良反应要比西药小吗？

有些中成药的不良反应确实比西药少，但这并非绝对的，要通过具体的药物来判断。

有些心绞痛患者用一种药物无法有效控制心绞痛的发生，这时候就需要"多兵种作战"，也就是常说的联合用药。

（五）联合用药，抗击心绞痛

22. 临床上常说的"二联""三联"疗法指的是什么？

"二联"疗法是指β-受体阻断药和钙拮抗药联用，"三联"疗法是指β-受体阻断药、钙拮抗药和硝酸酯类药物联用。

23. "三联疗法"的效果是否比"二联疗法"效果更好？

"三联"疗法不一定就比"二联疗法好"，不同的人应采取不同的用药方案，根据个体差异用药，具体病情具体分析。

24. 什么时候适合联合用药？

一般情况下，若心绞痛患者用单一药物效果不好时可考虑联合用药。值得注意的是，联合用药的条规很多，患者应在医生的指导下用药，切不可自行配伍。

25. β-受体阻断药和硝酸酯类药物合用应注意什么？

β-受体阻断药、硝酸酯类药物合用有协同作用，用量（尤其是起始剂量）应偏小，以免引起低血压；停用时应逐步减量，如突然停用有诱发心肌梗死的可能；低血压、严重心力衰竭、支气管哮喘、心动过缓、Ⅱ度或Ⅱ度以上房室传导阻滞者不宜使用β-受体阻断药。

26. β-受体阻断药与钙离子拮抗药合用应注意什么？

β-受体阻断药可与钙离子拮抗药合用，停用时应逐渐减量，以免诱发冠状动脉痉挛。二药联合应用后对心肌收缩力的负性影响作用可叠加，已有心功能不全或有潜在心功能不全的患者慎用。但异搏定不能与β-受体阻断药联用，无论是静脉输注还是口服。

27. 钙离子拮抗药能与硝酸酯类合用应注意什么？

钙离子拮抗可与硝酸酯类合用，停用时应逐渐减量然后停药，以免诱发冠状动脉痉挛。

所谓"救心药"，指的是用于心绞痛急性发作时的药，如"硝酸甘油""速效救心丸""消心痛"等药物。该类药使用时具有"及时性"，因此对它的要求也就有一些特殊之处。

（六）牢记歌诀，善用"救心药"

28. "救心药"的24字歌诀是什么？

"救心药"24字歌诀：药不离身、药物要"新"，防止"上瘾"，先嚼后含、讲究姿势、事不过三。

29.心绞痛发作时怎样用药？

发作时应选用作用较快的硝酸酯制剂，如舌下含服硝酸甘油、喷雾制剂等以缓解心绞痛急性发作，并应用长效制剂预防再次发作。

30.心绞痛发作时含服多少硝酸甘油片最合适？

初用时宜从小剂量开始，一般0.25mg即可产生疗效，无效可再服0.25mg。一般来说，舌下含服硝酸甘油1～2min即能起效，作用时间可维持20～30min。

31."药物要新"指的是什么？

是指要注意药物的有效期，因为硝酸甘油类药物需要避光保存，且有一定的有效期，超出有效期后有可能无效。失效的硝酸甘油在舌下含服时不会出现辣涩的感觉，也不会有头胀、面红等表现。一旦失效，急救时不起作用，将会耽误抢救的时机。

32.怎样防止"上瘾"？

硝酸酯类药物长时间反复使用会产生耐药性，效力减低，因此，要避免长期大量应用，可采用两种急救药交替使用的方法。对于已经"上瘾"的药物，患者可以采取缓慢停药的方法加以戒断。

33.为什么要"先嚼后含"？

把"救心药"嚼碎后，可以加快舌下黏膜对药物的吸收，从而使"救心药"能够迅速到达心脏。这种方法比普通的服药方法见效快，疗效好。

34.服"救心药"时为何要取坐姿？

由于硝酸甘油具有扩张动、静脉血管的作用，且药效迅速，坐位或靠坐位含药比躺着、站着都好。因为直立体位时可引起供血不足，出现头晕、低血压甚至晕厥症状；若用药时采取平卧位，可因回心血量增加导致心脏负担加重，从而影响到药物疗效（首次用药则宜取平卧位）。

35.心绞痛发作时，连续服用3次"救心药"都无效，这是为什么？

若出现急性心绞痛时，立即舌下含硝酸甘油1片，若不见效或疗效不明显，可隔5min后再含1次，最多可连续含服3次；若疗效仍然不明显，应怀疑为其他病症，不可继续含服硝酸甘油，以免延误救治时机，也避免因服药过量引起低血压等不良反应。如含服硝酸甘油3次，疼痛不缓解且伴大汗、面色苍白、四肢厥冷等症状，应高度怀疑急性心肌梗死发作，需及时呼叫120，而不能随意搬动患者。

36."药不离身"指的是什么？

发作过心绞痛的患者应在身边常备药物，方便在发作时及时用药，缓解症状。

随身携带的硝酸甘油应尽量避免装在贴身的衣服口袋内，以免硝酸甘油受体温影响分解；若密闭情况不良，更容易失效。因此，购买储存药物要适量，同时也要注意及时补充更换，以免急用时却没有药物或药物失效。

37. 硝酸酯类药物有哪些不良反应？如何解决？

服用硝酸酯类药物会致人头昏、头胀痛、头部跳动感、面红、心悸等，偶有血压下降。因此，第一次用药时，患者宜取平卧位，必要时吸氧。

38. 硝酸甘油在急救时为何一定要采取舌下含服的方式？

硝酸甘油舌下给药时吸收迅速而完全，1 ~ 4min 起效，生物利用度高达80%。而口服给药因经过肝脏代谢，生物利用度仅 8%，故不可取。

39. 长期服用硝酸酯类药会有耐药性吗？

长期不间断地使用该类药会出现耐药性。发生耐药性后，一般需加大剂量或改用其他药物。

40. 硝酸甘油贴剂怎样使用？

硝酸甘油贴剂每日 5 ~ 10mg，贴于胸部或上臂内侧皮肤处；每 24h 更换，每次应贴于不同的部位，以免引起刺激。

41. 中成药是否更适合长期用药？

大部分都是。对心绞痛已经缓解或改善，但常有胸闷、气短、心悸、乏力的冠心病患者，平时要注意防治心肌缺血，改善冠脉血供，可坚持长期服用复方丹参片、丹参滴丸、地奥心血康及山海丹胶囊等。

42. 怎样停用 β- 受体阻断药？

停用此类药物宜逐步减量，突然停药有诱发心绞痛、心肌梗死或心律失常的可能。

43. 服用中成药时应注意什么？

每种药都有一定程度的不良反应及潜在的危险性。如部分患者服用活血化瘀的药可出现过敏反应，此外还可引起口腔黏膜溃疡，诱发急性闭角型青光眼、糜烂性胃炎、消化道出血、血小板减少等不良反应，故应在医生指导下服用。

44. 同一类不同种的药物（如心得安与倍他乐克）能否合用？

一般来说不可以合用，相同种类的药物合用时剂量不好把握，风险较高。

45. 心绞痛发作时，切记不能服用的药有哪些？

交感兴奋药物（如舒喘灵）、舒张血管类药物（阿托品、654-2）等。

46. 哪些药可改善心绞痛的预后？

慢性稳定性心绞痛患者服用阿司匹林可降低心肌梗死、脑卒中或其他心血管病死亡的风险，但推荐使用拜阿司匹林，因其有特殊的外壳，只有在小肠中才能释放，从而可减少胃出血情况的发生；不能耐受阿司匹林的患者可改用氯吡格雷作为替代治疗药物，常用维持剂量为 75mg，每天 1 次，口服。另外，心肌梗死后心绞痛患者长期接受 β- 受体阻断药作为二级预防治疗药，可降低死亡率 24%。

47. 除了抗心绞痛药物可以改善预后以外，还有哪些药物有此作用？

胆固醇水平的升高与发生冠心病事件呈连续的分级关系，其中最重要的危险因素是低密度脂蛋白。他汀类药物能有效降低胆固醇和低密度脂蛋白，并因此减少心血管事件。他汀类药物治疗还有延缓斑块进展、使斑块稳定和抗炎等有益作用。目前临床上常用的他汀类药物有辛伐他汀、普伐他汀、洛伐他汀、阿托伐他汀及新上市的瑞舒伐他汀。

48. 怎样使用喷雾剂？

每种喷雾剂的用法大同小异，使用时按医嘱或药品说明书操作即可。如消心痛的喷雾剂型，使用时将药液喷于口腔两侧黏膜，5min 之内作用达到高峰。用于缓解心绞痛，每次揿压活门喷射间隔为 30s。很多冠心病心绞痛患者还合并有其他疾病，常见的如高血压、糖尿病、慢性支气管炎等。合并的疾病不一样，所用药物也应该有所选择，既能抗心绞痛，又不至于加重其他疾病。合并其他疾病用药更需谨慎。

49. 为什么有的心绞痛患者还选用血管紧张素转换酶抑制剂（ACEI）？

在稳定性心绞痛患者中，尤其是合并糖尿病、心力衰竭或左心室收缩功能不全的高危患者应该使用 ACEI。所有冠心病患者均能从 ACEI 治疗中获益，但低危患者获益可能较小。

50. 冠心病心绞痛合并糖尿病的患者用什么抗心绞痛药物？

此类患者抗心绞痛的用药原则与无合并者的冠心病心绞痛者治疗相同，但最好（尤其是同时存在心力衰竭）选用血管紧张素转换酶抑制剂（ACEI）药物，如不能耐受 ACEI 的不良反应则可考虑用血管紧张素受体拮抗药（ARB），如缬沙坦、氯沙坦、厄贝沙坦、坎贝沙坦等。且在严格控制血糖的同时，强化血压、血糖和有害血脂的控制，控制血压在 130/80mmHg（毫米汞柱）以下，血糖 6.5mmol/L（毫摩尔 / 升），低密度脂蛋白 < 2.07mmol/L。

51. 合并高血压的冠心病心绞痛患者如何用药？

可应用长效钙拮抗药作为初始治疗药物，而 β- 受体阻断药与其合用比单药应用能更有效地控制血压和心绞痛，但老年人、已有心动过缓或左室功能不良的患者应避免使用。血压控制不佳或同时合并心功能不全时，可考虑加用小剂量的利尿剂。选择降压药物时，应优先考虑 β- 受体阻断药和（或）血管紧张素转换酶抑制剂（ACEI）；对于不能耐受 ACEI 不良反应的患者可考虑应用血管紧张素受体拮抗药（ARB）。高血压冠心病患者应努力将血压控制在 140/90mmHg以下，如果是合并糖尿病及慢性肾病患者，血压应控制在 130/80mmHg 以下。

52. 肝功能不好的冠心病心绞痛患者如何用药？

防治心绞痛的药物包括血管紧张素转换酶抑制剂（ACEI）、长效钙拮抗药及部分他汀类药物，这些药物都是通过肝脏细胞色素 P450 酶系统代谢的，合并用药易产生肝损和药物的相互作用。肝功能不好的患者在选择药物治疗时要避免选用多种通过同一途径代谢的药物。因此使用药物时一定要监测肝功能，若出现异常，咨询专业医师并及时调整。不经过肝脏细胞色素 P450 酶系统氧化代谢的普伐他汀、瑞舒伐他汀可用于肝功能不好的冠心病患者。调脂药物应在睡前服用。

53. 合并有慢性支气管炎的冠心病心绞痛患者如何用药？

慢性支气管炎合并心绞痛患者的治疗原则基本相同，但是明显的支气管痉挛或支气管哮喘的患者禁用 β- 受体阻断药，慢性肺心病可小心使用高度选择性 β- 受体阻断药，从小剂量开始，根据患者的耐受程度逐渐加量。

54. 伴有性功能障碍的冠心病心绞痛患者如何用药？

心绞痛患者应执行医生的治疗方案并严格控制危险因素，从而改善和提高患者的生活质量，降低死亡率。但有些药物如钙拮抗药、血管紧张素转换酶抑制剂（ACEI）等长期应用的确可能引起性功能障碍，而目前已有的药物资料显示，血管紧张素受体拮抗药（ARB）中的缬沙坦可能对改善患者勃起功能障碍症状有帮助。

55. 伴有房颤或心动过速的患者服什么药？

可用普萘洛尔（心得安）。

56. 若伴有心动过缓的心绞痛患者服用什么药？

可用消心痛、硝苯吡啶等。

57. 合并心功能不全的心绞痛患者服用什么药较好？

可用硝酸甘油。

58. 有文献报道，抗心绞痛的药也可引发心绞痛，请问这种说法合理吗？

确实会有这种情况。如长期大剂量地服用硝酸甘油，有可能诱发心绞痛，甚至发生急性心肌梗死。心绞痛患者服用卡托普利后，可使心脏冠状动脉血流量减少 10% 左右，故卡托普利有诱发或加重心绞痛的不良反应。除了以上药物外，阿司匹林、潘生丁、速效救心丸等也有可能既治疗心绞痛又可致心绞痛发作。因此，心绞痛患者在服用上述药物过程中，如原有症状持续不愈或加重，甚至出现新的病情变化，就需考虑是否与药物的致心绞痛作用有关。

59.同一类型的心绞痛，服用剂量却可有很大的差异，这是为什么？

抗心绞痛药物的剂量范围较宽，患者的个体差异也较大，因此用药时宜先从小剂量开始逐渐增加，直至达到最佳疗效而无明显不良反应为止。

60.什么时候可以增加心绞痛药物剂量？

任何时候都不应擅自增加药物剂量。当应用抗心绞痛药物疗效不显著时，应及早就诊而不应自己盲目加大剂量。

61.服用抗心绞痛的药物后能否喝酒？

服用抗心绞痛的药物后不能喝酒，因为饮酒会导致心率加快、心肌氧耗增加，会使心绞痛症状加重甚至引起心肌梗死。此外，乙醇还可促进胆固醇的合成，使血脂浓度升高、血黏度增加、血流速度减慢，导致动脉硬化、诱发心脑血管疾病。

62.什么时候服用心绞痛药物比较好？

除了心绞痛发作时需立刻服药之外，其他情况一般在起床前服用。因心绞痛的高发时间多在晨起时或洗漱时，此时冠状动脉的张力比下午高，因而易引起血管收缩，使心肌供血量降低。此时服用可预防不测。

63.若心绞痛药物过量使用会造成什么不良影响？

可导致心跳加快，血管收缩力加强，心脏耗氧量也随之增大，这些均对缓解心绞痛不利。另外，治疗心绞痛的药物大多是亚硝酸化合物，如果用量过大，血中高铁血红蛋白大大增加；高铁血红蛋白增多可引起亚硝酸中毒，导致全身缺氧，患者可出现头痛、脑胀、心跳加快等不良反应，严重时可致休克，抢救不及时还会危及生命。

64.使用心绞痛药物过量时应怎样处理？

如果使用心绞痛药物后出现头痛或心率加快，如每分钟心跳增加20次以上等，表明用药过量。此时患者应平卧，必要时可将两足垫高，如采用这些措施后症状仍无改善，应及时送医院救治。

65.心绞痛用药，是不是价格越高越好？

疗效好坏与药品价格无关。人与人个体差异很大，别人用药后效果好，不论其价格是贵还是便宜，对你不一定能起到好的效果。用药时应以医嘱为准。

冠心病心绞痛用药是一个长期的过程，除了应正确选药、合理用药外，良好的生活方式和饮食也很重要。采用药物治疗仅仅是发生问题后的无奈之举，把身体各项指标控制在正常范围内才是上上之策。

第四节　老年人常用抗高血压药物

抗高血压的药物一般分为五大类及复方制剂：钙离子拮抗药，如硝苯地平等以"地平"结尾。血管紧张素转化酶抑制剂（ACEI），包括卡托普利、依那普利、西拉普利、苯那普利、培垛普利、雷米普利等，多以"普利"结尾。血管紧张素受体Ⅱ阻断药（ARB），氯沙坦、缬沙坦、厄贝沙坦、替米沙坦等，多以"沙坦"结尾。β受体阻断剂，分选择性β1拮抗药，如美托洛尔（倍他乐克）、阿替洛尔（氨酰心安）、比索洛尔（康忻）等；非选择性β2拮抗药普萘洛尔（心得安）；非选择性的，可同时作用于β和α1受体，具有外周扩血管作用，常用药物为阿罗洛尔、卡维地洛、拉贝洛尔，本类药物多以"洛尔"结尾。利尿药，如氢氯噻嗪、吲达帕胺等。固定复方降压药，如复方降压片、降压0号、中成药。

一、钙离子拮抗药

1. 硝苯地平控释片（商品名：拜新同）

【适应证】高血压、冠心病及慢性稳定型心绞痛（劳累性心绞痛）。

【用法用量】一次一片（30mg），一日1次。整片吞服，服药时间不受就餐时间的限制。

【注意事项】该药片不能咀嚼或掰断后服用！整片药壳从大便中便出是正常。

硝苯地平缓控释产品常见问题：

（1）硝苯地平缓释片与硝苯地平控释片的区别：缓释片是缓慢释放药物，达不到恒速稳定释放效果；控释片能达到恒速稳定释放效果。

（2）硝苯地平缓释片Ⅰ、Ⅱ和Ⅲ有什么区别？

规格不同：硝苯地平缓释片Ⅰ 10mg；硝苯地平缓释片Ⅱ 20mg；硝苯地平缓释片Ⅲ 30mg。

作用时间不同：硝苯地平缓释片Ⅰ、硝苯地平缓释片Ⅱ服用一次能够维持最低血药浓度12h左右，硝苯地平缓释片Ⅲ能够24h近似恒速释放硝苯地平，类似于控释片。

服用时间不同：硝苯地平缓释片Ⅰ、硝苯地平缓释片Ⅱ一般空腹服用；硝苯地平缓释片Ⅲ虽然说明书也建议在空腹情况下用水整片吞服，但由于其不受胃肠道蠕动及pH影响，服药时间不受就餐时间的限制。

2. 非洛地平片

【适应证】用于轻、中度原发性高血压的治疗。

【用法用量】口服，起始剂量 2.5mg，一日 2 次，或遵医嘱。常用维持剂量每日为 5mg 或 10mg，必要时剂量可进一步增加，或加用其他降压药。

【注意事项】妊娠期慎用。老年或有肝功能受损者须调整剂量。半衰期约 25h。

3. 非洛地平缓释片

【用法用量】5mg 治疗，每日 1 次，每次 1 片。

【注意事项】非洛地平缓释片对轻中度原发性高血降压疗效良好。较多见的不良反应为头痛、潮红、头晕。

4. 拉西地平片

【适应证】高血压。

【用法用量】成人初始剂量为每次 4mg，每日 1 次。根据治疗疗效反应，剂量可增至 4mg/ 次 / 日，最多 6mg。剂量调整时间相隔不应少于 3 ~ 4 周。老人和肝病患者初始剂量减为一次 2mg，一天 1 次。

【药理作用】特异性高效钙离子拮抗药，对于血管平滑肌的钙通道具有高度选择性，主要作用为扩张外周小动脉。

【药物相互作用】拉西地平与常用抗高血压药物如 β- 阻断药、利尿剂合用，或与地高辛、甲苯磺丁脲或华法林合用时，无特殊相互作用。

【注意事项】每日应在同一时间服用，饭前饭后均可，最好是在早晨；肾脏损伤者无须调整剂量；本品脂溶性高，作用时间长。

应避光保存，在服用前不要除去铝塑包装。如果一次只服半片，则另一半应保存在原铝塑包装中，并在 48h 内服用。

5. 苯磺酸氨氯地平片（商品名：洛活喜）

【适应证】高血压（单独或与其他药物合并使用）；心绞痛：尤其自发性心绞痛（单独或与其他药物合并使用）。

【用法用量】口服，一次 5mg，每日一次；根据需要调整，最大不超过 10mg，每日一次，调整期应不少于 7 ~ 14d。

6. 苯磺酸左旋氨氯地平片（商品名：施慧达）

【功能主治】高血压症、心绞痛患者。

【用法用量】初始剂量为 2.5mg，一日 1 次；根据患者的临床反应，可将剂量增加，最大可增至 5mg，一日 1 次。

7. 尼群地平片

【适应证】适用于高血压的患者，各种原因的蛛网膜下隙出血后的脑血管痉挛和急性脑血管病恢复期的血液循环改善；亦被用作缺血性神经元保护和血管性痴呆的治疗。

【用法用量】小剂量开始，一次 10mg，一日 2 次或 3 次，依病情变化遵医嘱应用。本品生物利用度有差异，更换不同产品注意治疗反应。

（1）缺血性脑血管病：口服，每日 80 ~ 120mg（4 ~ 6 片），分 3 次服用，连服一个月。

（2）偏头痛：口服，一次 40mg（2 片），一日 3 次，12 周为一疗程，有效率达 88%，约有一半病例可基本痊愈或显效，对血管性、紧张性和丛集性以及混合型头痛等均能减轻疼痛程度，减少发作频率和持续时间，并能防止先兆症状的出现。

（3）蛛网膜下隙出血所引起的脑血管痉挛：口服，一次 40 ~ 60mg（2 ~ 3 片），一日 3 ~ 4 次，3 ~ 4 周为一疗程，如需手术的患者。

8.尼群地平缓释片（商品名：易夫林）

【适应证】本品为钙拮抗药，用于缺血性脑血管病、偏头痛、轻度蛛网膜下隙出血所致脑血管痉挛、突发性耳聋，能减轻血管性、紧张性和丛集性以及混合型头痛疼痛程度，减少发作频率，并能防止先兆症状的出现。

【用法用量】口服：一次 60 ~ 120mg，一日 2 次。

二、血管紧张素转化酶抑制剂

（一）概述

血管紧张素原经"转换酶"作用变成"血管紧张素"，它能引起血管收缩，升高血压作用。血管紧张素转化酶抑制剂抑制"酶"的作用，阻碍"血管紧张素原"转换成"血管紧张素"，显示出降低血压作用。这类药称血管紧张素转化酶抑制剂（angiotensin converting enzyme inhibitors，ACEI）。

（二）常用血管紧张素转化酶抑制剂

1.卡托普利片

【适应证】高血压症、心力衰竭患者。

【用法用量】视病情或个体差异而定。在医师指导或监护下服用，按疗效予以调整。

（1）高血压：口服，1 次 12.5mg，每日 2 ~ 3 次，按需要 1 ~ 2 周内增至 50mg，每日 2 ~ 3 次。疗效不满意可加用其他降压药。

（2）心力衰竭：开始 1 次口服 12.5mg，每日 2 ~ 3 次，必要时逐渐增至 50mg，每日 2 ~ 3 次。若需进一步加量，宜观察疗效 2 周再考虑；近期大量服用利尿剂，处于低钠 / 低血容量，而血压正常或偏低患者初始剂量 6.25mg，每日

3次，以后通过测试逐步增加至常用量。

【用药注意事项】

（1）胃中食物可使本品吸收减少30%～40%，故宜在餐前1h服药。

（2）本品可使血尿素氮、肌酐浓度增高，常为暂时性症状；可能增高血钾，与保钾利尿剂合用时尤应注意检查血钾。

2.马来酸依那普利片（胶囊）

【适应证】用于治疗原发性高血压；心力衰竭。

【用法用量】口服，开始剂量为每日5～10mg，分1～2次服，肾功能严重受损患者（肌酐清除率低于30mL/min）为每日2.5mg。根据血压水平，可逐渐增加剂量，一般有效剂量为每日10～20mg，每日最大剂量一般不宜超过40mg，本品可与其他降压药特别是利尿剂合用，降压作用明显增强，但不宜与潴钾利尿剂合用。

【药理作用】本品口服后在体内水解成依那普利拉（Enalaprilat），后者强烈抑制血管紧张素转换酶，降低血管紧张素Ⅱ含量，造成全身血管舒张，引起血压下降。

【不良反应】可有头昏、头痛、嗜睡、口干、疲劳、上腹不适、恶心、胸闷、咳嗽、皮疹、面红和蛋白尿等，必要时减量。如出现白细胞减少症状，需停药。

【注意事项】

（1）个别患者，尤其是在应用利尿剂或血容量减少者，可能会引起血压过度下降，故首次剂量宜从2.5mg开始。

（2）定期作白细胞计数、肾功能及血钾测定。

3.西拉普利（商品名：抑平舒，一平苏）

【适应证】高血压；心力衰竭。

【用法用量】每天1次，一次1片，可于饭前或饭后服用，应每天在同一时间服用。使用数周后视病情而调整剂量。

（1）原发性高血压：每日1次，2.5～5.0mg，开始服用的第1～2d可由1.25～2.5mg开始，视病情需要每隔2周或4周调整剂量。如每日口服5.0mg后血压仍未达理想疗效，可并服低剂量非保钾利尿剂以增效果。

（2）肾性高血压：由0.5mg或更低剂量开始使用，维持量应根据个体化调整。

（3）特殊患者剂量：

1）正在使用利尿药的高血压患者在服用西拉普利2～3d前应停服利尿药，若患者情况不允许，西拉普利应从0.5mg每天1次开始使用。

2）老年患者的开始剂量为半片（1.25mg），维持剂量应按患者的个体化方案。

4.盐酸贝那普利（别名：盐酸苯那普利，洛汀新）

【适应证】用于各类高血压、心力衰竭。

【用法用量】用于降压，口服，每次10mg，每天1次，根据病情，维持剂量可达每天20～40mg，每天1次或2次。严重肾功能衰竭者初始剂量应为每天5mg。

用于充血性心衰患者，初始剂量为2.5mg，可逐渐增至每日20mg。（慢性肾功能不全：当肌酐清除率＞30mL每分钟时，常用剂量为每次10mg，每天1次；当肌酐清除率≤30mL每分钟时，初始剂量减半。）

【注意事项】有肾病、肾动脉狭窄、主动脉及二尖瓣狭窄、麻醉、高血钾、由于盐分和体液丢失患者可能引起低血压，故应慎用。

5.培垛普利（商品名：雅施达）

【适应证】高血压；心力衰竭。

【用法用量】降压：每天早晨服用一次，每天4mg，最大剂量每天8mg；治疗心力衰竭：一次2mg/天，视情况可调整至每天4～8mg。

【注意事项】

（1）必须饭前服用，食物可影响生物利用度。

（2）老年人：小剂量（每天2mg，早晨服药）开始，如果必要，一个月之后，增加至每天4mg。

（3）已经使用利尿剂治疗的高血压患者：开始治疗三天，停止服用利尿剂，或由2mg开始治疗。

（4）用药前应检测血压、血电解质（血钠、血钾、二氧化碳结合力）、血尿素氮和血肌酐，并定期复查。

6.雷米普利（商品名：瑞素坦、瑞泰）

【适应证】高血压、心力衰竭、急性心梗发作后2～9d内出现的轻至中度充血性心力衰竭。

【用法用量】

（1）原发性高血压：起始剂量2.5mg，晨服，经3周血压不能恢复正常者，可增加至每天5mg。维持剂量一般为每日2.5～5mg，量大剂量不超过每日10mg。

（2）急性心肌梗死后轻中度心力衰竭：起始每日剂量一般为2.5mg，早晚分服。若不耐受（如有血压过低症状），应该降低到1.25mg，早晚分服。建议服用本品至少15个月。

（3）中度肾功能损害患者（肌酐清除率30～60mL每分钟或血清肌酐浓度＞1.2且＜1.8mg/dL）：老年患者（超过65岁）或糖尿病患者的剂量起始剂量为1.25mg，晨服（见起始剂量注意事项），维持量通常为每天2.5mg。每天最大剂量不能超过5mg。

【注意事项】

（1）口服吸收不受食物的影响，可在饭前、饭中或者饭后用。

（2）治疗期间若发生血管神经性水肿，必须立即停药；血管神经性水肿可能累及喉、咽和/或舌。

（3）治疗开始时，对年龄超过65岁、血压大幅下降存在危险患者，应特别仔细地监测。

三、血管紧张素受体Ⅱ阻断药（angiotensin receptor blocker，ARB）

（一）概述

血管紧张素原在肾素作用下产生"血管紧张素Ⅰ"，血管紧张素Ⅰ在转换酶作用下再产生具有生理活性的"血管紧张素Ⅱ"产生生理效应（血压升高等）。能阻断血管紧张素Ⅱ与受体相结合的药物，称为血管紧张素Ⅱ受体阻断药。

（二）常用血管紧张素受体Ⅱ阻断药

1. 氯沙坦钾

【适应证】高血压、高血压左室肥厚。

【用法用量】成人每天每次50mg，部分患者每天每次100mg。

【药理作用】氯沙坦及其具有药理活性的代谢产物与AT1受体选择性结合，阻断任何来源的血管紧张素Ⅱ产生的相应的生理作用。

【临床经验】本品对糖尿病肾病有很好保护作用；不引起咳嗽；停药不引起血压反跳；肾功能不全无须调整剂量。

2. 缬沙坦（商品名：代文）

【适应证】高血压；急性心肌梗死后；心力衰竭。

【用法用量】成人一天1次，1次80mg；2周至4周后可调整到160mg。

【药理作用】选择性地作用于AT1受体亚型，阻断AT1受体大于AT2受体约20 000倍，产生降压作用；停药血压不反跳；对血管紧张素转换酶没有抑制作用，咳嗽的不良反应少；降低升高的血压，同时不影响心律。

【临床经验】联合氨氯地平能够显著改善原发性高血压患者血压，临床效果显著。

【注意事项】能分泌入乳汁。肝、肾功能不全无须调整剂量。

3.厄贝沙坦

【适应证】高血压、糖尿病肾病、蛋白尿。

【用法用量】成人初始剂量为一天 1 次，1 次 150mg；血透者和 75 岁以上老人初始剂量一天 1 次，1 次 75mg；肾功能不全、轻中度肝功能不全患者无须调整剂量。

【药理作用】选择性血管紧张素 – Ⅱ受体（AT1 亚型），有阻断所有由 AT1 受体介导的血管紧张素 – Ⅱ的作用。

【临床经验】硝苯地平联合厄贝沙坦治疗糖尿病合并高血压的疗效肯定，安全性好，治疗轻、中度高血压病达标率高。

4.替米沙坦

【适应证】高血压；高危心血管疾病。

【用法用量】成人剂量，一天 1 次，1 次 40 ~ 80mg；轻中度肾功能不全者无须调整剂量；轻中度肝功能不全者一天量不超过 40mg，应在严密监测下应用；老年人用药，无须调整本品的剂量。

【药理作用】特异性血管紧张素Ⅱ受体（AT Ⅰ型）拮抗药，与 AT Ⅰ受体结合，该结合作用持久；人体给予 80mg 替米沙坦几乎可完全抑制血管紧张素Ⅱ引起的血压升高；抑制效应持续 24h，在 48h 仍可测到；干咳发生率低。

【临床经验】以氨氯地平为基础的联合降压治疗血压控制率较高，并改善早期肾损害，晚睡前服药比早晨服药降压效果更好，老年高血压伴代谢综合征患者显著改善糖代谢功能。

四、β 受体阻断药

（一）概述

β 受体阻断药是能选择性地与 β 肾上腺素受体结合、从而拮抗神经递质和儿茶酚胺对 β 受体的激动作用的一种药物。其受体分为 3 种类型，分别是 β_1 受体、β_2 受体和 β_3 受体。β 受体阻断药根据其作用特性不同而分为三类：作用于 β_1 和 β_2 受体药物，如普萘洛尔（心得安）；作用于 β_1 受体药物，如美托洛尔（倍他乐克）、阿替洛尔（氨酰心安）、比索洛尔（康忻）等；可同时作用于 β 和 α_1 受体药物，具有外周扩血管作用，常用药物为阿罗洛尔、卡维地洛、拉贝洛尔。

（二）常用 β 受体阻断药

1.普萘洛尔（心得安）

【药理】作用 β_1 和 β_2 受体

【适应证】① 高血压，作为第一线用药，单独或与其他药物合并应用。

②心绞痛（典型心绞痛，即劳力型心绞痛）。③心律失常，纠正室上性快速心律失常、室性心律失常、泮地黄类及儿茶酚胺引起的快速心律失常。④肥厚性心肌病。⑤嗜铬细胞瘤，用于控制心动过速。⑥甲状腺功能亢进症用于控制心率过快。⑦心肌梗死（二级预防）。

【用法用量】高血压，口服，一次 5 ~ 10mg，每日 3 ~ 4 次，按需要及耐受程度逐渐调整。

2. 美托洛尔（倍他乐克）

【药理】主作用阻断 β_1 受体。

【适应证】治疗高血压、心绞痛、心律失常、心力衰竭；治疗甲状腺功能亢进和预防偏头痛。

【用法用量】美托洛尔普通片均为酒石酸盐。缓释片有酒石酸盐和琥珀酸盐。琥珀酸美托洛尔缓释片的剂量通常以酒石酸盐表示，47.5mg 琥珀酸美托洛尔相当 50mg 酒石酸美托洛尔。

（1）高血压：起始剂量为一天 25 ~ 50mg，分 1 ~ 2 次服用，后按需要每日剂量可增至 100mg。

（2）心绞痛：常用剂量为一天 25 ~ 50mg，分 2 ~ 3 次服用。

3. 阿替洛尔（氨酰心安）

【药理】主作用阻断 β_1 受体。

【适应证】治疗高血压、心绞痛、心肌梗死，也可用于心律失常、甲状腺功能亢进、嗜铬细胞瘤。

【用法用量】①高血压：起始剂量为一天 12.5 ~ 25mg（一次服），2 周后按需要每日剂量可增至 50 ~ 100mg；②心绞痛：口服一次 12.5 ~ 25mg，一日 2 次，可渐增至日总量 150 ~ 200mg。

4. 富马酸比索洛尔（康忻）

【药理】主作用 β_1 受体阻断，超出治疗剂量时仍具有 β_1- 受体选择性作用。

【适应证】高血压、冠心病（心绞痛）、慢性稳定性心力衰竭。

【用法用量】起始剂量为一次 2.5mg，每日 1 次，按需调整，最多不超一日 10mg。

5. 盐酸阿罗洛尔

【药理】作用于 β 和 α_1 受体

【适应证】原发性高血压（轻度—中度）、心绞痛、心动过速性心律失常。

【用法用量】每次 10mg，一日 2 次，口服。根据患者年龄、症状等适当增减剂量。

【注意事项】高度心动过缓、传导阻滞者禁用；糖尿病患者、老年人（减量）慎用。

6. 卡维地洛

【药理】作用于 β 和 α₁ 受体。

【适应证】原发性高血压、慢性心力衰竭。

【用法用量】起始剂量为一次 6.25mg，一日 2 次。以服药后 1h 的立位收缩压为指导，维持该剂量 7 ~ 14d，然后根据血药谷浓度时的血压，在需要的情况下增至每次 12.5mg，一日 2 次；总量不得超过每天 50mg。本品须和食物一起服用，以减慢吸收，降低体直立性低血压的发生。

【注意事项】

（1）肝损害：卡维地洛治疗可能罕见轻度肝细胞损害。

（2）可能增强胰岛素引起的低血糖，延迟血糖水平的恢复，易自发性低血糖者或接受胰岛素或口服降糖药的糖尿病患者使用。

（3）不能突然停药，尤其是缺血性心脏病患者。必须 1 ~ 2 周以上逐渐停药。

7. 拉贝洛尔

【药理】作用于 β 和 α₁ 受体。

【适应证】各种类型高血压、高血压急症。

【用法用量】口服，一次 100mg，一日 2 次，2 ~ 3d 后根据需要加量；常用维持量为 200 ~ 400mg（4 ~ 8 片），每日 2 次，饭后服；极量为每日 2400mg（48 片）。

【注意事项】少数人服用 2 ~ 3h 后出现直立性低血压，应逐渐加量。发现肝损，及时停药。

【临床经验】硫酸镁联合拉贝洛尔治疗妊娠期高血压疾病效果确切，能有效降低患者平均动脉血压。拉贝洛尔治疗妊娠高血压能够明显降低血压和 24h 尿蛋白含量、改善分娩结局。拉贝洛尔在妊娠高血压疾病的治疗中疗效高，安全性好，值得推广应用。

五、中国老年高血压管理指南 2019

（一）老年高血压的定义与分级

除年龄 ≥ 65 岁之外，老年高血压的定义和分级与一般成年人相同。家庭血压值一般低于诊室血压值，高血压的诊断标准为 ≥ 135/85mmHg（对应于诊室血压的 140/90mmHg）。

（二）老年高血压的降压目标值

年龄≥65岁，血压≥140/90mmHg，在生活方式干预的同时启动降压药物治疗，将血压降至<140/90mmHg；

年龄≥80岁，血压≥150/90mmHg，即启动降压药物治疗，首先应将血压降至<150/90mmHg，若耐受性良好，则进一步将血压降至<140/90mmHg。

（三）降压药物选择的基本原则

小剂量：初始治疗时通常采用较小的有效治疗剂量，并根据需要逐步增加剂量。

长效：尽可能使用每天1次、24h持续降压作用的长效药物，有效控制夜间和清晨血压。

（四）老年高血压降压药物的选择

利尿剂尤其适合老年高血压、难治性高血压、心力衰竭合并高血压和盐敏感性高血压等患者。

地平类（CCB）可显著降低我国高血压患者脑卒中的发生率与死亡率。

普利类（ACEI）对糖脂代谢无不良影响，可有效减少尿白蛋白排泄量，延缓肾脏病变进展，适用于合并糖尿病肾病、代谢综合征、慢性肾脏病、蛋白尿或微量白蛋白尿的老年高血压患者。

沙坦类（ARB）尤其适用于伴左室肥厚、心力衰竭、糖尿病肾病、代谢综合征、微量白蛋白尿或蛋白尿患者以及不能耐受ACEI的患者。

β受体阻断药适用于伴快速性心律失常、心绞痛、慢性心力衰竭的老年高血压患者。

需三药联合时，二氢吡啶类（CCB）+ACEI（或ARB）+噻嗪类利尿剂组成的联合方案最为常用。

（五）高血压伴脑卒中

病情稳定的脑卒中患者，降压目标应达到<140/90mmHg。

既往缺血性卒中高龄患者血压应控制在150/90mmHg以下。

颅内大动脉粥样硬化性狭窄（狭窄率70%～99%）导致的缺血性卒中或短暂性脑缺血发作患者，推荐血压达到<140/90mmHg。

不建议老年单纯收缩期高血压患者和卒中患者首选β受体阻断药。

（六）高血压合并冠心病

对于<80岁者，血压控制目标为<140/90mmHg。若一般状况好、能耐受降压治疗，尤其伴既往心肌梗死者可降至<130/80mmHg。

对于≥80岁者，血压控制目标为<150/90mmHg，如耐受性良好，可进一

步降至 140/90mmHg 以下。

对于脉压增大（≥ 60mmHg）者强调收缩压达标。舒张压＜ 60mmHg 时，需在密切监测下逐步降至目标收缩压。

对于伴稳定型心绞痛和（或）既往心肌梗死病史者，初始降压治疗首选 β 受体阻断药和 ACEI 或 ARB。

对于伴稳定型心绞痛者，如无心肌梗死和心力衰竭病史，长效二氢吡啶类 CCB 也可作为初始治疗药物。

对于患变异型心绞痛者，首选 CCB。

（七）高血压合并心力衰竭

合并心力衰竭的老年高血压患者应首先将血压控制在＜ 140/90mmHg，若能耐受，进一步降至＜ 130/80mmHg。

若无禁忌证，ACEI 或 ARB、醛固酮受体拮抗药、利尿药、β 受体阻断药、血管紧张素受体脑啡肽酶抑制剂均可作为治疗的选择。

对于心力衰竭患者，不推荐应用非二氢吡啶类 CCB。

（八）高血压合并糖尿病

对于老年糖尿病患者，推荐血压控制在＜ 140/90mmHg，若能耐受，进一步降低至＜ 130/80mmHg；推荐舒张压尽量不低于 70mmHg。

高血压合并糖尿病患者首选 ACEI 或 ARB，ACEI 不能耐受时考虑用 ARB 替代。

应用 ACEI 或 ARB，可以从小剂量开始，对于高血压合并糖尿病肾病者，用至可耐受最大剂量。

对于糖尿病患者，推荐二氢吡啶类 CCB 与 ACEI 或 ARB 联合应用。

糖尿病患者慎用大剂量利尿药；慎用 β 受体阻断药与利尿药联合应用。

糖尿病患者可选用小剂量、高选择性 β_1 受体阻断药与 ACEI 或 ARB 联合治疗。

老年前列腺肥大患者可考虑应用 α 受体阻断药，但要警惕体位性低血压的风险。

（九）老年高血压合并心房颤动

房颤患者，特别是正接受抗凝治疗的患者，应积极降压治疗，将血压控制在＜ 140/90mmHg。

推荐应用 ARB 或 ACEI 进行降压治疗预防新发房颤和阵发性房颤复发。

（十）体位性低血压

由卧位转为直立位时（或头部倾斜＞ 60°）收缩压下降 ≥ 20mmHg 和（或）舒张压下降 ≥ 10mmHg。

应选择可改善大脑血流量的降压药物，如血管 ACEI 或 ARB，并从小剂量起始，每隔 1 ~ 2 周缓慢增加剂量，避免降压过度。

避免使用可加重体位性低血压的药物，如 α 受体阻断药、利尿药等。

第五节　老年人合理应用降脂药

血脂异常症是指由于脂肪代谢异常，使人体血浆中一种或多种脂质水平超出正常范围，包括总胆固醇（TC）、低密度脂蛋白胆固醇（LDL-C）和甘油三酯（TG）过高，或高密度脂蛋白胆固醇（HDL-C）过低。临床上无直接症状，多通过引起血管病变而出现相应症状。

长期高血脂增加了心脑血管疾病发生风险，因此降脂治疗势在必行。血脂异常症的治疗主要有生活方式改变（运动＋饮食治疗）和药物治疗。药物按主要降低的对象不同，又分为两大类：降低胆固醇为主：他汀类药物、胆固醇吸收抑制剂（如依折麦布等）；降低甘油三酯为主：贝特类和烟酸类药物以及其他降脂药物（如普罗布考）等。但是这两类药也有交叉的作用，即主降胆固醇的药物也有一定的降甘油三酯作用，主降低甘油三酯的药也有一定降低胆固醇作用。

降脂药物按化学分类有五大类：他汀类药物，如阿托伐他汀、辛伐他汀、氟伐他汀、瑞舒伐他汀；贝特类药物，如非诺贝特、吉非贝齐、苯扎贝特等；烟酸类药物（烟酸、阿昔莫司）用得相对比较少；胆酸的螯合剂（考来替泊、考来烯胺），螯合剂的不良反应可能会有胃肠不适、便秘等；胆固醇吸收抑制剂（依折麦布）。这五大类药物比较常见的还是他汀和贝特类药物。

一、常用他汀类降脂药

他汀类药物（statins）可使血清胆固醇清除增加、水平降低，也可减少富含甘油三酯、脂蛋白的合成和分泌，他汀类药物分类见表 10-1。他汀类药物除具有调节血脂作用外，还能够抑制血管内皮的炎症反应，稳定粥样斑块，改善血管内皮功能。延缓动脉粥样硬化（AS）程度、抗炎、保护神经和抗血栓等作用。降脂强度排序：匹伐他汀＞瑞舒伐他汀＞阿托伐他汀＞辛伐他汀＞洛伐他丁＞氟伐他汀。目前，仅有瑞舒伐他汀和阿托伐他汀具有稳定和缩小（逆转）动脉粥样硬化斑块的循证医学证据。但"强化降脂"并不适合国人，因为国人的血脂水平并不与欧洲人相同，高剂量他汀强化降脂，导致的不良反应是欧洲人 5 ~ 10 倍。2013 年美国《降脂治疗指南》他汀类药降脂强度分级（见表 10-2），中国成人血脂异常防治指南（2016 修订版）参照执行（增加血脂康）。准备降脂患

表 10-1 他汀类药的药代动力学和水脂溶性特征

药物名		生物利用度/%	起效时间/周	血浆半衰期/h	水脂溶性	排泄通道	肝脏代谢酶（CYP）	肌毒性	常规剂量
第一代	洛伐他汀	30	2	1.9 ~ 2	亲脂	60% ~ 83% 粪便；10% ~ 13% 尿液、肝肾	*CYP3A4	有	每日 10 ~ 80mg，每晚顿服
	辛伐他汀	5	2	3	亲脂	13% 尿液、60% 粪便、肝肾	*CYP3A4	有	每日 5 ~ 80mg，每晚顿服
	普伐他汀	17	1 ~ 4	1.3 ~ 1.6	亲水	80% 粪便、13% 尿液、肝肾	不经酶代谢	无	每日 10 ~ 40mg，每晚顿服
第二代	氟伐他汀	24	2	0.5 ~ 1.2	亲脂	95% 粪便、5% 尿液、肝肾	CYP2C9 CYP3A4	无	每日 20 ~ 80mg，每晚顿服
	阿托伐他汀	14	2	13 ~ 14	中性	98% 粪便、2% 尿液、肝肾	*CYP3A4 CYP2C9	有	每日 10 ~ 80mg，每晚一次
	瑞舒伐他汀	20	2	20.8 ~ 21.4	亲水	90% 粪便、10% 尿液、肝肾	*CYP3A4 CYP2C19 CYP2C9	无	每日 1 ~ 2mg，每晚一次
第三代	匹伐他汀	80	0.5 ~ 1	10.5 ~ 11.6	亲水	98% 粪便、2% 尿液、肝肾	CYP2C9	无	每日 10 ~ 40mg，每晚一次

*：代谢物具有活性，作用持续时间延长。

者可按表 10-2 选用。

表 10-2　2013 年美国《降脂治疗指南》他汀类药降脂强度分级

强效治疗	中效治疗	低效治疗
使 LDL-C 水平降低 ≥ 50%	使 LDL-C 水平降低 30% ~ 50%	使 LDL-C 水平降低 < 30%
	阿托伐他汀：10 ~ 20mg	
	瑞舒伐他汀：5 ~ 10mg	辛伐他汀：10mg
	辛伐他汀：10 ~ 20mg	普伐他汀：10 ~ 20mg;
阿托伐他汀：40 ~ 80mg	普伐他汀：40mg 或 80mg	洛伐他汀：20mg
瑞舒伐他汀：20mg 或 40mg	洛伐他汀：40mg	氟伐他汀：20 ~ 40mg;
	氟伐他汀缓释片：80mg	匹伐他汀：1mg
	氟伐他汀：40mg，一天 2 次	血脂康：1200mg（4 粒）
	匹伐他汀：2 ~ 4mg	

二、他汀类药的临床应用

（一）哪些人应考虑选服他汀类药

1. 年龄 ≥ 21 岁，确诊动脉粥样硬化性心血管病（ASCVD）患者。

2. 年龄 ≥ 21 岁，有原发性 LDL-C 升高，LDL-C ≥ 4.9mmol/L。

3. 年龄在 40 ~ 75 岁，没有动脉粥样硬化性心血管病，LDL-C 在 3.9 ~ 4.9mmol/L。

4. 年龄在 40 ~ 75 岁，没有动脉粥样硬化性心血管病，LDL-C 在 3.9 ~ 4.9mmol/L，10 年内动脉粥样硬化性心血管病发生风险 ≥ 7.5% 的人群；大部分 2 型糖尿病患者。

（二）他汀类药可能逆转动脉粥样硬化性斑块体积

仅靠生活方式干预稳定、逆转动脉粥样硬化性斑块可能是不够的。早期使用他汀类药物强化治疗，首选阿托伐他汀和瑞舒伐他汀，初始大剂量，坚持长期治疗（3 ~ 5 年），监测安全性（肌毒性）；把 LDL-C 降到 1.80mmol/L 以下，才有可能把斑块上脂肪转动出去。

（三）控制血糖同时也应调节血脂

60% 以上糖尿病患者合并血脂异常，绝大多数糖尿病患者存在胰岛素不足或抵抗，糖尿病合并血脂异常患者应同时进行降糖和调脂两项治疗，阿昔莫司具有以上两种作用，应为首选。此外，尚可依据血脂谱与他汀类、贝丁酸类联合应用。

（四）血脂异常的药物治疗靶标

极高危者 LDL-C ≤ 1.80mmol/L；高危者 LDL-C ≤ 2.60mmol/L；中危者和低

危者 LDL–C ≤ 3.40mmol/L。LDL–C 基线较高不达标者，LDL–C 至少降低 50%（基线水平的 1/2）。

三、他汀类药的联合应用

血脂异常多为混合性血脂增高，目前应用的调脂药没有全效药，单一用药治疗难以奏效，需要不同作用机制的药物互补。但他汀类药物剂量加倍，降脂疗效仅提高 6%，不良反应却大大增加（专业上称为他汀类药的"降脂六规则"）。人体对脂肪的吸收和合成有三条途径（肝合成、小肠吸收、食物摄取），抑制了一条路径，代偿作用提高了其他途径来源。因此，治疗上需要全方位阻断胆固醇合成与吸收，不适应或不耐受他汀类药降脂治疗者，可联合依折麦布进行治疗。

（一）他汀类联合贝丁酸类药物治疗的利弊

两者联合治疗混合血脂异常疗效显著，肌毒性增加，尤其是老年糖尿病患者，阿托伐他汀、普伐他汀联合一种贝丁酸类药时，横纹肌溶解症发生率由 0.44% 增加到 5.98%。参考两药达峰时间，避开两药血浆峰期同步时间，减少不良反应，可以采用晨服贝丁酸类、晚服他汀类，或隔天交替使用的服药方式。

（二）他汀类联合依折麦布

两者联合是有益补充，目前有依折麦布 + 辛伐他汀 10mg（或 20mg）复方制剂。

四、他汀类药的安全性

（一）他汀类的肌毒性

1.肌毒性分级

（1）肌痛（肌肉疼痛或无力，不伴 CK 升高）；（2）肌炎（肌肉疼痛、疲乏，无力伴 CK 升高，但不超正常上限 5 倍（1000U）；（3）横纹肌溶解症，肌肉症状：伴 CK 显著升高（超正常上限 10 倍（2000U），血肌苷升高（茶色尿）或肌红蛋白（红棕色尿），提示肌肉损伤严重。

2.他汀类药肌毒性比较

水溶性他汀，主要分布在肝、肌肉内（普伐他汀、瑞舒伐他汀）；中性（兼水溶性、脂溶性）他汀药较安全。按肌毒性强弱排序：匹伐他汀＞辛伐他汀＞阿托伐他汀＞氟伐他汀＞洛伐他汀＞瑞舒伐他汀＞普伐他汀；按医学文献报告：瑞舒伐他汀＞氟伐他汀＞阿托伐他汀＞辛伐他汀＞普伐他汀。普伐他汀经肝酶代谢低，毒性和不良反应少，适合老年人服用。

3. 他汀类药肌毒性解救措施

轻微痛: 选用非甾类镇痛药; 及时停用、更换品种; 及时就诊; 及时早期补液, 及时清除肌红蛋白; 口服碳酸氢钠（3 ~ 6 克 / 日）, 碱化尿液, 阻止肌红蛋白分解成有毒物化合物。应用糖皮质激素或免疫制剂; 可口服肌苷、维生素 D、烟酸肌醇酯、辅酶 Q10。

4. 服用他汀类药慎用维生素 E

服用他汀类药调节血脂同时, 抑制了辅酶 Q10 合成, 线粒体供能不足, 会出现肌毒性。若同时服用维生素 E, 提高辅酶 Q10 分解, 可能加重他汀类药诱发肌毒性的不良反应。

（二）他汀类药的肝毒性

亚洲人发生率 6% ~ 10%, 有明显的人种差异。

1. 他汀类药的肝毒性机制尚不清楚

2. 如何化解肝毒性

中国是乙肝发病率大国, 我国建议他汀治疗开始后每 4 ~ 8 周复查肝功能, 如无异常则逐步调整为每 6 ~ 12 个月复查一次。肝功能轻度升高, 无相关临床表现和肝脏损害的其他证据者, 无须减量或者停药, 建议每 4 ~ 8 周重复检测肝功能。肝酶升高达正常值上限 3 倍以上及合并总胆红素升高患者应减量或停药, 且仍需每周复查肝功能, 直至恢复正常。改用经肝、肾双通道排泄的不良反应小的药物如普伐他汀、氟伐他汀; 初始应用小剂量, 或联用护肝药。

（三）他汀类药物老年人用药安全性比较

调脂药物剂量的选择需要个体化, 起始剂量不宜太大, 根据治疗效果调整剂量, 严密监测肝肾功能和肌酸激酶。普伐他汀不经肝代谢, 由肝、肾双通道排泄, 较适用于肝功能不全的患者; 氟伐他汀、阿托伐他汀、瑞舒伐他汀主要经粪便排泄, 适于肾功能不全的患者; 脂溶性强的他汀类药对肝、肌肉、神经的不良反应大于水溶性强者。

（四）他汀类药诱发糖尿病风险

美国食品药品管理局 2015 年宣称, 他汀类药可使患糖尿病的风险, 使 2 型糖尿病风险增加 46%, 且与他汀大剂量强化治疗有关, 表现空腹血糖水平和糖化血红蛋白水平升高。但美国食品药品监督管理局更强调他汀对心脑血管的获益远大于这些微小风险增加。宜考虑减量或服用二甲双胍。

（五）他汀类降脂药应用监护

（1）联合用药。联合用药是他汀类药物导致肝损害的重要危险因素, 若与大环内酯类药（红霉素、克拉霉素）环孢霉素、华法林、胺碘酮、伊曲康唑、酮康唑、硝苯地平、维拉帕米、西咪替丁、烟酸等药物同时服用，由于肝脏代谢减慢，可导致该类药血药浓度升高，从而增加不良反应，需同时服用上述药物应及时告知医生或药师，便于及时调整用药方案。但匹伐他汀对大多数药没有影响。

（2）避免与葡萄柚汁（西柚汁）同服。洛伐他汀、辛伐他汀、阿托伐他汀、瑞舒伐他汀在体内经 CYP3A4 代谢，与葡萄柚汁代谢酶一致，两者相互竞争酶，葡萄柚汁可抑制他汀类药的代谢，增加他汀类药生物利用度和血药浓度。但常规饮料对普伐他汀、氟伐他汀、匹伐他汀（不经 CYP3A4 代谢）影响较小，几乎无意义。不良反应常在大量（1.2L）饮用葡萄柚汁后出现，增加发生肌毒性（尤其是横纹肌溶解症）的危险性。

五、他汀类药的合理应用

（一）他汀类药物的疗程

降血脂是一个需要时间的过程，只要患者耐受性良好，可以长期服用他汀类药；需要长期服用的，至少 3～5 年，不要擅自停药。血脂形成斑块，需要几十年，逆转下来也不可能在一朝一夕完成。早期强化治疗获益是晚期治疗获益的 3 倍。

（二）他汀类药物的服用时间

肝脏合成脂肪峰期在夜间凌晨 1～4 点，血药峰浓度与合成脂肪峰同步。辛伐他汀如日剂量 40mg，可分二次服用；阿托伐他汀、瑞舒伐他汀半衰期长，可以在一天任何时间服用，提倡睡前服用。

（三）黄种人服用瑞舒伐他汀需减半量

由于基因差异，黄种人的瑞舒伐他汀血浆浓度（血药浓度—时间曲线下面积、血浆达峰时间）与白种人相比增加约 2 倍，因此国家食品药品监督管理局批准，中国人群起始剂量 5mg，日最大剂量 20mg。而白种人起始剂量 10mg，日最大剂量 40mg。

（四）特殊人群应用

1. 高血压：高血压治疗指南建议，中等危险的高血压患者均应采用他汀治疗方案。对于收缩压＞ 143.5mmHg 的亚组人群，他汀与降压药联合应用使心血管危险下降更为显著；避免使用 β 受体阻断药和噻嗪类利尿剂，宜选用血管紧张素转化酶抑制剂、钙拮抗药或 α 受体拮抗药作为治疗老年人高血压病的一线药物。

2. 糖尿病：糖尿病患者根据血脂异常特点，首选他汀类药物进行治疗。低密度脂蛋白胆固醇（LDL-C）是糖尿病心血管疾病（CVD）风险的首要危险因素。他汀降低心血管事件的主要机制是稳定、逆转动脉粥样硬化斑块。

（五）血脂水平的合理控制

长期血脂水平过高固然可致动脉粥样硬化，但过低也可致抑郁、出血等非心血管事件并导致死亡率增加，不应过度降脂，血脂达标即可。降血脂降到多少才达标呢？

达到原基线水平的1/2即可。剂量降脂采用中、强化（联合治疗；一、二级预防）方案，他汀类各药强度分级见表10-2。《血脂异常基层诊疗指南（2019年）》推荐将中等强度的他汀作为我国血脂异常人群的常用药物。包括（每日剂量）：阿托伐他汀10～20mg；瑞舒伐他汀5～10mg；氟伐他汀80mg；洛伐他汀40mg；匹伐他汀2～4mg；普伐他汀40mg；辛伐他汀20～40mg；血脂康1.2g。

第六节　老年人合理应用降糖药

我国糖尿病患病率显著升高。目前我国市场上的降糖药物品种与国外基本一致，但如何正确选择、扬长避短，将原则性与个体化相结合，使患者充分受益成为医药人员的首要任务。

一、口服降糖药的种类及机制

（一）磺脲类

磺脲类是降糖药中品种最多的一类药（表10-3），有格列本脲（如优降糖）、格列吡嗪（如美吡哒、迪沙片）、格列齐特（如达美康）、格列喹酮（如糖适平）和格列美脲（如亚莫利、迪北），改进包装剂型的格列吡嗪控释片瑞易宁也用于临床，该药能减轻原药服用后峰值高、维持时间短、低血糖反应较多等缺点，具有服用简便（每日一次）、降糖作用发挥稳定、低血糖发生率低，且相对节省药量等优点。

磺脲类药物降血糖的主要作用是刺激胰岛β细胞分泌胰岛素，属于胰岛素促泌剂。

（二）双胍类

主要品种有盐酸二甲双胍（如格华止、美迪康、卜可等）；苯乙双胍（降糖灵）因容易引起乳酸性酸中毒，现已很少用。剂型有普通片、缓释片（胶囊)肠溶片(胶囊）。双胍类降糖药的分类见表10-4。

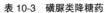

表 10-3　磺脲类降糖药

	通用名	用法用量
第一代	甲苯磺丁脲（D860）	口服，一次 0.5g，一日 1 ~ 2g。开始在早餐前或早餐及午餐前各服 0.5g，也可口服 0.25g，一日 3 次，于餐前半小时服，根据病情需要逐渐加量，一般用量为每日 1.5g，最大用量每日 3g
第一代	氯磺丙脲片	口服，常用量一次 0.1 ~ 0.3g，一日一次。开始在早餐前服 0.1 ~ 0.2g，以后每周增加 50mg，一般剂量每日 0.3g，最大剂量每日 0.5g； 本品同时适用于成人尿崩症，每日 0.1 ~ 0.2g，一次服，每 2 ~ 3 日按需递增 50mg，最大剂量 0.5g
第二代	格列本脲片（优降糖）	口服开始 2.5mg，早餐前或早餐及午餐前各 1 次，轻症者 1.25mg，一日 3 次，三餐前服，7 日后递增每日 2.5mg。一般用量为每日 5 ~ 10mg，最大用量每日不超过 15mg
	格列吡嗪片（美吡哒、迪沙片）	口服，剂量因人而异，一般推荐剂量每日 2.5 ~ 20mg，早餐前 30 分钟服用。日剂量不超过 15mg（3 片），宜在早、中、晚分三次餐前服用
	格列吡嗪控释片（瑞易宁）	格列吡嗪控释片：每日一次，能减轻原药服用后峰值高、维持时间短、低血糖反应较多等缺点，具有服用简便（每日一次）、降糖作用发挥稳定、低血糖发生率低，且相对节省药量等优点
	格列齐特片	口服，开始用量 40 ~ 80mg（半片或 1 片），一日 1 ~ 2 次，以后根据血糖水平调整至一日 80 ~ 240mg（1 ~ 3 片），分 2 ~ 3 次服用，待血糖控制后，每日改服维持量。老年人酌减
	格列齐特缓释片（达美康）	年龄低于 65 岁：患者用法用量。初始剂量：每天 1 片。根据患者血糖，每次 1 片来增加剂量。增加剂量间隔至少 14 天。维持剂量每天 1 ~ 3 片，特殊的病例用到每天 4 片。标准剂量是每天 2 片，分 2 次服用
	格列喹酮片（糖适平）	餐前服用，日剂量为 15 ~ 180mg。日剂量 30mg 以内者可于早餐前一次服用。大于此剂量者可酌情分为早、晚或早、中、晚分次服用
	格列波脲片（力贻苹；格拉出尔、甲磺冰片脲、甲磺二冰脲、克糖利、甲磺冰脲）	强度中等，25mg 疗效强于 0.5g 甲苯磺丁脲。对血中三酰甘油、胆固醇及磷脂均无明显影响 口服，初始剂量每次 12.5mg，每天 1 次，以后渐增至常用剂量每天 12.5 ~ 25mg，最大剂量每天 50 ~ 100mg，大于 25mg 时每天须分 2 次服用，长期服药视病情需要而定
第三代	格列美脲片（亚莫利、迪北、万苏平）	整片吞服，不应嚼碎，足量水送。每日 1 次，每次 1mg。作用与血糖浓度有关，血糖高作用强，血糖低作用弱； 适用不能有效控制高血糖的轻、中度 2 型糖尿病患者。但使用时要监测血糖；于早餐前或与早餐同时服用

临床药学经验：不同制剂存在较大的生物利用度和不良反应差异，需要根据个体差异差别用药。应用肠溶片（胶囊）、缓释片（胶囊）时胃肠道反应低

表 10-4 常用双胍类降糖药

药名	用法用量
二甲双胍片（格华止）	随餐服用，初始剂量为 0.5g，每日 2 次；或 0.85g，每日一次。可每周增加 0.5g，或每 2 周增加 0.85g，逐渐加至每日 2g，分次服用。成人最大推荐剂量为每日 2.55g。最小有效剂量为每日 0.5g；最佳有效剂量为每日 2.0g
盐酸二甲双胍缓释片（胶囊）	初始剂量为一次 1 片（0.5g），晚餐时服用，根据血糖和尿糖调整用量，每日最大剂量不超过 4 片（2g）；如果每日一次，每次 4 片（2g）不能达到满意的疗效，可改为每日 2 次，每次 2 片（1g）
盐酸二甲双胍肠溶片（胶囊）	初始剂量为 0.25g，每日 2 次，餐前服用。用药一周后，如病情控制不佳，可加至每日 3 次，每次 0.25g，逐渐加至每日 1.8g，分次服用。用药时应整片吞服，不得咀嚼或掰开服用

于普通片。但是餐后血糖明显升高的患者更宜选用普通片，因为普通片的血药浓度达峰时间约 2h，缓释片的达峰时间约 7h。

主要降糖机制为：增加体内葡萄糖的利用率，减少肠道对葡萄糖的吸收，减少肝脏葡萄糖的产生，增强胰岛素的敏感性。

（三）葡萄糖苷酶抑制剂

现有品种是拜唐苹（阿卡波糖）、倍欣（伏格列波糖）。主要作用是延缓肠道内碳水化合物被分解为可被机体吸收的葡萄糖，降低血糖。常用葡萄糖苷酶抑制剂见表 10-5。

表 10-5 常用葡萄糖苷酶抑制剂

药名	用法用量
阿卡波糖（拜唐苹）	用餐前即刻整片吞服或与前几口食物一起咀嚼服用，剂量因人而异。一般推荐剂量：起始剂量为每次 50mg，每日 3 次
伏格列波糖（倍欣）	1 次 0.2mg（1 次 1 片），1 日 3 次，餐前口服，服药后即刻进餐

从作用机制来看，伏格列波糖是双糖酶抑制剂，可抑制食物中多糖、寡糖或双糖转变成单糖的过程，较阿卡波糖作用更完全。阿卡波糖是多糖酶抑制剂，仅抑制食物中多糖的分解。临床实践效果阿卡波糖强于伏格列波糖。

（四）胰岛素增敏剂

主要品种有罗格列酮（如文迪雅）、吡格列酮（如艾汀），见表 10-6。胰岛素增敏剂能增强胰岛素的敏感性，加强胰岛素的降血糖作用；这两种胰岛素增敏剂均适用于 2 型糖尿病。

（五）非磺脲类胰岛素促泌剂（格列奈类）

主要品种有瑞格列奈（诺和龙）和那格列奈（唐力）。这类药物也是刺激

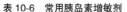

表 10-6　常用胰岛素增敏剂

药名	用法用量
罗格列酮片	（1）单药治疗：初始剂量为每日 4mg，每日一次或分两次口服，如对初始剂量反应不佳，可逐渐加量至每日 8mg。 （2）与磺酰脲类联合用药：初始剂量为每日 4mg，每日一次或分两次口服，发生低血糖时减少磺脲类用量。 （3）与二甲双胍联合用药：初始剂量可为一日 4mg，每日一次或分两次用药。12 周后若空腹血糖控制不理想，剂量增加至一日 8mg。最大推荐剂量为每日 8mg，每日一次或分两次口服
吡格列酮片	口服，一日一次。一次 15 ~ 45mg，疗效不受食物影响

胰岛 β 细胞分泌胰岛素药物，起效快，但应在饭前即刻口服，降糖作用持续时间短，低血糖反应较磺脲类少。

1. 瑞格列奈（商品名：诺和龙）

"诺和龙"是由德国诺和诺德公司于 1998 年在美国率先上市的治疗 2 型糖尿病的一线口服降糖药"瑞格列奈"品牌名称，为短效胰岛素促泌剂。服药后 1h 内血药浓度达到峰值，半衰期 1h。4 ~ 6h 内清除。

【适应证】2 型糖尿病。

【用法用量】进餐时服药，起始剂量为 1mg，最大单次剂量 4mg。与二甲双胍合用时应减少瑞格列奈片剂量。

【注意事项】主胆汁排泄，但肾功能不全仍应慎用。

2. 那格列奈（唐力）

【适应证】2 型糖尿病。

【用法用量】每次 60 ~ 120mg，每日三次，进餐时服用。

（六）二肽基肽酶 -4（DPP-4）抑制剂（西格列汀；维格列汀等）

二肽基肽酶 -4 是涉及 2 型糖尿病病理过程中的信号传导过程的药物，能够增强胰岛样多肽（GIP）和胰高血糖素样肽片段（GLP）的活性，并能提高葡萄糖耐受水平。DPP-4 抑制剂抑制肝糖原产生葡萄糖总量的同时还能促进胰腺分泌更多的胰岛素，能减少体内胰高血糖素样肽 –1 的降解，从而延长其活性，使得胰岛素分泌增加并提高葡萄糖耐受水平。西格列汀能使 2/3 的糖尿病患者的糖化血红蛋白控制在 7% 以下，从而减少肾功能衰竭和糖尿病足等并发症的发生。可与二甲双胍、磺酰脲类等常用药配伍使用。

常用 DPP-4 抑制剂见表 10-7。

表 10-7　常用 DPP-4 抑制剂

通用名	商品名	用法用量	我国上市时间
磷酸西格列汀片	捷诺维®	一天一次，一次 100mg，可与或不与食物同服	2009 年 9 月
维格列汀片	佳维乐	与二甲双胍联用，一天 2 次，早晚各 50mg，可与或不与食物同服	2011 年 8 月
沙格列汀片	安立泽	一次 5mg，每日 1 次，服药时间不受进餐影响	2011 年 5 月
利格列汀片	欧唐宁	一次 5mg，每日 1 次，餐时或非餐时均可服用	2013 年 3 月
苯甲酸阿格列汀片	尼欣那	一次 25mg，每日 1 次，可与食物同时或分开服用	2013 年 7 月

（七）钠－葡萄糖协同转运蛋白 -2（SGLT-2）抑制剂（达格列净、恩格列净、坎格列净）

生理状态下，肾小球滤过的葡萄糖在近端小管几乎完全被重吸收回血液进行循环，重吸收过程由肾脏中的两类葡萄糖转运体协调完成。葡萄糖转运体一类是主动转运的 SGLT-1 与 SGLT-2，另一类是葡萄糖转运蛋白（GLUT），包括 GLUT1 与 GLUT2。90% 的葡萄糖重吸收由 SGLT-2 完成，剩余的 10% 由 SGLT-1 完成吸收。SGLT-2 抑制剂能抑制 SGLT-2 的活性，减少肾小管上皮细胞对葡萄糖的重吸收，增加尿中葡萄糖的排泄，从而达到降低血糖的目的。

2017 版《中国 2 型糖尿病防治指南》降糖治疗路径建议，二甲双胍不能耐受时，可单用或联用 SGLT-2 抑制剂。对合并动脉粥样硬化性心血管疾病（ACVDS）者，已批准恩格列净应用的适应证，坎格列净有此作用，但尚未获批。SGLT-2 抑制剂有抑制钠离子重吸收、轻度利尿以及减重作用，适于合并肥胖、高血压的 2 型糖尿病患者，治疗之前需评估肝肾功能情况。在轻中度肝功能不全时无须调整剂量，在重度肝功能不全的 2 型糖尿病患者中得到数据有限，暂不建议使用。

2.常用 SGLT-2 抑制剂

二、口服降糖药的用药注意事项

1.二甲双胍

用药期间避免饮酒（可能引起低血糖，并增加乳酸中毒风险）。因二甲双胍可降低维生素 B_{12} 吸收率，可导致贫血，至少每年进行一次血液学检测。

2. α- 糖苷酶抑制剂

阿卡波糖和伏格列波糖可在餐前即刻整片吞服或与前几口食物一起咀嚼服

表 10-8　SGLT-2 抑制剂一览表

通用名	商品名	用法用量	我国上市时间
达格列净	安达唐	早晨服，起始 5mg，每日 1 次，不受食物限制，可调整到 10mg	2017 年 3 月 10 日
恩格列净	欧唐静	早晨服药 10mg，每日 1 次，空腹或进食后服用。在耐受欧唐静的患者中，剂量可以增加至 25mg	2017-09-27
坎格列净		每日 1 次，每次 100mg，第一次用药应在餐前服用临床必需时可增加至 300mg，统计分析显示疗效优于 100mg 剂量效果	

用，若出现低血糖，需摄入葡萄糖或蜂蜜。温馨提示：α- 糖苷酶抑制剂可降低地高辛的血药浓度，若合用需要调整地高辛的剂量。

3. 磺酰脲类

用药期间避免饮酒，因可引起低血糖，也可引起双硫仑样反应。当出现头痛、兴奋、失眠、震颤、不安、视觉紊乱和大量出汗等症状时，及时进食糖果。温馨提示：肾功能轻度不全的患者宜选择格列喹酮。

4. 格列奈类［瑞格列奈（诺和龙），那格列奈］

格列奈类药物作用迅速且短暂，不进餐不服药。不良反应监测：可引起低血糖，要避免饮酒。温馨提示：瑞格列奈与吉非贝齐、伊曲康唑和环孢素合用时应格外谨慎。

5. 噻唑烷二酮类（罗格列酮；吡格列酮）

定期检查心电图，因噻唑烷二酮类与骨折和心力衰竭风险增加相关。若出现水肿、体重突然增加、心力衰竭等症状，应立即就医。

6. DPP-4 抑制剂（维格列汀，西格列汀等）

若出现持续性的剧烈的腹痛，请立即就医，因 DPP-4 抑制剂可引起急性胰腺炎；若出现持续性关节痛请立即就医，因 DPP-4 抑制剂可引起关节痛，而且可能是重度或致残性的。温馨提示：肝、肾功能不全患者中使用利格列汀时不需要调整剂量。

7. SGLT-2 抑制剂（达格列净、恩格列净和坎格列净

若出现尿路感染和生殖道感染，需及时对症治疗，因 SGLT-2 抑制剂使尿液中存在高水平葡萄糖，增加尿路和生殖器感染风险。定期检查足部，如果发现足部有任何伤口、变色或疼痛症状，应立即就医（SGLT-2 抑制剂增加下肢截肢风险，主要累及脚趾的风险升高）。

（辛学俊，王东兴）

参考文献

［1］中华医学会皮肤性病学分会荨麻疹研究中心.中国荨麻疹诊疗指南(2018版)[J].中华皮肤科杂志,2019(1): 1-5.

［2］曲素欣,刘敬东,陈湛芳.实用儿科用药策略[M].北京:科学技术文献出版社,2014.

［3］Gerald G Briggs, Roger K. Freeman, Craig V Towers,等.妊娠期和哺乳期用药[M].杨慧霞,段涛主译,北京:人民卫生出版社,2008.

［4］代云桃,靳如娜,孙蓉,等.中药保健食品的质量控制现状和研究策略[J].中国中药杂志,2019, 44(5): 880-884.

［5］盖亚男,王晶璠.老年冠心病要合理选用活血化瘀类中成药[J].世界中西医结合杂志,2011, 06(4): 340-341.

［6］国家基本药物处方集编委会.国家基本药物处方集 – 化学药品和生物制品[M].北京:人民卫生出版社,2009.

［7］国家药典委员会.中华人民共和国药典临床用药须知 – 化学药和生物制品卷[M].北京:中国医药科技出版社,2017.

［8］王树平.如何选择儿童退热药[N].中国医药报,2013-04-03(A07).

［9］黄东智,李会.中药饮片的合理应用与毒副作用预防[J].临床合理用药杂志,2010, 3(23): 90-91.

［10］李华斌,王向东,王洪田,等.口服H1抗组胺药治疗变应性鼻炎2018广州共识[J].中国眼耳鼻喉科杂志,2018, 18(3): 149-156.

［11］李邻峰,温海,顾恒.抗组胺药在皮肤科应用专家共识[J].中华皮肤科杂志,2017, 50(6): 393-396.

［12］李晓丹.中成药的合理应用及临床指导意义[J].中外健康文摘,2010, 07(30): 316.

［13］刘良明,谢洪,练素珍.浅谈中药的合理应用与不良反应[J].中医药导报,2013(7): 95-96.

［14］刘明亮.氟喹诺酮在儿科应用的现状[J].国外医药 (抗生素分册), 2005(4):

151–157.
[15] 陆权，安淑华，艾涛，等 . 中国儿童普通感冒规范诊治专家共识 (2013 年) [J]. 中国实用儿科杂志 , 2013, 28(9): 680–686.
[16] 罗仁书 . 中药补益药及其合理使用探讨 [J]. 临床合理用药杂志 , 2012, 5(19): 110–111.
[17] 马融，王雪峰，虞坚尔，等 . 小儿急性发热中西医结合治疗专家共识 [J]. 中国中西医结合儿科学 , 2012, 4(1): 1–4.
[18] 孟鑫如，霍记平，史卫忠，等 . WHO、英国、中国国家处方集儿童版的比较研究与借鉴 [J]. 中国药房 , 2019, 30(9): 1158–1164.
[19] 阙灵，杨光，李颖，等 .《既是食品又是药品的物品名单》修订概况 [J]. 中国药学杂志 , 2017, 52(7): 521–524.
[20] S. C. 斯威曼 . 马丁代尔药物大典 [M]. 李大魁，金有豫，汤光 , 等译 . 北京 : 化学工业出版社 , 2014.
[21] 孙蓉，齐晓甜，陈广耀，等 . 中药保健食品研发、评价和产业现状及发展策略 [J]. 中国中药杂志 , 2019, 44(5): 861–864.
[22] 童丽平 . 感冒类中成药的使用误区与合理用药 [J]. 中国乡村医药 , 2017, 24(1): 37–38.
[23] 王秋梅，王素梅，揣莘桂 . 中成药的合理使用 [J]. 中国校医 , 2004, 18(5): 472–473.
[24] 王艺，万朝敏 . 中国 0 至 5 岁儿童病因不明的急性发热诊断处理指南 (简化版)[J]. 中国循证儿科杂志 , 2009, 4(3): 310.
[25] Thomas W. Hale F. 药物与母乳喂养 [M]. 辛华雯 , 杨勇 , 主译 . 北京 : 上海世界图书出版公司 , 2019.
[26] 辛学俊 . 聚维酮碘溶液“孕妇禁用”解读 [Z]. 中国河北石家庄 : 2008.
[27] 杨慧霞 . 妊娠期与哺乳期合理用药的评价 [J]. 中国实用妇科与产科杂志 , 2008, 24(6): 405–406.
[28] 张川，张伶俐，王晓东，等 . 全球妊娠期用药危险性分级系统的比较分析 [J]. 中国药学杂志 , 2016, 51(3): 234–238.
[29] 张小霞，王永芳，高小蔷 . 我国新资源食品审批现状分析及思考 [J]. 中国卫生监督杂志 , 2012, 19(4): 316–319.
[30] 张晓东，赵汉臣，喻维新 . 药师手册 [M]. 北京 : 中国医药科技出版社 , 2019.
[31] 赵洪静，余超，白鸿，等 . 欧洲功能食品与健康声称管理概况 [J]. 中国食

品卫生杂志 , 2008(3): 260–263.

［32］中国疾病预防控制中心 . 中国流感疫苗预防接种技术指南 (2019–2020)[J]. 中国病毒病杂志 , 2019(6): 1–10.

［33］边振甲 . 我国保健食品从磨砺中走向成熟 (上)[N]. 中国市场监管报 , 2019–05–30(A8).

［34］中华医学会儿科学分会呼吸学组 . 白三烯受体拮抗剂在儿童常见呼吸系统疾病中的临床应用专家共识 [J]. 中华实用儿科临床杂志 , 2016, 31(13): 973–977.

［35］周唯 . 产科专家对妊娠期用药的"再评价"——访产科专家胡娅莉教授 [J]. 中国处方药 , 2005(9): 66–67.

［36］宗蕊 , 郭斐 , 王霞 , 等 . 美国、欧洲、日本营养健康产业发展历程及对我国营养健康产业发展的启示 [J]. 粮食与食品工业 , 2017, 24(6): 1–5.